Vorsicht, Arzt!

Krise der modernen Medizin

Autoren
Klaus Franke, Hans Halter,
Gisela Oehlert, Jürgen-Peter Stössel

SPIEGEL-BUCH

Dokumentation:
Wolfgang Eisermann, Christian Hoppe,
Mechtild Kubicki, Fritz von Wedel

Karikaturen von Heinz Langer

Umschlagentwurf: SPIEGEL-Titelgrafik
Karten und Schaubilder: SPIEGEL-Grafik
Veröffentlicht im Rowohlt Taschenbuch Verlag GmbH,
Reinbek bei Hamburg, April 1981

Satz Times (Linotron 404)
Gesamtherstellung Clausen & Bosse, Leck
Printed in Germany
ISBN 3 499 33010 5

Inhalt

Verzeichnis der Schaubilder

Vorwort

Hundert Jahre für jedermann? Ein zweites Herz? Und echte dritte Zähne? Oder wenigstens: Sieg über den Schnupfen, den Kater und den Schmerz? Seltener krank, schneller auf den Beinen und auch im Alter noch potent und fidel? Das alles und viel, viel mehr hatten die Ärzte während der letzten drei Jahrzehnte ihren zukünftigen Patienten versprochen, in gutem Glauben. Mit Geld und ein bißchen Geduld sollten die Wunder wahr werden, natürlich noch zu Lebzeiten derer, die sie vorfinanzieren mußten.

Nun heißt es Abschied nehmen von solchen Illusionen. Schon verblassen sie wie eine Fata Morgana am fernen Horizont des kommenden Jahrtausends. Doch die Trauer des düpierten Publikums hält sich in Grenzen. Denn da ist ja noch eine andere, eine realistische Hoffnung: Die Heilkunst bewirke, alles in allem, zunehmend Gutes. Sie beuge den chronischen Krankheiten vor, verkürze das Leid, verlängere das Leben. Gesundheit sei zwar teuer, aber immerhin machbar. Wartung und Kontrolle also, am besten regelmäßig und mit Hilfe von Computern, wie bei Autos? Der Mensch als Maschine, gut geölt und reparabel? Versorgt mit Pillen satt, durchleuchtet und bestrahlt? Es ist diese mechanische Auffassung vom Menschen und seinem Leib, die in Deutschland einen gigantischen medizinisch-industriellen Komplex wachsen läßt, der in der ganzen Welt nicht seinesgleichen hat.

Jeden Tag verbraucht unser aller Krankheitsindustrie gut 450 Millionen Mark, 165 Milliarden Mark im Jahr, ein Achtel des Bruttosozialprodukts. Vorbei sind die Zeiten, da Husaren um den Krieg, die Ärzte um das Fieber beteten. Deutschlands Praxen sind überfüllt, kaum ein Klinikbett steht leer. Seit dem Jahr 1950 stieg der Pro-Kopf-Verbrauch an Medikamenten auf das Zwanzigfache, eine groteske Eskalation.

Hat es was geholfen? Ist die Bevölkerung gesünder geworden? Davon kann keine Rede sein. Beim Kampf gegen den Krebs und gegen den Herzinfarkt, gegen Verkalkung, Altersleiden, chronische und degenerative Krankheiten, sogar gegen Schnupfen und banalen Juckreiz – wo man auch hinsieht: Es gibt seit Jahrzehnten keinen Behandlungsfortschritt. Schlimmer noch: In den meisten medizinischen Wissenschaften herrscht Konfusion, Ratlosigkeit, Stillstand, Nicht-mehr-weiter-Wissen.

Bisher galt als sicher, daß Mißerfolge der Heilkunst zu Lasten von Desorganisation, Habgier oder Dummheit gehen. Nun erweist sich jedoch, daß naturwissenschaftliche Fakten sich plötzlich wieder in Vermutungen verwandeln und diese in Irrtümer. Deshalb ist mancher Rat von gestern heute leider falsch. Es ist diese Konfusion, die dem guten alten Fortschrittsglauben den Garaus gemacht hat. Für die Ärzte ist das ein schmerzlicher Verlust. Denn mehr noch als die Patienten waren die Ärzte fest davon überzeugt, daß es mit der Heilkunde eigentlich nur vorangehen könne.

Und für manche Fächer stimmt das ja auch: Die Chirurgie leistet unbestritten Gutes und Nützliches, auch Großartiges. Nicht minder eindrucksvoll sind die Erfolge der Geburtshilfe und der Kinderheilkunde, der Seuchen- und Infektionsbekämpfung, der Augendoktoren und – nicht zu vergessen – der vielgeschmähten Zahnärzte. Diese Sparten der Medizin stagnieren nicht, hier wird geholfen und geheilt. Von ihrem wohlverdienten Renommee zehrt der ganze Ärztestand.

Um so notwendiger ist es, das Geschäft mit der Krankheit im Detail zu schildern, Soll und Haben, Kosten und Nutzen der Heilkunst gegeneinander abzuwägen.

Dazu fehle es, argumentieren Ärztesprecher seit zweieinhalbtausend Jahren, dem medizinischen Laien an Sachverstand und Kenntnissen. Er solle sich deshalb getrost auf den Fachmann verlassen, dessen Expertenurteil ungeprüft als richtig akzeptieren.

Das geht aus vielen Gründen nicht. Die Erfahrung lehrt, erstens, daß die ärztlichen Funktionäre für das Patientenpublikum eine Welt des schönen Scheins illuminieren, in der die Wahrheit ein verfolgter Dissident ist. Zweitens wird, wenn möglich, der Sachverhalt verdunkelt, daß Gesundheit meßbar ist, zum Beispiel an der Häufigkeit der Krankheiten, an den Komplikationen der Behandlung, an der Säuglingssterblichkeit und der durchschnittlichen Lebenserwartung. Was die Heilkunst wirklich taugt, ist für Laien und Experten mithin auf die gleiche Weise zu erkennen. Und drittens gibt es genug ehrliche Doktoren, die beim Bilanzschwindel nicht mitmachen wollen.

Ihren Hinweisen, Informationen und wissenschaftlichen Veröffentlichungen verdankte DER SPIEGEL die Serie «Begrabene Illusionen», in der erstmals die Krise der modernen Medizin analysiert wurde. Das vorliegende Buch ergänzt und vervollständigt diese Darstellung der Misere, fügt neue Mosaiksteine hinzu und stützt unsere Argumente durch Zahlen und Statistik ab. Natürlich ist dieses Buch nicht das Werk eines einzelnen, sondern Ergebnis des Nachdenkens und der Arbeit vieler, namentlich Wolfgang Eisermann, Klaus Franke, Christian Hoppe, Mechtild Kubicki, Rolf S. Müller, Gisela Oehlert, Jürgen Petermann, Jürgen-Peter Stössel, Fritz von Wedel und Georg Wöhner. Die Medizin auf den Strich gebracht hat Heinz Langer, Karikaturist aus Schwabing.

Mag sein, daß nach der Lektüre dieses Buches mancher Leser nicht nur klüger, sondern zugleich auch ratlos ist: Wie soll man es in Zukunft mit dem eigenen Fell halten? Jedweden Arztkontakt meiden, und sich so auch um die Vorzüge der Heilkunst bringen? Weiter brav zur Vorsorgeuntersuchung marschieren, obwohl die nicht das Leben, sondern nur den Zeitraum zwischen Diagnose und Tod verlängert? Alle Tabletten gleich wegschmeißen? Das Vertrackte ist, daß *eine* Antwort sich nicht für alle und nicht für alles schickt. Jedesmal muß neu nachgedacht werden. Dieses Buch gibt dafür ein paar Entscheidungshilfen. Es erinnert auch daran, daß die Uralten stets einen großen Bogen um Krankenhäuser und Praxen geschlagen haben, so als sei «Arztfern leben!» das Panier. Schließlich erwähnen wir mit Sympathie den großen holländischen Medicus Herman Boerhaave (1668 – 1738), der seinerzeit Europas berühmtester Arzt war, und das zu Recht.

Nach dem Geheimnis eines langen und gesunden Lebens befragt, gab er einen gereimten Ratschlag. Er lautet: «Den Kopf halt kühl, die Füße warm; und pfropf nicht allzusehr den Darm.»

Hamburg, im Februar 1981 Hans Halter

1
«Allen anderen Systemen überlegen»

Bilanz des deutschen Gesundheitswesens

Das waren noch Zeiten, als der deutschen Ärzte drängendste Sorge der «Freiheit» galt, der eigenen zuerst – doch auch für das Patienten-Fußvolk, so versprachen die Funktionäre, sollte die zu diesem Zweck gegründete «Aktionsgemeinschaft» in die Bresche springen. Kaum zehn Jahre ist es her, daß die Anführer der «weißen Armee» von (damals) rund 120000 Medizinmännern und -frauen mit dem Schlachtruf «Freiheit für Arzt und Patienten» das deutsche Gesundheitswesen als «das beste der Welt» verteidigten – gegen die veröffentlichte Meinung, die sich zu jener Zeit freilich noch auf Nebenschauplätzen tummelte.

Ob für das klassenlose Krankenhaus oder gegen den blinden Eifer bundesrepublikanischer Chirurgen beim Entfernen des Blinddarms gefochten wurde – in der Diskussion um die Medizin und ihre Macher gab «das Geschäft mit der Krankheit» den Ton an. Da klang, zugegeben, manches schrill, jedenfalls in den bislang verwöhnten Ohren der Heilkundigen.

Da «ärztliche Kunst von allen Künsten die hervorragendste» ist, wie der alte Grieche Hippokrates vor zweieinhalbtausend Jahren (er)fand, durfte man die weißen Virtuosen nicht mit so banalen Fragen behelligen. Wenn schon nicht Hymnen ihr Tun begleiteten, so herrschte wenigstens feierliche Stille. Doch nun, plötzlich als «Beutelschneider» tituliert, fühlten sich die Künstler, allen voran, wie sich's gehört, die ärztlichen Standesführer, empfindlich in ihrer Ruhe gestört. Die hatten sie doch, wahrlich, verdient mit ruhelosem Schaffen, wobei es ihnen, wie sie ebenso unermüdlich beteuerten, gar nicht ums Verdienen ging.

Die Bürger aber, allem Schlachtenlärm zum Trotz, bewahrten, was auch als Patienten ihre erste Pflicht: Ruhe, in den Klinikbetten wie in den Sprechzimmern – obwohl (oder weil) dort seit etwa einem Jahrhundert eine stillschweigende Übereinkunft herrscht zwischen Medizin und Industrie, daß immer weniger gesprochen, dafür um so mehr verordnet wird. Pillen, Bäder und Bandagen – dem versehrten Publikum schien jedes Mittel recht, heiligte es doch der edle Zweck. «Ihr Wissen und ihre Kunst bringen die Ärzte gegenüber dem Publikum in die Stellung älterer Geschwister, welche für die unreiferen und unklügeren Brüder zu sorgen haben.» An diesem Credo, 1873 anläßlich der Gründung des «Deutschen Ärztevereinsbundes» von den Ahnvätern der Bundesärztekammer unters Volk gebracht, hielten die gelehrten Mediziner unverbrüchlich fest. Sie sind die Fachleute, auf deren Urteil sich der Laie blind verlassen soll. Denn

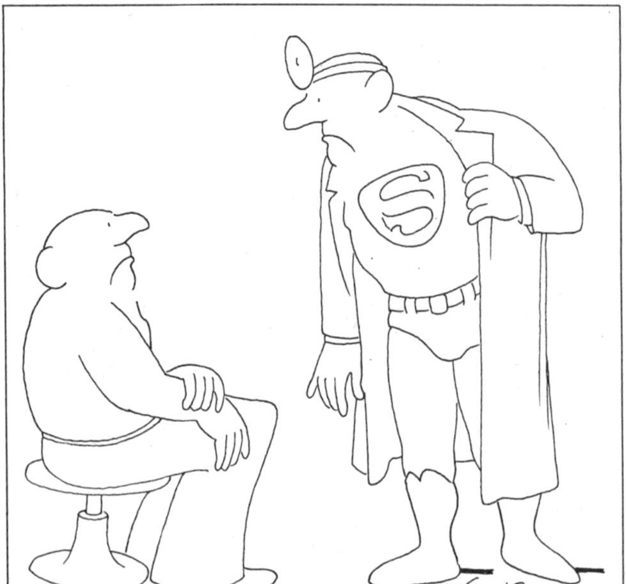

nur sie können wissen, was sie tun. Im Zweifelsfall hilft die Pharma-Industrie, die mit chemischen Beschwörungsformeln, zauberhaft verpackt, den Glauben stärkt, daß, was der Doktor gibt, stets Wunder wirkt, und das ist heute wie zu Goethes Zeiten «des Glaubens liebstes Kind». So galt der Rat der Ärzte, wenngleich teuer, bis vor kurzem doch als gut – zumindest im Prinzip. Besonders der (west)deutsche Teil dieses Imperiums wurde unisono von jedem Makel freigesprochen: «Allen Patienten ist eine optimale Behandlung garantiert» (Hartmannbund-Vorsitzender Horst Bourmer), und zwar deshalb, weil «es in Deutschland seit mehr als 100 Jahren die beste ärztliche Versorgung und die effizientesten Krankenhäuser der Welt gibt» (der frühere bayrische Chirurgen-Chef Gabriel Mayer). Kurz und knapp die Bundesärztekammer: «Das deutsche Gesundheitswesen ... ist allen anderen Systemen überlegen.»

Da konnten sogar einzelne Ärzte aus den scheinbar festgefügten Reihen ihres Standes treten und diesem, standhaft, die Fernsehbilder vom «Halbgott in Weiß» vorhalten. Man sah's und hörte auch die schlechte Botschaft wohl, allein der Glaube blieb. Früher oder später, das war den solchermaßen Aufgeklärten nur zu klar, konnte jeder in die mißliche Lage kommen, daß er aufblicken muß zu den Heilsbringern. Die stehen nämlich, auch wenn sie öffentlich vom Thron gestürzt wurden, stets über denen, die zu Bette liegen. So zielten die Attacken gegen die hierarchische Rangordnung in den medizinischen Institutionen über die Köpfe der Patienten hinweg, trafen allenfalls den Überbau und hinterließen im Bewußtsein der Attackierten Unbehagen. Die Basis aber, auf der die alle und alles beherrschenden Chefs ihre Spitzenstellung gründeten, wankte kaum.

Auch als einige Mediziner dem eigenen Metier vor aller Augen den Puls fühlten, staunten die Laien nur. Worüber sich die Fachleute wunderten, waren Symptome, irritierend zwar, doch keineswegs lebensbedrohlich. Denn die publizistischen Diagnosen, die solche Abtrünnige Anfang der siebziger Jahre stellten, ließen ja immerhin auf Heilung hoffen.

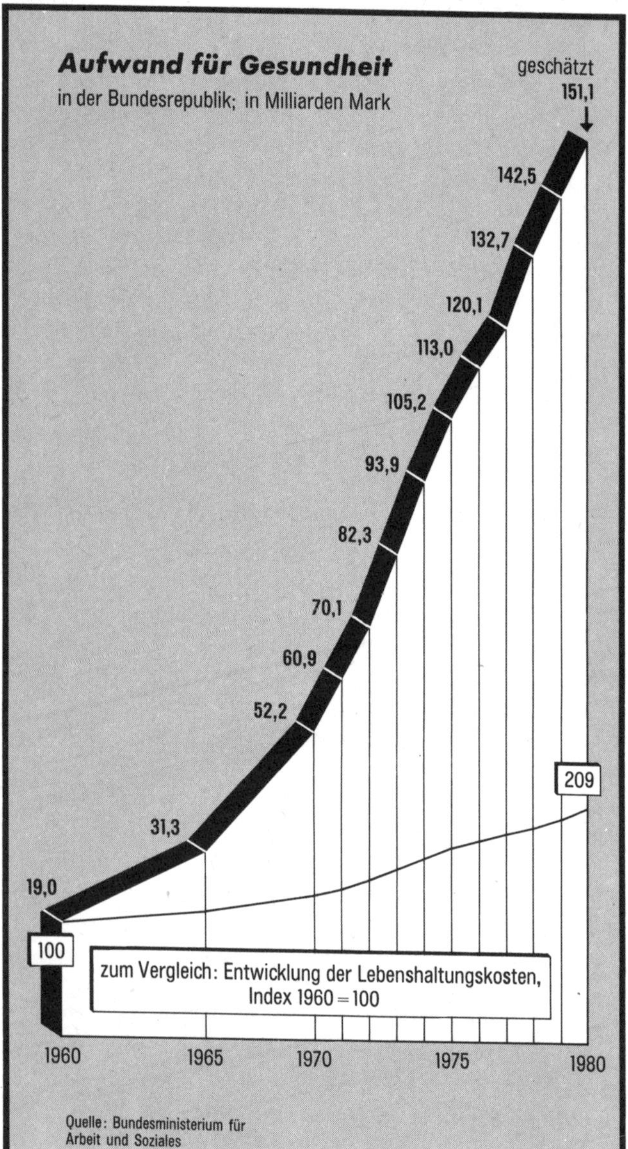

Aufwand für Gesundheit
in der Bundesrepublik; in Milliarden Mark
geschätzt
151,1
142,5
132,7
120,1
113,0
105,2
93,9
82,3
70,1
60,9
52,2
31,3
19,0
100
209
zum Vergleich: Entwicklung der Lebenshaltungskosten, Index 1960 = 100
1960
1965
1970
1975
1980
Quelle: Bundesministerium für Arbeit und Soziales

«Die Krankheit der Medizin» (Joseph Scholmer) sollte zum Beispiel kuriert werden mit gewerkschaftlichen und sozialdemokratischen «Reformvorschlägen», als da waren: Ambulatorien oder Polikliniken, diagnostisch-technische Zentren, Ausbau der Vorsorgeuntersuchungen, Einfrieren der Honorare freipraktizierender Ärzte, bis «Einkommensparität» mit den angestellten und beamteten Ärzten erreicht sei – und so weiter, bis ins finstere Detail der «Profitmedizin» (Scholmer), der man die Teufel notfalls mit staatlicher Gewalt austreiben wollte.

Daß man den Medizinbetrieb nur besser organisieren müsse, um der Misere Herr zu werden – das hofften fast alle Experten. Knapp ein Jahrzehnt ist's her, man glaubt es kaum, da schien diese Hoffnung buchstäblich Berge zu versetzen. Ärzte- und Arbeitgeberverbände, Gewerkschaften und Krankenkassen, Parteien und Publizisten jeder Couleur bastelten an Programmen und Projekten, Konzepten und Gesetzen, forderten Mittel und Modelle zuhauf. Das zahlende Publikum, 60 Millionen potentielle Patienten, versetzten diese Berge von Papier freilich höchstens in Erstaunen, und bevor die Visionen irgendeine Gestalt annehmen konnten, wurden sie denn auch vom sprichwörtlich grünen Tisch gewischt. Kühle Rechner machten einen dicken Strich durch alle Pläne. Sie scherten sich keinen Deut um die hitzigen Debatten, wie die Heilsversprechen einzulösen seien, sondern hielten den Managern der Krankheitsindustrie die Fieberkurve der Wirtschaftskrise vor. An den Börsen der Medizin brach der «schwarze Freitag» an.

Exakte Kostenkalkulationen verdarben den Spekulanten das Geschäft. Die zahlreichen «Firmen», die den medizinisch-industriellen Komplex belieferten, mußten sich einen Blick in die prall gefüllten Auftragsbücher gefallen lassen, und als man die einzelnen Posten einer Revision unterzog, entdeckte die Öffentlichkeit, welche schwindelerregenden Abschreibungsgeschäfte da seit Jahren getätigt wurden – mit Billigung des Staates, auf Kosten des Volkes. Das mußte 1978 bereits mehr als ein Achtel des gesamten Bruttosozialprodukts für das Gesundheitswesen aufwenden – genau 12,83 Prozent, stattliche 165,2 Milliarden Mark in einem Jahr. Und was noch bedenklicher ist: Dieser Anteil am Bruttosozialprodukt wächst von Jahr zu Jahr, da die Gesundheitsausgaben schon seit Jahren einen steileren Anstieg zeigen als Geldentwertung und Wohlstandszuwachs in der Bundesrepublik. Wenn nichts geschieht, so hatte der Heidelberger Sozialmediziner Hans Schaefer schon 1974 prophezeit, werden die Bundesdeutschen spätestens im Jahr 2028 sämtliche Güter und Dienstleistungen nur noch für den Gesundheitsbereich bereitstellen müssen. Das war zwar «nicht mehr als ein grimmiger Scherz» (Schaefer), doch vielen verging das Lachen dabei. Sie wurden so plötzlich mit dem vehementen Kostenanstieg konfrontiert, daß sie ihn nur als «Explosion» deuten konnten – obwohl Experten für derlei ökonomischen Sprengstoff lediglich die Lunte weiterglimmen sahen, die in fast allen Industriestaaten schon bald nach dem Zweiten Weltkrieg entzündet worden war. Seitdem steigen die Kosten für Krankheit und «Gesundheit» stetig und, so Schaefer, «nach einem einfachen, sogenannten exponentiellen Gesetz», also berechenbar. Man hätte demnach vorhersehen können, daß es so, wie es angefangen hat, nicht endlos weitergeht, daß mehr Ärzte und Apotheker, mehr Pflegepersonal und Betten, mehr Diagnostik und Therapie mit immer aufwendigeren Methoden und Mitteln, mehr Vorsorge und Nachsorge sowie, als Folge davon, immer mehr Kranke und solche, die es werden könnten, daher ständiger Medikation oder Kontrolle bedürfen, daß dieser Trend zum «medizinischen Totalitarismus» (so der Schweizer Wirtschaftspublizist Gerhard Kocher) immer größeren und eines Tages nicht mehr zu verkraftenden Tribut fordert – man hätte es sich, wie gesagt, leicht ausrechnen können. Solange jedoch der Topf der Sozialversicherung, aus dem sich die Branche vorwiegend speist, durch die gesetzliche Umverteilung via Beitragserhöhung immer wieder aufgefüllt werden konnte, schien er schier unerschöpflich.

Zwar wuchs der Anteil für Steuer und Sozialversicherungsbeiträge, der Arbeitern und Angestellten vom Verdienst abgezogen wird, ständig an, doch dafür bekamen sie ja auch mehr geboten, hatten die Wahl zwischen immer neuen Arztpraxen und Kliniken, wo immer raffiniertere Apparate noch schnellere und genauere Diagnosen verhießen, wo Jahr für Jahr das therapeutische Arsenal erneuert und erweitert wurde. Das alles stand dem geschröpften Arbeitnehmer zur Verfügung. Er mußte sich nur möglichst oft und genügend krank fühlen, dann konnte er, einen hilfreichen Medikus zur Seite, am eigenen Leib erfahren, daß sein Opfer nicht umsonst gewesen ist. Schließlich wurde, genau 60 Jahre nach ihrem Bestehen, sogar die ehrwürdige Reichsversicherungsordnung dahingehend geändert, daß Kassen nunmehr auch Früherkennung von Krankheiten bezahlen müssen. Vom Säugling bis zum Greis hat jeder gesetzlich Versicherte schon als Gesunder Anspruch auf entsprechende ärztliche Leistungen, soweit sie notwendig und nicht unwirtschaftlich sind.

Da stritt sich allenfalls die Röntgenologin Mildred Scheel in ihrer Eigenschaft als Vorsitzende der von ihr gegründeten Deutschen Krebshilfe mit dem Vorsitzenden der Kassenärztlichen Bundesvereinigung, Hans Wolf Muschallik, ob das Abtasten der Brust genügt. Während sich Muschallik auf das Fingerspitzengefühl seiner praktizierenden Kollegen verließ, wohl wissend, daß für sie die technischen Diagnose-Hilfsmittel in diesem Fall (noch) unwirtschaftlich waren, forderte die Bundespräsidenten-Gattin seinerzeit kategorisch: «Die Mammographie muß her, hilft alles nichts.» Daß aber der ganze «Vorsorge»-Rummel beim Krebs nichts hilft und auch auf anderen Gebieten die medizinische Mühe größtenteils vergeblich ist, daß der schöne Schein der segensreichen Heilkunst trügt – diesen schlimmen Verdacht wagte kaum jemand auszusprechen, solange der dunkle Grund des großen Krankenschein-Topfes nicht zu erkennen war. Indes hatte sich die Belastung der Arbeitnehmer durch Steuerabzüge und Versicherungsbeiträge seit 1950 mehr als verdoppelt und verschlang 1977 schon rund ein Drittel der

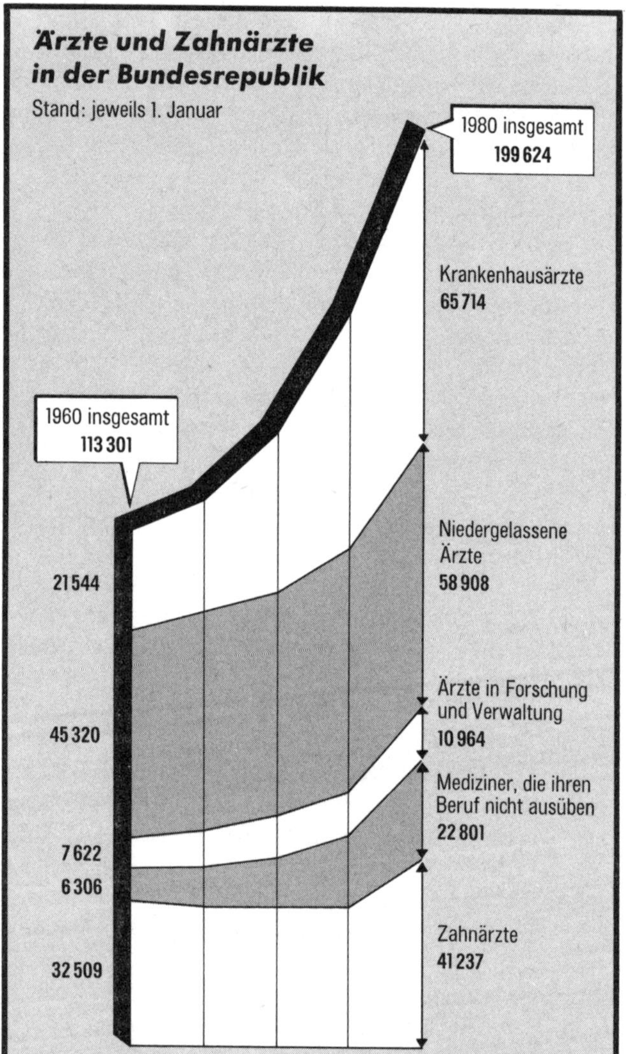
Ärzte und Zahnärzte in der Bundesrepublik
Stand: jeweils 1. Januar
1980 insgesamt
199 624
1960 insgesamt
113 301
Krankenhausärzte
65 714
Niedergelassene Ärzte
58 908
Ärzte in Forschung und Verwaltung
10 964
Mediziner, die ihren Beruf nicht ausüben
22 801
Zahnärzte
41 237
21 544
45 320
7 622
6 306
32 509
1960
1965
1970
1975
1980

Bruttoeinkommen, ohne daß die wirtschaftliche Entwicklung Aussicht auf Lohnerhöhungen bot, die das gefährliche Explosionsloch stopfen könnten. So sah sich der Staat gezwungen, einen passenden Deckel, Kostendämpfungsgesetz genannt, zu schmieden, um den Zugriff zur gesetzlichen Krankenversicherung zumindest zu erschweren.

Nachdem erst einmal die Kosten überprüft und für zu hoch befunden worden waren, konnte auch die Frage nach dem Nutzen nicht länger verdrängt werden. Immer häufiger und heftiger wurden Zweifel angemeldet, ob sich der Aufwand lohne. Wer hat etwas davon? Daß sich in der Bundesrepublik die Ausgaben für das Gesundheitswesen seit 1950 verdreißigfacht haben, daß doppelt soviel Schwestern und Pfleger, doppelt soviel Ärzte, dreimal soviel Apotheken, dreimal soviel Krankengymnasten und Masseure, fünfmal soviel Psychologen und unzählige neue Berufsgruppen im Dienste der Gesundheit schaffen, daß der medizinisch-industrielle Komplex Jahr für Jahr mehr Menschen rekrutiert, einen größeren Etat beansprucht – wem nützt es, außer denen, die der Expansion Auskommen und Ansehen, beides nicht zu knapp, verdanken? Gibt es, fragt beispielsweise Gerhard Kocher mit ökonomischer Prägnanz, «auch eine Nutzenexplosion»? Solche Fragen, dessen ist sich der Schweizer bewußt, «treffen tief ins Mark der Medizin». Als sie durch die Schlagzeilen, den Preis der Gesundheit betreffend, jäh aus ihrer splendid isolation gerissen wurden, waren die Ärzte zunächst in Deckung, doch bald schon zum Gegenangriff übergegangen. Die Patienten, so tönte es aus Köln, wo die Standesführung residiert, sie sind in erster Linie schuld daran, daß die Ausgaben der gesetzlichen Krankenversicherung «ins Unermeßliche» steigen. So Hans Wolf Muschallik im Namen der Kassenärztlichen Bundesvereinigung, die um die Pfründe ihrer rund 60000 Mitglieder fürchtete, die Kostensteigerung daher auf das «gesundheitliche Fehlverhalten der Bürger» abschob. Auch Hans Joachim Sewering, einst SS-, heute CSU-Mitglied und damals noch Präsident der Bundesärztekammer, sah die Patienten, die der Vielbeschäftigte in seiner skandalumwitterten Dachauer Gemeinschaftspraxis allerdings selten zu Gesicht bekommt, vor allem an den «Folgen eines allzu bequemen Lebens» leiden. «Schuld ist der Betroffene», beschreibt der Berliner Politologe Martin Jänicke das bequeme Schwarze-Peter-Spiel der Mediziner, schuld ist «der Raucher, Alkoholiker, Autofahrer, der durch Tablettenmißbrauch Geschädigte, der Unvorsichtige, der Bewegungsarme, der Mensch mit den falschen Eßgewohnheiten usw.»

Derartige Begründungen sind freilich zu kurzsichtig. Der Vorwurf «individuellen Fehlverhaltens» ignoriert viele Gründe, mit dem moralischen Verweis auf den einzelnen wird (absichtlich?) übersehen, warum heute so viele Individuen die gleichen «Fehler» machen, welche sozialen Verhältnisse sie veranlassen, zwanghaft zu rauchen oder zu trinken, zu viel und Falsches zu essen, pausenlos Pillen zu schlucken, faul vor dem Fernseher zu dösen oder aggressiv Auto zu fahren. Und was hat wohl der angeklagte Bürger falsch gemacht, wenn er durch Lärm schwerhörig wird, wenn Asbeststaub bei der Arbeit langsam, aber sicher die Lungen zerstört, wenn «aus deutschen Landen» täglich frisches Gift auf den Tisch gelangen kann?

Indes machen die Fragesteller auch vor der traditionellen Domäne der Heilkunst nicht halt. Kann sie wenigstens dem einzelnen, der seine Verfehlungen mit Krankheit büßen muß, Absolution erteilen, ihm, wenn er reumütig ihre Anweisungen befolgt, wieder zu Gesundheit und langem Leben verhelfen? Mitnichten. Zweifel sind zwar nicht erwünscht, doch angebracht, und sie plagen auch die Mediziner selbst. Auszusprechen wagten es freilich nur wenige, selten mit der gebotenen Offenheit oder gar öffentlich. Wer solches tat, wurde von den offiziellen Ärztesprechern energisch in die Schweigepflicht genommen. Die Mehrheit der Patienten gab ihnen recht. Ihr Vertrauen schien durch nichts zu erschüttern. Gesundheit, ermittelten die Demoskopen, ist für 56 Prozent der Bundesbürger der vordringlichste

Wunsch, weit vor Frieden, Freiheit, Geld. Daß dieser Wunsch kaum durch der Ärzte Rat und Tat erfüllt werden kann, verdeckte der prosperierende medizinisch-industrielle Komplex mit Betriebsamkeit. «Als wir das Ziel aus den Augen verloren», sinnierte vor 100 Jahren der amerikanische Schriftsteller Mark Twain, «verdoppelten wir die Anstrengungen.» An Patienten herrscht heute jedenfalls kein Mangel. Und wenn sie zum Doktor gehen, müssen sie auch nicht Mangel leiden. Innerhalb eines Jahrzehnts nahm die Zahl der «Verrichtungen» je Arztbesuch um 22 Prozent zu. Die Honorierung stieg im selben Zeitraum pro Leistung um 21 Prozent. Das konnten die Ärzte, da sich ihre «Inanspruchnahme» zugleich um mehr als sechs Prozent erhöht hatte, nur dadurch schaffen, daß sie die besser bezahlten diagnostischen Leistungen auf Kosten von Beratung und Hausbesuchen vermehrten. Zeit ist Geld, und der Fortschritt hat seinen Preis.

Daß er zu hoch ist, wissen längst auch jene, die ihn fordern. «Wer wird endlich den Mut haben», fragt zum Beispiel der Wiener Arzt Gerhart Tutsch, «den Leuten laut und deutlich zu sagen, daß die angeblich so fortgeschrittene Medizin mit Ausnahme der Infektbekämpfung, der Hygiene, der Impfungen, der chirurgischen Möglichkeiten, der verbesserten und genaueren Diagnose und einiger technischer Krücken genauso weit ist wie vor hundert Jahren?»

Schon damals hatte Friedrich Nietzsche behauptet, daß die Medizin zu weit gehe. «Die größte Krankheit der Menschen ist aus der Bekämpfung ihrer Krankheiten entstanden.» Was der «Antichrist» in der «Morgenröte» notiert hatte, griff anno 1975 ein katholischer Priester wieder auf, um die Abhängigkeit seiner Zeitgenossen von der priesterhaften Ärztezunft und die «Pestilenz der modernen Medizin» anzuprangern. Also sprach Ivan Illich, Theologe und Publizist, in einem Pamphlet, das unter dem Titel «Medical Nemesis» in aller Welt zum Bestseller wurde. Illichs Schocker – auf deutsch: «Die Enteignung der Gesundheit» – brachte damals selbst gestandene Medizinkritiker aus der Fassung.

Die hatten vermeintlich schon genug am Medizinbetrieb auszusetzen, etwa an der «seelenlosen» Behandlung im Krankenhaus, am Überwuchern der Apparate-Medizin oder an der Drei-Minuten-Abfertigung in den Arztpraxen. Ivan Illich räumte mit alledem noch sehr viel gründlicher auf.

Für ihn war, tabula rasa, die ganze gelehrte Heilkunst rundum des Teufels. Nicht nur zu teuer und dabei durchweg nutzlos, sondern geradezu schädlich, ja gemeingefährlich nannte er den expandierenden Gesundheitsdienst. «Die Auswirkungen der Medizin», befand er, «stellen eine der am schnellsten sich ausbreitenden Seuchen unserer Zeit dar.»

Die Erreger der neuen Epidemie, die Ärzte, stellte der zornige Gottesmann ohne Zögern mit «resistenten Bakterienstämmen» oder «giftigen Pestiziden» auf die gleiche Stufe. Vom Therapiewahn besessen, gleicht die Ärzteschaft, laut Illich, einer Bande von Scharlatanen, die ihre Klienten mit falschen Versprechungen immer zahlreicher anlocke.

«Hybris», lästerlicher Hochmut, so Illich weiter, habe die Mediziner geritten, als sie sich anschickten, Schmerz und Siechtum, das Altern und sogar den Tod aus der Welt zu schaffen. Die angeblich unausweichliche Folge: «Nemesis», in der Mythologie die göttliche Rache für menschliche Anmaßung – in den Industrieländern massenhafte Gesundheitsschäden durch zu viele Pillen, entfesselte Chirurgen und eine allgemeine, die natürlichen Heilkräfte lähmende ärztliche Überfürsorge.

Mit der polternden Predigt des fachfremden Priesters begann die große Ernüchterung. Einen Trumpf um den anderen mußten die Mediziner aus der Hand legen. Daß sich zum Beispiel die mittlere Lebenserwartung der Menschen in den Industrieländern seit der Jahrhundertwende nahezu verdoppelt hat, was bislang als stichhaltiger Beweis für die Tüchtigkeit der Heilkundigen galt – selbst das zählte nicht mehr. Denn diese Karte ist gezinkt. Zwar hatten die im Jahre 1900 geborenen Amerikaner im Durchschnitt nur eine Lebensdauer von 47 Jahren zu erwarten. Kinder, die 1980 in den USA zur Welt kamen, durften hingegen mit 73 Lebensjahren rechnen – ein Zugewinn von 26 Jahren. Das ist, jedenfalls auf den ersten Blick, recht eindrucksvoll, und ähnlich sieht die Bilanz bei den übrigen Industrievölkern aus. Auf den zweiten Blick jedoch, den die ärztlichen Statistiker bisher gern vermieden, geht die Rechnung nicht mehr auf. US-Bürger, die 1900 das 45. Lebensjahr erreichten, hatten der Statistik zufolge damals schon die Chance, immerhin 69 Jahre alt zu werden. Für die erwachsene Bevölkerung ist demnach die Lebenserwartung nur um karge vier Jahre gestiegen. Der rasante Aufschwung, den das Gesundheitssystem während der letzten drei Jahrzehnte in den westlichen Industriestaaten erfuhr, schlug hinsichtlich der mittleren Lebenserwartung kaum zu Buch.

Trotz all ihrer unbestreitbaren Glanzleistungen und einer immensen Steigerung der ärztlichen Dienstleistungen, folgern daraus Skeptiker, habe die Medizin seit Kaiser Wilhelms Zeiten die Volksgesundheit offenbar nicht sonderlich kräftigen können. Und der erreichte, bescheidene Effekt, so schließen sie aus den Statistiken, beruhe ganz überwiegend auf der noch am ehesten erfolgreichen Bekämpfung der Kinderkrankheiten sowie der Senkung der einstmals extrem hohen Säuglingssterblichkeit.

«Die moderne Medizin», urteilt denn auch der britische Sozialmediziner Professor Thomas McKeown, «ist nicht annähernd so wirkungsvoll, wie die meisten Menschen glauben.» Viele der Wohltaten, die bis vor kurzem der wissenschaftlichen Heilkunde gutgeschrieben wurden, gehen nach Ansicht des Professors in Wahrheit keineswegs auf das Konto der Mediziner.

Beim Studium alter Sterberegister, die in England und Wales schon seit etwa 1840 Angaben über die Todesursachen enthalten, kam McKeown zu erstaunlichen Erkenntnissen: Die Sterblichkeit an zahlreichen Krankheiten, darunter Cholera, Typhus, Tuberkulose, Masern, Scharlach oder Keuchhusten, ging bereits damals kontinuierlich zurück – lange bevor die Erreger dieser Seuchen identifiziert und Medikamente gegen sie entwickelt wurden. Weder die Entdeckung bestimmter Mikroben, gewöhnlich als «Durchbruch» gefeiert, noch der meist viel später beginnende Einsatz entsprechender Heilmittel hatte, wie McKeown feststellte, jemals einen nennenswerten Einfluß auf den gleichmäßigen Abwärtstrend der Sterblichkeitskurven. Ein Beispiel: An Tuberkulose starben 1840 in England und Wales rund 4000 Menschen; im Jahre 1882, als Robert Koch den Tuberkel-Bazillus entdeckte, wurden dort nur noch 2000 Tuberkulose-Opfer verzeichnet. Als schließlich 1947 mit dem Antibiotikum Streptomycin das erste wirksame Medikament gegen Tuberkulose auf den Markt kam, erlagen dem Lungenleiden in Großbritannien jährlich nur noch 400 Menschen. Den Anteil des angeblichen Wundermittels am Rückgang der Tuberkulose seit etwa 1850 beziffert McKeown auf lediglich drei Prozent.

Auch die Mortalitätskurven anderer Krankheiten knickten durchaus nicht steil ab, sobald die Pharma-Industrie mit der Massenfabrikation von geeigneten Medikamenten und Impfstoffen begann – einzige Ausnahme: die spinale Kinderlähmung; ihr machten schon die ersten Impfkampagnen abrupt den Garaus.

Was aber, wenn nicht die Medizin, hat in den entwickelten Ländern die Widerstandsfähigkeit der Menschen gegen so viele Krankheiten derart drastisch erhöht? Und weshalb ist, zweitens, gleichwohl dort die Lebenserwartung für Erwachsene in den letzten 100 Jahren nur unwesentlich gestiegen?

Frage eins beantwortet Sozialmediziner McKeown mit dem Hinweis auf eine allgemeine Verbesserung der Lebensumstände, die schon gegen Ende des 18. Jahrhunderts begonnen hatte. Damals nahm, unter anderem, überall in Europa die Nahrungsmittelproduktion einen beträchtlichen Aufschwung. Entsprechend sank in der folgenden Zeit die Zahl der mangelhaft ernährten Europäer – und zugleich verringerte sich die Anfälligkeit früher großer Bevölkerungsgruppen für Infektionskrankheiten. Die nun besser genährten Menschen erkrankten seltener und überlebten die Krankheitsattacken häufiger.

Schutz gegen Seuchen wie Pest und Cholera, die sich zuvor rapide ausbreiten konnten, boten später auch die allmählich sich bessernden Wohnverhältnisse. Trockene Wohnungen, Wassertoiletten und Badezimmer, dazu Klärwerke, Kanalisationsanlagen, eine geregelte Müllabfuhr und Straßenreinigungen haben, laut McKeown, die Volksgesundheit weit wirksamer saniert als die meisten medizinischen Leistungen. Einen wissenschaftlichen Beitrag dazu, schätzt McKeown, habe allenfalls der Franzose Louis Pasteur (1822 – 1895) geliefert, kein Mediziner, sondern Chemiker und Bakteriologe. Sein Verfahren, Nahrungsmittel haltbar und immun gegen Krankheitskeime zu machen («pasteurisieren»), habe mitgeholfen, viele zuvor häufige epidemische Kettenreaktionen zu stoppen – verseuchte Milch etwa war ein wichtiger Überträger speziell von Infektionen des Magen-Darm-Systems mit gefährlichen Folgen vor allem für Kleinkinder.

Ein anderer britischer Autor, J. C. McManus, blickte, im renommierten Fachblatt *The Lancet*, noch weiter zurück – und entdeckte ebenfalls, daß sich die Medizin mit fremden Federn schmückt. Denn die italienischen Künstler der Renaissance wurden beispielsweise in aller Regel über 60 Jahre alt, von Bramante (70) über Donatello (80) bis zu Michelangelo (88). Das verdankten sie aber nicht den Ärzten, die zu jener Zeit außer frommen Sprüchen und dubiosen Praktiken ohnehin nicht viel zu bieten hatten, sondern reichen Fürsten. Die gewährten den Künstlern gute Wohn- und Arbeitsbedingungen, mit mehr Hygiene und besserem Essen, als es sich die Masse des Volkes im 15. Jahrhundert leisten konnte.

Mit Blick auf die Geschichte lehrt Hans Schaefer: «Gesundbleiben ist ein Wohlstandseffekt.» Der Sozialmediziner, inzwischen 75, doch auch im Ruhestand noch rüstig unterwegs als Redner, Sachverständiger und Diskutant, ist lebender Beweis für diese These. Sie gilt allerdings, fand der Kanadier Norman Alcock heraus, nur bis zu einem Bruttosozialprodukt von 600 Dollar pro Kopf. Darunter führe jede Steigerung des Volkseinkommens um (magische) 7,7 Prozent zu einer Erhöhung der Lebenserwartung um ein Jahr. Ab 1000 Dollar pro Kopf sei indes die Lebensdauer unabhängig vom Bruttosozialprodukt – vorausgesetzt, es wird nicht zu viel in das Gesundheitswesen investiert. Vergleicht man nämlich die Daten verschiedener Länder, «so sinkt sogar die Lebenserwartung ziemlich proportional mit der Zahl der Einwohner pro Arzt, also mit zunehmender Arztdichte!» Zu diesem «sehr paradoxen Ergebnis» kam Professor Schaefer 1979, anläßlich einer Umfrage des «Wissenschaftlichen Instituts der Ortskrankenkassen». Zwar wollte keiner der Experten den Ärzten vorhalten, sie seien eine Gefahr für Leib und Leben, doch daß ihre weitere Vermehrung irgendeinen Nutzen für den gesundheitlichen Status der Bevölkerung haben könnte, hoffte niemand mehr. Selbst wenn man ihre Leistungen nicht nur an der durchschnittlichen Lebensdauer ermißt, die bei männlichen Bundesbürgern schon seit langem nicht mehr zunimmt, bei Frauen nur wenig verlängert wurde, zeigt die Bilanz kaum Schmeichelhaftes für die Mediziner. Das blieb sogar dem neuen Präsidenten der Bundesärztekammer, Dr. Karsten Vilmar aus Bremen, nicht verborgen. «Je besser Medizin und ärztliche Versorgung, desto mehr Kranke gibt es.»

Der Durchschnittsbürger leidet und stirbt zwar heutzutage nur noch selten an den Krankheiten, die seine Eltern und Großeltern ins Bett und womöglich unter die Erde brachten. Doch gesünder ist er keineswegs. «Was die Morbidität betrifft», urteilt Schaefer, «war der riesige Aufwand total unergiebig.» In Heidelberg liegen zwei Dutzend Kliniken, das Deutsche Krebsforschungszentrum, wissenschaftliche Institute zuhauf. Die Stadt am Neckar beherbergt gut 2300 Ärzte, 4600 Medizinstudenten, dazu Zehntausende von Ge-

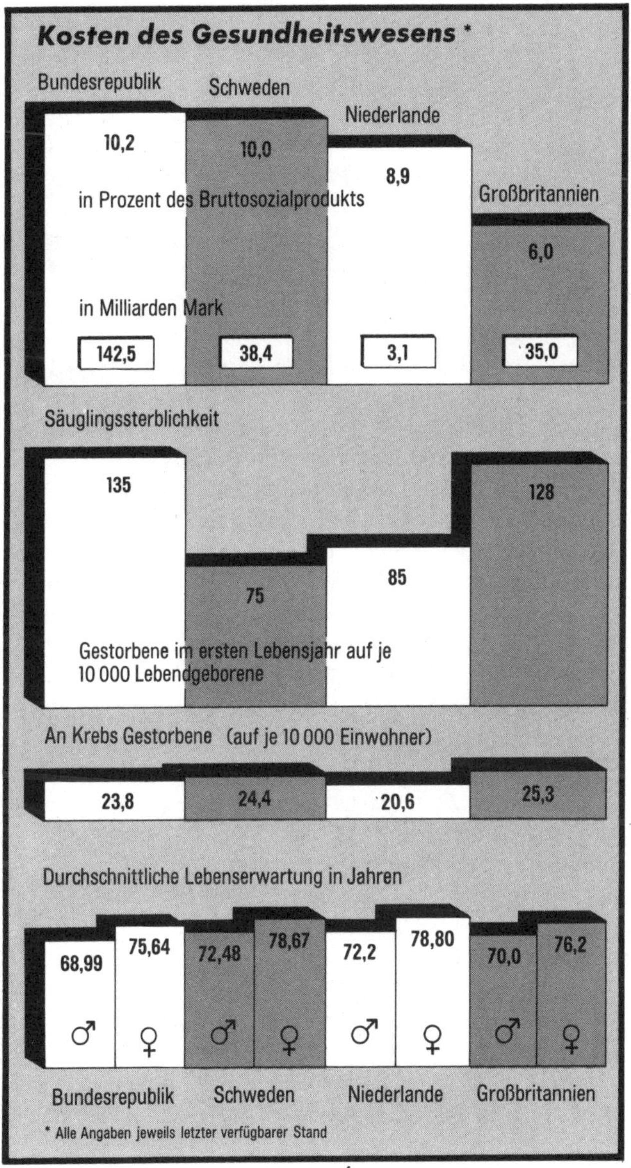

Kosten des Gesundheitswesens *
Bundesrepublik
Schweden
Niederlande
Großbritannien
10,2
10,0
8,9
6,0
in Prozent des Bruttosozialprodukts
in Milliarden Mark
142,5
38,4
3,1
35,0
Säuglingssterblichkeit
135
75
85
128
Gestorbene im ersten Lebensjahr auf je 10 000 Lebendgeborene
An Krebs Gestorbene (auf je 10 000 Einwohner)
23,8
24,4
20,6
25,3
Durchschnittliche Lebenserwartung in Jahren
68,99 ♂
75,64 ♀
72,48 ♂
78,67 ♀
72,2 ♂
78,80 ♀
70,0 ♂
76,2 ♀
Bundesrepublik
Schweden
Niederlande
Großbritannien
* Alle Angaben jeweils letzter verfügbarer Stand

sundheitshelfern jedweder Qualifikation, zum Beispiel Atemtherapeuten, Bademeister, Chiropraktiker, Diätassistentinnen, Elektroakupunkteure. Allein in den Krankenhäusern der Alma mater stehen Betten für mehr als 2000 Patienten, und oft ist es schwierig, ein leeres zu finden. Im letzten Jahr verbrauchte der medizinisch-industrielle Komplex Heidelbergs fast eine Milliarde Mark.

Doch damit, so befindet Schaefer nach fast 50 Jahren medizinischer Forschung, kann für die Volksgesundheit nur noch wenig getan werden. Der «Wandel des Krankheitspanoramas» von den akuten und ursächlich «klar definierten Krankheitsbildern wie Infekten» zu den «chronischen, ursächlich unbestimmten Krankheiten, insbesondere von Lunge und Kreislauf», hat den Gelehrten eines Besseren belehrt. «Die therapeutische Leistung der naturwissenschaftlichen Medizin» sei «tatsächlich geringer», als man, «im Taumel großer und unbezweifelbarer Siege» angenommen habe. Der alte Herr hält seinen Kollegen immerhin zugute, daß die Abnahme bestimmter Todesursachen, die er in den Statistiken zwischen 1952 und 1971 entdeckte, wenigstens teilweise auf das Konto der Medizin geht.

Das gelte etwa für den Rückgang der Sterblichkeit an Infektionen, insbesondere Lungenentzündung oder Erkrankungen, die früher, mangels genauerer Kenntnis als «Altersschwäche» klassifiziert wurden. Zugleich haben aber einige andere Todesursachen drastisch zugenommen, so daß die Medizin, prophezeit Schaefer, im Begriff ist, «den Wettlauf mit dem Tod zu verlieren». Was Herzinfarkt, Lungenkrebs, Bronchitis und Lungenblähung, Erkrankungen der Leber einschließlich Zirrhose, Zuckerkrankheit (Diabetes) und Verkehrsunfälle an Todesopfern fordern, wird durch die auf anderen Gebieten noch erzielten Erfolge nicht mehr kompensiert. Und gegen die «großen Killer» haben die Ärzte bislang kein Rezept.

Offensichtlich ist den grassierenden Krankheiten des ausgehenden 20. Jahrhunderts nicht mehr mit den Methoden des 17. Jahrhunderts beizukommen. Damals nämlich setzte sich die Denkungsart der aufblühenden Naturwissenschaften in der Medizin durch. Der erste, der sie konsequent anwandte, war der Londoner Arzt Thomas Sydenham (1624–1689). In den von ihm beschriebenen Krankheitsgeschichten kommt der kranke Mensch nicht mehr vor. Indem man sich auf die allgemeinen, bei jedem «Fall» anzutreffenden Erscheinungen konzentrierte, brauche man sich mit dem einzelnen Patienten nicht mehr abzugeben, die biographischen und sozialen Probleme des Krankseins waren für Diagnostik und Therapie ohne Belang. Das bedeutete eine beträchtliche Arbeitserleichterung, sowohl für die ärztliche Versorgung als auch für die Forschung. Der lebende Organismus wurde zunehmend als eine Art Maschine begriffen, als Mechanismus, der ausschließlich nach chemischen und physikalischen Gesetzen funktioniert, mithin bei Bedarf auseinandergenommen und wieder zusammengesetzt werden kann. Folgerichtig entwickelte sich die praktische Heilkunde immer mehr zum Reparaturbetrieb mit einer wachsenden Zahl von Spezialisten: Nicht mehr komplette Patienten kommen seither in die Praxis oder auf den Operationstisch, sondern sozusagen nur noch ihre defekten Körperteile (im Klinik-Jargon: «der Blinddarm» oder «der Schädelbruch auf Zimmer 17»). Und die Forschung, arbeitsteilig in Großbetrieben zentralisiert, konnte die Körpermaschine und ihre Schwachstellen in immer kleinere Teile zerlegen, die Spuren des Lebens und der Leiden bis in die feinsten Strukturen der Zelle verfolgen. Doch zur Verhütung der heutigen Volkskrankheiten hat das alles nicht viel mehr beigetragen als eine Unzahl von Vermutungen. Da und dort blitzte wohl mitunter auch Erkenntnis auf, ohne daß jedoch die Ursachen von Herzinfarkt und Krebs, um nur zwei der dunkelsten Kapitel zu nennen, bisher erhellt werden konnten. Allzuoft erwies sich der fleißig inszenierte Glanz dann doch als Irrlicht.

Die «weißen Magier», die sich so lang und breit als Helden feiern ließen, die bewunderten Skalpell-Künstler, Mikrobenjäger, Pharma-Detektive, die in Autobiographien immer wieder die heroische Gründerzeit der modernen Heilwissenschaft beschworen, auf eine imposante Ahnenreihe charismatischer Vaterfiguren, jede mit einprägsamem Profil, verweisen konnten, die vorgaben, stets das Gute zu wollen und das Richtige zu tun – sie werden nun entzaubert und stellen sich gar selber bloß. Die meisten Untersuchungen der mit Subventionen in Milliardenhöhe unterstützten klinischen Forschung, klagte jüngst der US-Mediziner Professor Sam Shuster, seien «... zwar technisch unanfechtbar, aber in ihrem Wesen rein mechanistisch ...» Und meist komme nur sowieso längst «Erwartetes» heraus.

So breitet sich, wie in Hans Christian Andersens Märchen von des Kaisers neuen Kleidern überall Unruhe aus. Mit dem Blick auf die herrschenden medizinischen Lehren, jene glitzernden Umhänge, gewebt aus Wissenschaft und Forschung, flüstern einige Betrachter entsetzt: «Aber die Ärzte haben ja gar nichts an!» Sind die Heilkundigen in Wahrheit nackt und bloß? Bar aller verläßlichen Kenntnisse? Sind also die Ärzte mit ihrem Latein am Ende?

2
Wer hält, was die Medizin verspricht?

Die Fortschritte der Heilkunst und ihre Grenzen

Der Tag geht – doch statt Johnnie Walker kommt der Hubschrauber. Wenn es in den meisten Krankenhäusern allmählich ruhig wird, herrscht am Münchner Klinikum Rechts der Isar oft Hochbetrieb. Bevor der Helikopter landet, ist das rund um die Uhr einsatzbereite Spezialistenteam, einschließlich Anästhesist und Schwestern, alarmiert, und bis der Patient eintrifft, haben die Chirurgen bereits im Operationssaal Platz genommen. Denn sie wissen: Was sie in solchen Fällen tun müssen, wird viele Stunden dauern, fünf, zehn oder noch mehr. Das steht der stärkste Mann nicht durch, wenn er dabei nicht sitzen kann. Ehe sich der Operateur einen stärkenden Schluck erlauben kann, ist Johnnie Walkers Stunde längst vergangen.

Auf den ersten Blick sehen freilich die Patienten, die aus dem Bayerischen Wald oder aus Aitrang im Allgäu eingeflogen werden, gar nicht so aus, als täte Eile not. Meist haben sie nur eine Hand oder einen Fuß verbunden, sind im übrigen aber unversehrt. Was ihnen fehlt, wird erst offenbar, wenn die Ärzte den mitgebrachten Plastikbeutel auspacken. Am häufigsten kommt ein Finger zum Vorschein, manchmal die halbe oder die ganze Hand, eine Zehe oder der vordere Teil eines Fußes. Doch es kann auch bloß ein blutiges Sammelsurium sein: Zwölf oder fünfzehn Bruchstücke, denen nur der geschulte Chirurgen-Blick noch ansieht, daß sie zusammen wieder die vier Finger einer Hand ergeben können. Solche Kunststücke, seit einem halben Jahrzehnt auch hierzulande auf der Tagesordnung, werden bevorzugt nach Feierabend und am Wochenende verlangt – wenn die Heimwerker mit Kreissäge und Rasenmäher hantieren. Auch berufliche Übung schützt freilich vor Pannen nicht. Insbesondere Schreiner waren früher oft an ihren Händen zu erkennen. Doch nun können die meisten von ihnen auch nach einem Unfall wieder vorschriftsmäßig schwören.

Wenn die makabren Mitbringsel sachgerecht verpackt werden – in ein sauberes Tuch gewickelt und in einem Plastikbeutel mit Eiswürfeln auf etwa vier Grad abgekühlt –, kann sich der Verletzte ruhig Zeit lassen und mit dem Krankenwagen in die Klinik fahren. Ordentlich konserviert, wobei allerdings direkter Kontakt mit dem Eis oder dem Schmelzwasser zu vermeiden ist, verkraftet ein abgetrennter Körperteil durchaus einen zwei- bis vierstündigen Transport. Ob solche Amputate dann auch die langwierige Operation überstehen, hängt von der Fingerfertigkeit und der Ausdauer der Chirurgen ab. Das erste kann und muß gelernt werden, die zweite Eigenschaft aber bringt einer mit – oder er gibt das ebenso minuziöse wie mühevolle Handwerk schon nach den ersten Versuchen wieder auf. Damit nämlich beispielsweise ein abgesägter Daumen oder Zeigefinger nicht nur an der alten Stelle wieder angenäht (im Fach-Jargon: «replantiert») werden kann, sondern sich auch mit neuem Leben füllt und später wieder zu gebrauchen ist, muß vor allem die Blutversorgung möglichst rasch und reibungslos wiederhergestellt werden. Indes sind die Arterien in diesem Bereich zu dünn, um sie mit bloßem Auge zu erkennen, geschweige denn so zu reparieren, daß die Naht für den Blutstrom keine «Stolperschwelle» bildet. Die Folge wäre ein Gerinnsel, das schließlich das Gefäß verstopft – und den anfänglichen Erfolg der chirurgischen Wiedervereinigung zunichte macht. Dem beugen die modernen Nachfahren der mittelalterlichen «Bruch- und Steinschneider» vor, indem sie ein Mikroskop zu Hilfe nehmen. Der optische Trick macht's möglich, mit Instrumenten, die kaum größer als ein Zündholzkopf sind, ebenso sicher umzugehen wie mit dem vergleichsweise grobschlächtigen «Besteck» der klassischen Chirurgie.

Diese Technik, Mikrochirurgie genannt, wird zwar schon

seit 60 Jahren praktiziert. In Schweden entwickelt, machten anfangs hauptsächlich Augenärzte und Hals-Nasen-Ohren-Spezialisten davon Gebrauch. Die dreißigfache Vergrößerung erleichtert Operationen bei grauem und grünem Star sowie Hornhaut-Transplantationen, und im Ohr können auf diese Weise Gehörknöchelchen mit Kunststoff rekonstruiert werden.

Blutgefäße, die an den Fingern oft nur einen Millimeter dick sind, schienen aber lange auch unter dem Mikroskop einer sauberen Naht nicht zugänglich. Daß es geht und daß hinterher auch wieder Blut durch die winzigen Kanäle fließt, demonstrierte 1958 der Amerikaner Harry Buncke – wenngleich zunächst nur an Kaninchen-Adern. Doch nun waren die Chirurgen nicht mehr aufzuhalten. Den Blick durchs Mikroskop geschärft, erschlossen sie der gelehrten Flickkunst bislang unvorstellbare Bereiche.

Dabei ist das Wiederannähen abgetrennter Gliedmaßen nur die spektakuläre Spitze der unsichtbaren Kleinarbeit. Nachdem 1965 in Japan die erste Finger-Replantation geglückt war, wurde die medizinische Sensation immer mehr zur Routine. «Wenn ein Australier seinen Finger verliert, ist es für ihn selbstverständlich, daß er wieder angenäht wird.» So hatte Professor Earl R. Owen aus Sydney, seit Anfang der sechziger Jahre in vorderster Front der Mikrochirurgen tätig, im Mai 1975 seinen deutschen Kollegen verkündet. Die konnten daraufhin «wieder an Wunder glauben» (so der damalige Chirurgen-Präsident Professor Gert Carstensen). Doch um solche Wunder selbst zu vollbringen, mußten sie erst fleißig üben – an der Bauchschlagader der Ratte. Denn das Operieren unterm Mikroskop läßt sich nicht, wie sonst in der Chirurgie üblich, durch Zuschauen und Handlangerdienste, Assistieren genannt, erlernen. So müssen die Anfänger mindestens zehn der feinen Ratten-Arterien jeweils in einer Viertelstunde funktionstüchtig zusammenflicken, bevor sie ihre Geschicklichkeit am Menschen unter Beweis stellen dürfen. Das Rennen um Priorität und Publicity machten in der Bundesrepublik die Chirurgen der Münchner Klinik, wo seit Ende 1975 ein Replantationsdienst Tag und Nacht bereitsteht und inzwischen Hunderte von Fingern, Zehen sowie Teilen der Hand oder des Fußes wieder angenäht hat. Andere Kliniken, etwa in Berlin, Hamburg und Hannover folgten dem bayrischen Beispiel. Für je fünf Millionen Einwohner, so hatte Professor Owen errechnet, sollte ein solcher Spezialservice mit mindestens vier Mikrochirurgen verfügbar sein. Daß sich die Mühe lohnt, steht für die Replanteure außer Zweifel. Sie verweisen unter anderem auf einen Sportschützen, der sich nach dem Eingriff in einer Meisterschaft placierte, oder eine Konzertpianistin, die wieder spielen konnte, nachdem ihr zerstörter Daumen durch die zweite Zehe vom Fuß ersetzt worden war. Außer an Händen und Füßen läßt sich auch am Kopf so mancher Schaden wiedergutmachen. So könnte zum Beispiel van Gogh heutzutage geholfen werden – vorausgesetzt, die abgeschnittene Ohrmuschel käme rechtzeitig in die Hand eines erfahrenen Mikrochirurgen. Hilfe verspricht die neue Technik auch, wenn die behaarte Kopfhaut abgerissen ist – ein Bild, das jeder Karl-May-Leser noch in schauriger Erinnerung hat. Der Skalp kann nun gerettet werden.

Glück im Unglück hatte ein 37jähriger Realschullehrer, der im kalten Februar 1979 von jugendlichen Gewalttätern überfallen worden war. Sie hatten ihm mit einem Küchenmesser ein drei Zentimeter langes Zungenstück abgeschnitten. Das aber war – infolge des starken Frosts tiefgekühlt – einige Stunden später am Tatort gefunden und in das Klinikum der Technischen Universität Aachen gebracht worden. Dort wurde es so akkurat wieder angenäht, daß der Lehrer einen Monat später schon wieder komplizierte englische Sätze sprechen konnte – hörbarer Beweis für den Erfolg der chirurgischen Stückelkunst. Solche Ausnahmen wären kaum der Rede wert, würden sie nicht die Regel bestätigen, daß über zwei Drittel der Operierten nach der Replantation ihren alten Beruf wieder ausüben können. Die Eingriffe sind zwar teuer (im Durchschnitt schätzt man 16000 Mark einschließlich der stets notwendigen Nachbehandlung), doch die Rechnung geht trotzdem auf, wenn man die Kosten für Invalidisierung oder Umschulung einkalkuliert, abgesehen von den Leiden, die den Verstümmelten erspart bleiben.

Was zunächst allenfalls das aufwendige Hobby einiger Virtuosen mit guten Augen, ruhigen Händen und viel Geduld zu sein schien, durch Schlagzeilen gar in die Nähe des schneidigen Show-Geschäfts à la Christiaan Barnard gerückt wurde, ist aus der plastischen Chirurgie nicht mehr wegzudenken. Wo immer Körperformen wiederhergestellt oder ersetzt werden müssen, bieten die «Plastiker» ihr Können an – seit mehr als 2000 Jahren. Damals schon wurden in Indien Nasen rekonstruiert mit einem sogenannten «Verschiebehautlappen» von der Stirn, ein Verfahren, das heute noch Verwendung findet. Angeborene Defekte gehören ebenso zum täglichen Handwerk der plastischen Chirurgen wie die Korrektor der Verstümmelungen, die vielen Patienten durch radikale Krebsoperationen, etwa Brustamputation, oder rabiaten Strahlenbeschuß zugefügt werden. Ein vielseitiges Betätigungsfeld finden die chirurgischen Feinarbeiter aber vor allem bei schweren Verbrennungen und Unfällen. Gefäße, Nerven, Sehnen, so zart sie auch sein mögen, unter dem Mikroskop lassen sie sich kunstvoll reparieren, um in alter Form und Frische, mitsamt Knochen, Muskeln, Haut und Haar, ihre Funktion wieder zu erfüllen. «Wir können heute», beschreibt der Münchner Dozent Edgar Biemer den mikrochirurgischen Fortschritt, «praktisch sämtliche Gewebe von einer Körperregion in eine andere verpflanzen. Letztlich ist das ein Spiel mit der Anatomie.» Artistischer Selbstzweck wird es freilich nie, und auch medizinischer Nonsens, wie die geplante Kopf-Transplantation, mit der US-Chirurg Robert J. White schon seit Jahren sein frivoles Spiel treibt, kam den plastischen Chirurgen bislang nicht in den Sinn. Auch wenn sie eine Rippe entnehmen, bleiben sie bescheidene Rekonstrukteure. Sie wollen keine neuen Menschen schaffen, sondern sind's zufrieden, wenn das Knochen-Transplantat eine Lücke im Unterarm schließen kann, also die frühere Form wiederherstellt.

In anderen operativen Disziplinen hat der Blick durchs Mikroskop die chirurgische Technik gleichfalls verfeinert. So gelingt es Frauenärzten heute eher, das häufigste Hindernis auf dem Weg zur erwünschten Schwangerschaft zu beseitigen, nämlich nicht durchgängige Eileiter passierbar zu machen. Ebenso können unfruchtbare Männer auf die mikrochirurgische Öffnung verschlossener Samengänge hoffen, und Impotenten hilft mitunter ein neuer Blutanschluß der Penisarterien wieder auf. Das künstlich vergrößerte Operationsfeld erleichtert auch Eingriffe im Gehirn, wenn beispielsweise Durchblutungsengpässe mit einem Umgehungskreislauf behoben werden sollen. Bei Operation an den Wirbeln liegt der Erfolg oft buchstäblich auf des Messers Schneide. Ist das Knochengehäuse mit fortschreitendem Alter abgenutzt, können die Bandscheiben – eine Art Stoßdämpfer – vorfallen. Sie drücken dann auf das Rückenmark und die Nervenwurzeln, was für die Betroffenen überaus schmerzhaft ist und nicht selten zu Lähmungen führt. Erleichterung schafft die chirurgische Reparatur der Knochendeformation. Das gelingt unter dem Mikroskop wesentlich präziser als mit bloßem Auge – und der Operateur muß nicht befürchten, daß er versehentlich den Nerven zu nahe kommt.

Mit den fixen Aufschneidern, die bis ins 19. Jahrhundert die Operationsszene beherrschten, haben die geduldigen Präzisionsarbeiter hinter dem Mikroskop nichts mehr gemein. Solange die Patienten operative Eingriffe bei vollem Bewußtsein erdulden mußten, war der beste Chirurg derjenige, der das qualvolle Werk am schnellsten erledigte. Selbst robuste Routiniers, wie Sir Astley Cooper in London (1768–1841), gaben freilich zu, daß ihnen der Gedanke an die blutigen Opfer ihrer handgreiflichen Hilfeleistungen mitunter schlaflose Nächte und Übelkeit bereitete. Gleichwohl bescheinigte der Pariser Chirurg Alexis Boyer (1757–1833) seinem Metier in einem Lehrbuch, die Chirurgie scheine «den höchsten oder nahezu höchsten Grad der Vollkommenheit, deren sie überhaupt fähig ist, erreicht zu haben». Das war 1814 – mehr als 30 Jahre, bevor dem Zahnarzt William Thomas Green Morton (1819–1868) in Boston die erste Äther-Narkose gelang und der Wiener Frauenarzt Ignaz Philipp Semmelweis (1818–1865) die Keimfreiheit im Operationssaal einführte. Bis sich das Prinzip der Antisepsis durchsetzte, verging sogar noch mehr als ein halbes Jahrhundert. Erst 1867 verwendete der englische Chirurg Sir Joseph Lister (1827–1912) chemische Desinfektionsmittel zur Bekämpfung von Wundinfektionen. Solange aber straften Schmerzensschreie, Schmutz und Fäulnis Boyers gedruckte Lehre täglich Lügen. «Ein Mann, der sich auf den Operationstisch legt, hat mehr Chancen zu sterben als der englische Soldat auf dem Schlachtfeld von Waterloo.» Das harte Urteil stammt von dem Edinburgher Frauenarzt Sir James Simpson (1811–1870), der freilich mit der von ihm erfundenen Chloroform-Narkose ebenfalls vielen Patienten diese Chance gab, auch wenn sie keiner Wundinfektion erlagen. Doch dann, mit Asepsis und Antisepsis, begann das «Jahrhundert der Chirurgen», von Jürgen Thorwald milliionenfach dem Volk ans Herz und in den Bücherschrank gelegt, eine Epoche unaufhaltsamer Eroberungen, in der die Operateure Zug um Zug Neuland erschlossen, gleich «siegreichen Feldherren» – so die Medizinhistorikerin Esther Fischer-Homberger. Fast jede Etappe ist mit berühmten Männern markiert, die eine Lanze brachen für die Chirurgie, ein ebenso altes wie kunstvolles Handwerk, das der Sage nach Cheiron – halb Mensch, halb Tier und Lehrer des Heil-Gottes Äskulap – den Irdischen hinterließ. Der «Freund der Götter und Heroen», so berichtete Homer, war im Besitz einer todbringenden Lanze, aber auch von Kräutern, die Verletzungen heilen konnten.

Was Wunder, daß sich in der Erinnerung manchem Chirurgen das eigene Tun verklärt, daß hinter ihm wie in Hans Killians Weltbestseller «nur der Herrgott» steht. Längst vergessen ist, daß sich die gelehrten Ärzte bis ins 17. Jahrhundert zu fein waren, überhaupt ein Messer anzurühren. Das überließen sie den «Barbierchirurgen», die vielerorts den Henkern und Badern gleichgestellt waren. Auch als die ersten akademisch gebildeten Chirurgen in die Krankenhäuser einzogen, durften sie nur in der Regie der «reinen» Ärzte tätig werden. Die bestimmten, wo die Einschnitte zu machen seien. Allmählich begannen die Operateure zwar eine eigenständige Rolle zu spielen, doch blieb es zunächst bei stilisierten Selbstdarstellungen. Je gröber die Methoden, desto feiner der Habitus. Als Bernhard von Langenbeck (1810–1887) zum erstenmal die Berliner Charité betrat, um in der Rekordzeit von 37 Sekunden eine Schenkelamputation vorzuführen, erschien er nach Augenzeugenberichten «in Reitfrack, Manschetten, Lackstiefeln ...».

Indes war manches, was dann glänzte, durchaus Gold. Da ist zum Beispiel der Wiener Christian Theodor Billroth (1829–1894), der sich am Bauch einen Namen machte mit zwei verschiedenen Techniken der Magenentfernung. Oder der genialische Grobian Ferdinand Sauerbruch (1875 bis 1951), der den Weg bahnte für chirurgische Vorstöße in die Brusthöhle: Durch die 1904 erstmals verwendete Unterdruckkammer ließ sich das Zusammenfallen der Lunge verhindern – ein Effekt, der heute eleganter durch Überdruckbeatmung erreicht wird. Doch das von Sauerbruch erkannte Prinzip blieb gültig. Am Kopf tat sich der Amerikaner Harvey Cushing (1869–1939) hervor, ein smarter Virtuose, der die Sterblichkeit nach Gehirnoperationen drastisch senken konnte, weil er den Mut hatte, «langsam und sorgfältig» zu operieren. Auch das Herz, das bis zur Jahrhundertwende als unberührbar galt, ist längst, wie alle übrigen Organe, Gegenstand chirurgischer Kunstgriffe, von der Korrektur angeborener Mißbildungen bis zum Ersatz erkrankter Herzklappen und Gefäße – Manipulationen, die durch Verwendung der Herz-Lungen-Maschine möglich wurden.

Verfeinerte Techniken der Betäubung und Schmerzbekämpfung, Lokalanästhesie oder Dämmerschlaf durch Gabe von Psychopharmaka, neue Narkosemittel, intravenös oder per Inhalation zu verabreichen, mit künstlicher Beatmung, Unterkühlung oder kompletter Muskelerschlaffung kombiniert, dazu ein ständig ausgebautes Arsenal medizinischer Hilfsmittel zur Diagnostik vor und während eines Eingriffs, computergesteuerte Röntgengeräte, Ultraschall-Detektoren, Herzkatheter und radioaktiv markierte Substanzen, deren strahlende Spur im Körper verfolgt werden kann, Monitoren für die automatische Überwachung von Atmung und Kreislauf nach einer Operation, verbesserte Methoden der Blutstillung, Behandlung des Operationsschocks und, last, not least, Asepsis des chirurgischen Terrains sowie effektive Infektionsbekämpfung – all das hat den meisten Operationen heute ihre Schrecken genommen. So konnte sich das vormals rüde und riskante Handwerk der Chirurgie zu höchster Perfektion und Wirksamkeit entwickeln.

Die Erfolge mit Skalpell und spitzer Nadel verschafften der gesamten Heilkunde viel Renommee. Der Glanz der kühnen Taten strahlt auf jedes Krankenhaus, und selbst der alte Doktor auf dem Dorf hat scheinbar teil am Fortschritt,

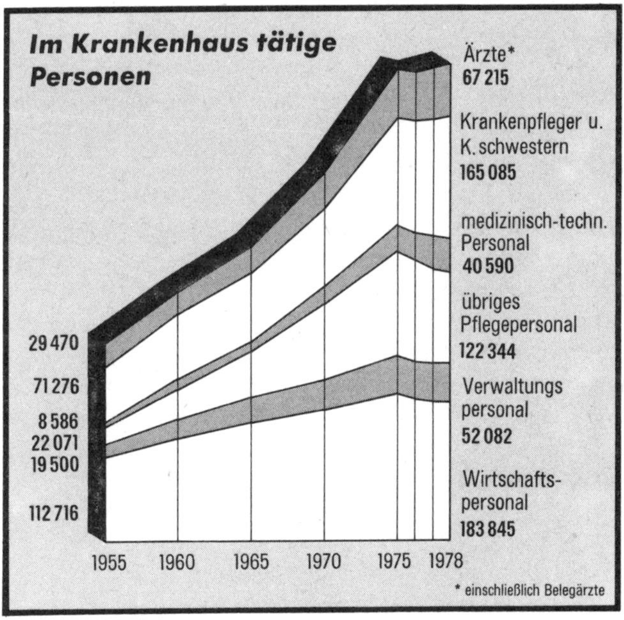

den die Chirurgie erzielt, mit sicherem Schnitt und sauberer Naht, mit neuer Technik, frischem Mut, im Schatten leuchtender Vorbilder oder als nie gesehener Stern am Firmament. Zwar trügt so mancher Schein auch hier, etwa das Südlicht Christiaan Barnard, das müden Herzen kräftigen Ersatz verhieß oder doch wenigstens Unterstützung durch ein Huckepack-Organ, notfalls auch vom Pavian. Die Wirklichkeit sieht bis auf weiteres anders aus. Mehr Menschen sterben Jahr für Jahr schon vor der Zeit, weil ihrem Herzen nicht mehr zu helfen ist. Doch unterhalb dieser Schwelle leistet die Chirurgie unbestritten Gutes und Nützliches, zumal wenn Cheirons Erben die Lanze nicht mit Mythen schmükken. Ihr Ahnherr hat, so überlieferte Homer, auf die Unsterblichkeit verzichtet – zugunsten des im Kaukasus gefesselten Prometheus, dem ein Adler immer wieder die nachwachsende Leber aushackte. Seitdem leuchtet der Stifter des alten Heil-Handwerks als Sternbild am Himmel, wohin ihn Göttervater Zeus versetzte. Indes gibt's auf der Erde noch genug zu tun. Großartig ist das meiste nicht, doch mißt man es daran, ob es den meisten hilft, schneiden die Chirurgen zweifellos gut ab. Sie können schmerzende Nieren-, Blasen- und Gallensteine, akut entzündete Wurmfortsätze oder zerklüftete Mandeln, wuchernde Kröpfe oder Vorsteherdrüsen, Krampfadern oder Blutgerinnsel entfernen, andererseits aber verstopfe Arterien, nicht mehr funktionsfähige Nieren oder abgenutzte Gelenke wenigstens vorübergehend ersetzen. Sie reparieren jedes Jahr Hunderttausende von gebrochenen und zersplitterten Knochen, mit Gips oder mit Stahlnägeln, Drahtschlingen, Schrauben, Metallplatten und anderem Zubehör der operativen Knochenvereinigung. Das alles – und es ist noch längst nicht alles – hat ohne Zweifel seinen Wert und wird ihn auch behalten, ob das Kunstherz oder der beliebige Organaustausch für jedermann eines Tages Wirklichkeit wird oder nicht.

Trotz blendender Technik und brillanter Taktik – was die Chirurgie vermag, wird letztlich immer mit der Hand vollbracht. Somit ist sie Inbegriff ärztlicher Behandlung. Wenn sie Hilfe und vielleicht auch Heilung verspricht, ist freilich das Kind oft schon in den sprichwörtlichen Brunnen gefallen. Das wissen Geburtshelfer und Kinderärzte seit langem, und ihrem Weitblick, auf Vorsorge konzentriert, ist es denn auch in erster Linie zuzuschreiben, wenn die Medizin insgesamt noch immer erfolgreich scheint. Daß sich die durchschnittliche Lebenserwartung seit der Jahrhundertwende nahezu verdoppelt hat, geht nämlich größtenteils auf das Konto der drastisch reduzierten Säuglingssterblichkeit. Von 1000 Kindern, die damals in Deutschland geboren wurden, erreichten 223 Knaben und 190 Mädchen nicht das erste Lebensjahr. 1975 betrug dagegen die Wahrscheinlichkeit, innerhalb des ersten Lebensjahres zu sterben, hierzulande nur noch 22 respektive 17 Promille. Und seitdem ist die Säuglingssterblichkeit weiter gesunken, wenngleich die Bundesrepublik beim statistischen Vergleich mit anderen Ländern immer noch schlecht dasteht.

Immerhin scheinen die deutsch-deutschen Differenzen, für die Bonner Gesundheitspolitiker ein besonderes Ärgernis, langsam zu verschwinden. Lag die DDR 1976 mit 14,0 Todesfällen je 1000 Lebendgeborene noch deutlich vor der Bundesrepublik (19,7), so hatten die Westdeutschen 1979 fast aufgeholt. Mit 13,5 Promille näherte sich die Säuglingssterblichkeit in der Bundesrepublik dem DDR-Resultat. Beiden deutschen Staaten weit voraus sind Holland (8,5) und Schweden (7,3), während die USA mit 13,0 Promille ihren Neugeborenen auch nicht mehr Glück versprechen können. Das gilt freilich, beruhigten die Verfasser einer Studie über die Säuglingssterblichkeit in New York City das amerikanische Ärzte-Gewissen, vor allem für Schwarze und Puertoricaner. Deren Kinder sterben auch bei vergleichbarer medizinischer Betreuung häufiger als weiße Babies. Die Gründe sind nur zwischen den Zeilen der Statistik zu lesen: Arbeitslosigkeit des Vaters, Mutter zum Zeitpunkt der Geburt unverheiratet oder alleinstehend, jünger als 20 oder älter als 35 Jahre; außerdem ist die Säuglingssterblichkeit um so höher, je niedriger der Bildungsgrad der Eltern ist und je mehr Kinder sich in solchen Familien einen Raum teilen müssen – im Klartext: je ärmer sie sind.

Der Hinweis auf soziale und ökonomische Faktoren entlastet auch Westdeutschlands Mediziner. Hierzulande bleibt nämlich die Teilnahme an Vorsorgeuntersuchungen immer noch dem Zufall überlassen, und der ist durchaus nicht blind, sondern trifft genau jene Frauen, die aufgrund ihres niedrigen sozialen Status und geringen Bildungsniveaus ein erhöhtes Risiko aufweisen, daß ihre Kinder vor der Zeit, daher meist zu leicht und wenig widerstandsfähig zur Welt kommen. Solche Frauen gehen während der Schwangerschaft selten oder gar nicht zum Arzt, so daß eventuell drohende Gefahren nicht rechtzeitig erkannt werden können. Je schlechter die medizinische Überwachung werdender Mütter ist, so zeigte jüngst eine Erhebung an 26 Münchner Kliniken, desto größer ist die Zahl der perinatal (kurz vor und innerhalb einer Woche nach der Geburt) gestorbenen Säuglinge. Was in neun Monaten versäumt wurde, kann in den Stunden der Entbindung nicht mehr wettgemacht werden. Auch die mit allen Errungenschaften der modernen Geburtshilfe bestückte Klinik vermag da wenig.

Doch die Ärzte scheuen keine Mühe und Mittel, um den neuen Erdenbürgern das Entree zu erleichtern. Manchmal tun sie allerdings, auch das deckte die Münchner Studie auf, des Guten zu viel: Wohl auch in der Hoffnung, den Kindern Pein und Nöte zu ersparen, greifen die Geburtshelfer immer häufiger zum Messer. 1977 wurden in München bereits 14 Prozent aller in der Klinik geborenen Kinder durch Kaiserschnitt entbunden, und der Trend ist steigend. Das nützt, so warnen Einsichtige, dem Baby nur bei bestimmten Lageanomalien, kann aber der Mutter gar nicht selten schaden. Immerhin: Die Kinderärzte bescheinigen den gynäkologischen Kollegen, daß die Ergebnisse ihrer Arbeit zunehmend besser werden. Die pädiatrischen Vorsorgeuntersuchungen, unmittelbar nach der Geburt und dann in regelmäßigen Abständen bis zum vierten Lebensjahr vorgesehen, fördern immer weniger körperliche und geistige Schäden zutage, die auf Pannen bei der Geburt zurückzuführen sind.

Nicht vermieden, sondern allenfalls nachträglich korrigiert werden können Irrtümer der Natur. Viele Mißbildungen, die früher den Betroffenen kaum Lebenschancen ließen, werden heute operativ behoben. Der Wolfsrachen zum Beispiel, ein offenes Gaumendach, läßt sich mit einer Prothese schließen, so daß die Kinder normal Nahrung aufnehmen und sprechen können. Ebenso werden heute angeborene Herzfehler, wie ein unvollständiger Verschluß der Scheidewand zwischen den beiden Kammern, chirurgisch behoben. Aus «blauen Babies» – so genannt wegen der ständigen Sauerstoffnot, die ihnen buchstäblich ins Gesicht geschrieben ist – werden rosige Säuglinge, die das Handikap ihrer Geburt bald überwunden haben.

Noch bessere Ergebnisse erhofft sich Professor Earl R. Owen, wenn die Löcher im Herz schon verschlossen werden, bevor das Kind den ersten Schrei ausstößt und die Lunge sich entfaltet. Eingriffe am Fetus, versicherte der Pionier der Mikrochirurgie, seien mit dieser Technik durchaus möglich. Bei Tieren gelang es jedenfalls, verschiedene Anomalien bereits im Mutterleib zu operieren, etwa Zwerchfellhernien. Diese Mißbildung kommt auch beim Menschen relativ häufig vor. Baucheingeweide, die durch den Bruchspalt in die Brusthöhle drängen, drücken auf Lunge und Herz. Das Neugeborene bekommt kaum Luft und stirbt meist kurz nach der Entbindung. In solchen Fällen könnte die mikrochirurgische Korrektur des Defekts vor der Geburt lebensrettend sein. Das diagnostische Instrumentarium, meint Owen, sei heute differenziert genug, um angeborene Mißbildungen schon im Uterus genau zu orten. Er verweist vor allem auf Ultraschall, wobei, im Gegensatz zur Röntgendiagnostik, kaum negative Auswirkungen auf die Kindesentwicklung zu befürchten seien.

Als weitgehend unschädlich für Mutter und Kind erwies sich auch die Entnahme von Fruchtwasser nach Punktion der Gebärmutter mit einer durch die Bauchdecke eingestochenen Nadel. Eine solche Amniozentese wird insbesondere empfohlen bei Schwangeren, die 35 Jahre oder älter sind. Denn ab diesem Alter nimmt die Gefahr angeborener Anomalien des Kindes ständig zu. Ob ein genetischer Defekt zu befürchten ist, läßt sich in vielen Fällen aus dem Fruchtwasser ablesen. Es enthält Zellen des Fetus, denen die Ärzte sozusagen die Kern-Frage stellen, indem sie mit geeigneten Färbetechniken die Chromosomen sichtbar machen. Jene fadenförmigen Bestandteile des Zellkerns, auf denen die Träger der Erbanlagen, die Gene, aufgereiht sind, weisen hinsichtlich Zahl und Form ein charakteristisches Muster auf. Abweichungen sind für die Mediziner, was Fingerabdrücke für die Kriminalisten bedeuten, haben sie doch inzwischen auch eine Art Verbrecherkartei angelegt. Bestimmte Chromosomen-Anomalien sind eindeutig überführt. Werden sie anläßlich der Fruchtwasseranalyse zwischen der 14. und 16. Schwangerschaftswoche nachgewiesen, müssen die Eltern mit einem mißgebildeten oder geistig behinderten Kind rechnen, können aber wenigstens mit ärztlicher Hilfe noch das Schlimmste verhüten – durch Abbruch der Schwangerschaft.

Rund vier Prozent der Neugeborenen, so schätzen die Experten, leiden an erblich bedingten Mängeln. Oft werden sie erst nach der Geburt erkannt, doch auch dann ist es nicht immer schon zu spät. So kennt man heute über 100 genetisch bedingte Stoffwechselstörungen, von denen jedoch die häufigsten so früh entdeckt werden können, daß sich die fatalen Folgen abwenden lassen. Kleine Ursachen haben bei diesen Erkrankungen große Wirkungen. In der Regel fallen nämlich nur bestimmte Enzyme aus, Eiweißkörper, deren griechischer Name (zu deutsch: Sauerteig) ihre Funktion verrät: Sie sind unentbehrlich für jene chemischen Vorgänge, die in ihrer Gesamtheit als Stoffwechsel bezeichnet werden. Fehlt zum Beispiel aufgrund eines Gen-Defektes ein solches Enzym, können gewisse Nahrungsstoffe, etwa die zum Aufbau von Eiweiß benötigten Aminosäuren, im Organismus nicht richtig «verarbeitet» werden. Im Fall der weitverbreiteten angeborenen Stoffwechselanomalie, der Phenylketonurie, betrifft der Defekt den Umbau der Aminosäure Phenylalanin zu Tyrosin. Sie häuft sich, zusammen mit der aus ihr gebildeten Phenylbrenztraubensäure, in Blut und Gewebe an, was den gesamten Stoffwechsel durcheinanderbringt und die körperliche wie geistige Entwicklung schwer beeinträchtigt. Wenn nichts geschieht, werden solche Kinder schwachsinnig bis hin zu völliger Idiotie. Indes kann man das Leiden – 1934 erstmals von dem norwegischen Arzt Asbjörn Fölling beschrieben und seitdem intensiv erforscht – heute mit einem einfachen Suchtest schon wenige Tage nach der Geburt diagnostizieren. Nach den bisherigen Erfahrungen findet man unter etwa 10000 Neugeborenen ein betroffenes Kind. Doch eine konsequente Diät mit speziellen Eiweiß-Präparaten, die wenig oder gar kein Phenylalanin enthalten, ermöglicht eine ungestörte Entwicklung. Dieses Beispiel hat inzwischen auch bei einigen anderen angeborenen Stoffwechselstörungen Schule gemacht – wie überhaupt die Kinderheilkunde noch am ehesten hält, was die Medizin verspricht.

Die Chronik dieses Faches präsentiert eine glänzende und, wie es scheint, nicht endende Serie von Erfolgen, die sich die Heilkunde insgesamt als Verdienst anrechnet, sind sie doch Ergebnis naturwissenschaftlicher Forschung, einer Forschung allerdings, die nie ihr Ziel aus den Augen verlor: die Menschen, die vor Qual und frühem Tod bewahrt werden sollen. Keine andere Disziplin der Medizin kann sich mit größerem Recht auf den berühmten englischen Physiologen Ernest Starling (1866–1927) berufen, der 1907 forderte: «Die biologische Rechtfertigung der Wissenschaft liegt in ihrer Nützlichkeit.» Und nützlich ist es in der Tat, was die Kinderärzte ihren Schützlingen mit auf den Lebensweg geben. Das fängt schon in der ersten Woche an, wenn gegen Tuberkulose geimpft wird. Zwar haben gerade bei dieser Erkrankung Hygiene und Ernährung mehr erreicht als jede Medizin, doch immer wieder, neuerdings sogar zunehmend häufiger, kommen Erkrankungen vor, so daß die Impfung dem einzelnen, den sie vor Ansteckung bewahrt, unbestreitbar Gutes tut, auch wenn's statistisch kaum zu messen ist.

Dagegen läßt sich mit Zahlen belegen, was der eingespritzte Schutz vor Diphtherie bewirkt. Zwar droht die Krankheit nach wie vor auszubrechen, wenn sich Hygiene und Ernährung verschlechtern – im Ersten und im Zweiten Weltkrieg erkrankten in Deutschland Hunderttausende, noch 1948, als die Westdeutschen mit 40 Mark ins Wirtschaftswunder aufbrachen, wurden 60000 Krankheitsfälle gemeldet. Doch hat die Impfung ungezählten Menschen das Leben gerettet: Während 1893, kurz nach Einführung der ersten Schutzimpfung durch Behring, noch 75000 Deutsche an Diphtherie sterben mußten, nahm die Zahl der Todesfälle in diesem Jahrhundert – und zwar trotz der Kriegsepidemien – so konstant ab, daß man die Gefahr vor wenigen Jahren ausgerottet glaubte. Vereinzelte erneute Diphtherie-Fälle in den siebziger Jahren mahnten indessen Experten zur Wachsamkeit.

Das gilt auch für die Kinderlähmung, die aus Europa fast verschwunden ist, seitdem die Polio-Schluckimpfung den Bürgern mit eingängigen Slogans schmackhaft gemacht wurde. Dadurch kann aber nur die Infektionskette durchbrochen werden: Wenn keiner mehr an Kinderlähmung erkrankt, weil der im Labor «gezähmte» Erreger, auf Würfelzucker möglichst vielen Menschen einverleibt, den Organismus zur Bildung von Abwehrstoffen anregt, kann sich auch niemand mehr anstecken. Indes kursiert das nicht domestizierte «Wildvirus» nach wie vor und kann, sobald der Impfschutz der Bevölkerung Lücken aufweist, der Krankheit wieder zum Durchbruch verhelfen. Aber auch Masern und Mumps haben die Kinderärzte in jüngster Zeit verstärkt den Kampf angesagt, seitdem sie erkennen mußten, daß diese Infektionen nicht bloß harmlose Kinderkrankheiten sind. Entzündungen der Lunge und des Hirns, letztere zum Teil mit tödlichem Ausgang, sind gefürchtete Komplikationen der Masern, und auch der Mumps-Erreger nistet sich nicht nur – als «Ziegenpeter» – in der Ohrspeicheldrüse ein, sondern kann auch Hirn und Hoden schädigen. Gegen diese beiden Infektionen ist nun ebenfalls ein Impfschutz möglich. Für Mädchen empfehlen die Experten zusätzlich die Immunisierung gegen Röteln, um Infektionen während der Schwangerschaft zu verhüten. Zwar malträtiert ein solcher Virus-Angriff die Mutter kaum, doch dem Kind in ihrem Leib setzt er oft ganz erheblich zu, vor allem in der frühen Phase der Entwicklung. Taubheit, grauer Star und andere Augenleiden, angeborene Herzfehler, Zahndefekte und geistige Behinderung können die Folge sein.

Daß sich das verhindern läßt, daß Bakterien, Viren, Parasiten, die großen Plagen früherer Zeit, weitgehend ihrer Schrecken beraubt wurden, daß Infektionen der Lunge und des Darms, einst die häufigsten Todesursachen im Kindesalter, nunmehr mit Antibiotika meist rasch und wirksam bekämpft werden können, ebenso vereiterte Mandeln, Ohren

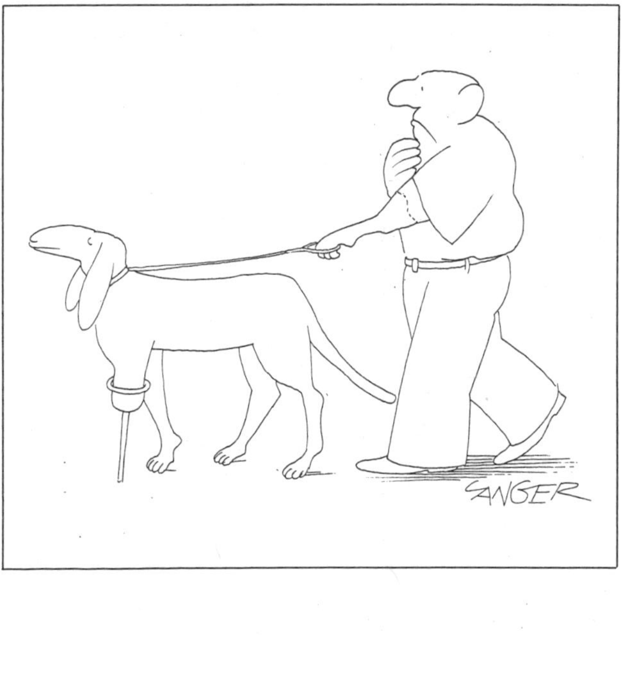

oder Wunden nicht mehr lange Schmerz bereiten müssen, daß vieles, was vormals Leben und Gesundheit akut bedrohte, der Vergangenheit angehört und daß auf diesem Sektor auch gegenwärtig noch und immer wieder Gutes und Großes geleistet wird, neuerdings zum Beispiel selbst nach dem Biß eines tollwütigen Tieres noch der sonst fast sichere Tod abzuwehren ist, daß also die Medizin, wenn sie bei ihrem naturwissenschaftlichen Leisten bleibt, durchaus nicht stagniert, daß die Ärzte, zumal die braven Handwerker unter ihnen, Chirurgen, Augendoktoren oder auch die vielgeschmähten Zahnärzte, daß sie auch in Zukunft vielen Menschen helfen werden – niemand will es bestreiten. «Kein Mensch», so präzisiert der amerikanische Professor Aaron Wildavsky, «behauptet, daß die Medizin zu nichts nütze sei, aber sie ist nicht für alles gut.»

3

«Nichts als biochemische Kosmetik»

Ärztliche Hilflosigkeit bei Herzinfarkt und Gefäßleiden

Für sich selbst hat Archibald Cochrane die Streitfrage längst entschieden: «Wenn ich einen Herzinfarkt erleide, möchte ich zu Hause behandelt werden.» Seit Jahren weist der englische Wissenschaftler jeden Gedanken an die Intensivstation einer Klinik weit von sich. No, Gentlemen, never. Für seine brüske Ablehnung der Hochleistungsmedizin kann der Schotte gute Gründe nennen. Nicht die oft bewitzelte Sparsamkeit seines Stammes brachte Cochrane zu der Einsicht, daß weniger mitunter mehr sein kann, sondern der Witz seiner Forschungsarbeit auf dem Gebiet der Epidemiologie. Bevor allerdings die «Lehre von dem, was über das Volk kommt» sein Beruf wurde, hatte er sich unter das Volk gemischt – als Mitglied der Internationalen Brigaden im spanischen Bürgerkrieg. Was er zunächst nur vom Leben lernte, begann er, nach Medizinstudium und internistischer Facharztausbildung, als Professor für Epidemiologie in Cardiff wissenschaftlich zu ergründen: daß die Verteilung von Krankheiten und deren Folgen in der Bevölkerung von sozialen, politischen und ökonomischen Faktoren bestimmt wird. Hatte er jedoch 1930 noch gefordert: «Alle wirksame Behandlung muß kostenlos sein», drehte er nach dem Krieg, als in Großbritannien der Nationale Gesundheitsdienst aufgebaut wurde, den Satz um: «Alle kostenlose Behandlung muß wirksam sein.»

Damals schon erkannte der junge Doktor, der in Wales unter den Bergarbeitern lebte, daß der Medizinbetrieb zwar notwendig und nützlich sein kann, aber nicht sich selbst überlassen werden darf. Weil sonst eine Inflation von Mitteln und Methoden drohe, bei denen weder Wirksamkeit (effectiveness) noch Wirkungsgrad (efficiency) erwiesen sei – zwei Begriffe, die Cochrane in einem bereits 1972 erschienenen, aber noch immer nicht ins Deutsche übersetzten Buch zum Maßstab ärztlichen Wirkens machte. Und der alte Herr, obwohl inzwischen emeritiert, fühlt sich an Herz und Hirn auch heute noch jung genug, um seinen Kollegen immer wieder die epidemiologische Gretchenfrage zu stellen, wie sie's mit dem Nachweis des Nutzens halten: ob ihr Tun überhaupt etwas taugt und in welchem Verhältnis der Aufwand zum erreichten Effekt steht.

Beantworten lassen sich derart brisante Fragen mit Hilfe eines Verfahrens, das der Medizinstatistiker Sir Austin Bradford Hill in London vor fast 30 Jahren entwickelt hat. Seitdem ist es in Fachkreisen als «randomized controlled clinical trial» berühmt und berüchtigt. Als ebenso wichtig und wertvoll wie die Entdeckung des Penicillins wurde es 1966 gewürdigt – von Sir Hedley Atkins, seines Zeichens Präsident des vornehmen Royal College of Surgeons, der britischen Chirurgen-Vereinigung. Doch angewandt wird es immer noch selten, jedenfalls hierzulande, wo es kaum Experten gibt, die etwas davon verstehen, dafür um so mehr vermeintliche Fachleute, die nichts davon wissen wollen – was freilich verständlich ist. Wann immer nämlich in einem kontrollierten klinischen Versuch neue oder scheinbar altbewährte Theorien und Praktiken der Heilkunde überprüft werden, kommt wenig Erfreuliches heraus. Dabei handelt der einzelne Arzt meist in dem guten Glauben, daß der Augenschein nicht trügt. Er vertraut, wie es Generationen von Künstlern im weißen Habit vorbildlich lehrten, dem «klinischen Blick». Der mag zwar aus Erfahrung gut sein, hat aber einen blinden Fleck: Der Doktor kann, wenn er mit einer Methode behandelt, nicht erkennen, ob eine andere nicht vielleich genauso oder sogar besser wirksam wäre. Je öfter er in ähnlichen Fällen die Behandlung wiederholt, ohne daß sie offensichtlich schadet, was ja schon als Erfolg imponiert, solange die Therapie sich nicht dem Vergleich stellen muß, und je mehr Ärzte, weil es die jeweils herrschende Lehre so will, in gleicher Weise handeln, desto weniger kommen Zweifel auf, ob es das Richtige ist.

Als in den sechziger Jahren allerorten Intensivstationen eingerichtet wurden, waren die Herzspezialisten überzeugt, daß dadurch vielen Infarktpatienten das Leben gerettet werde. In solchen Abteilungen kann alles, was die moderne Medizin an Technik und Therapie zu bieten hat, eingesetzt werden, um den drohenden Tod abzuwenden. Keine größere Klinik wollte auf die blitzenden Schauplätze des Fortschritts verzichten, schien es doch, als sei die Mühe nicht umsonst, als würden hier noch einmal heroische Siege errungen, als könnten die Niederlagen wettgemacht werden, welche die Medizin im Kampf gegen ein anschwellendes Heer von Herzkranken hatte einstecken müssen. Kaum einer, ob Patient, ob Arzt, der sich seinerzeit nicht blenden ließ vom Glanz des alten Aberglaubens an die Macht der Monitore, Medikamente und technischen Manipulationen.

Archibald Cochrane freilich, von Berufs wegen ungläubig, verlangte Beweise. Vertrauen sei gut, doch Kontrolle besser. Der Epidemiologe schlug vor, Infarktpatienten unter genau definierten Bedingungen entweder in der kardiologischen Intensivstation oder zu Hause zu behandeln. Um die Ergebnisse in einer solchen Studie vergleichen zu können, muß die Entscheidung darüber, ob ein Patient in die Klinik kommt oder daheim bleibt, dem Zufall überlassen sein. Nicht der Arzt befindet, wer auf welche Weise behandelt wird; die Zuteilung zu einer der beiden Gruppen erfolgt vielmehr blind, beispielsweise durch Losentscheid. Das Spiel mit dem Zufall (englisch: random), von den Statistikern «Randomisieren» genannt, soll der sonst in der Medizin üblichen Willkür, den «quasi theologischen Debatten» (Cochrane) um den Wert einer bestimmten Therapie, ein Ende bereiten. Im Fall der Intensivstation, erinnert sich der Professor, haben die Kardiologen die Überprüfung zunächst entrüstet abgelehnt. Ihr erster Einwand: Wenn es zu einem plötzlichen Herzstillstand komme, könne man im Krankenhaus sofort eingreifen. Zu Hause hingegen würde der Patient dieser Komplikation dann unweigerlich erliegen.

In der Tat gerät ein lädiertes Herz nicht selten aus dem Takt. Während es normalerweise in einem bestimmten Rhythmus das Blut in den Kreislauf pumpt, wobei es sich zusammenzieht, um dann zu erschlaffen, bis es erneut mit Blut gefüllt ist, schlagen beim sogenannten Kammerflimmern die einzelnen Muskelfasern gleichsam wild um sich, ohne daß die immer hastiger und unkontrollierter werdenden Schläge noch Blut in die Gefäße treiben können. Das Herz bleibt schlaff, zuckt nur noch an der Oberfläche, bis es schließlich völlig steht. Das läßt sich in vielen Fällen verhindern, indem man dem Herz einen kräftigen Stromstoß versetzt. Das hierfür benötigte Gerät, der Defibrillator, steht heute in jeder Klinik und auch im Notarztwagen bereit. Daß der Elektroschock dem bedrohten Herz – im Gegensatz zum Hirn – wieder neue Kräfte verleihen kann, bestritt Professor Cochrane keineswegs, gab aber zu bedenken, daß solche Rhythmusstörungen oft gar nicht erst auftreten würden, wenn man den Infarktpatienten in seiner gewohnten Umgebung lasse. Ohnehin von Todesangst geplagt, wird er im fremden Klinikmilieu zusätzlich beunruhigt durch die unpersönliche Perfektion der Technik, die den Kranken ständig damit konfrontiert, daß hier intensiv um sein Leben gerungen wird.

Dieser Stress, so argumentiert Cochrane, könnte durchaus erst provozieren, was dann mit großem Aufwand, wenn auch oft erfolgreich, bekämpft werde. Die Bilanz bleibe gleichwohl negativ. Dem hielten die Kardiologen, zweitens, entgegen: Seit Bestehen der Intensivstationen sei die akute Sterblichkeit an Herzinfarkt zurückgegangen. Auch das ließ der skeptische Epidemiologe nicht gelten. Da insgesamt wesentlich mehr Patienten im Krankenhaus behandelt würden, sei zu vermuten, daß immer häufiger auch solche in die Klinik kämen, die vergleichsweise gute Überlebenschancen hätten, während früher nur Schwerkranke eingewiesen worden seien. Das konnte Cochrane zwar ebenfalls nur vermuten, wollte sich aber gerne eines Besseren belehren lassen und hielt daher an seiner Forderung

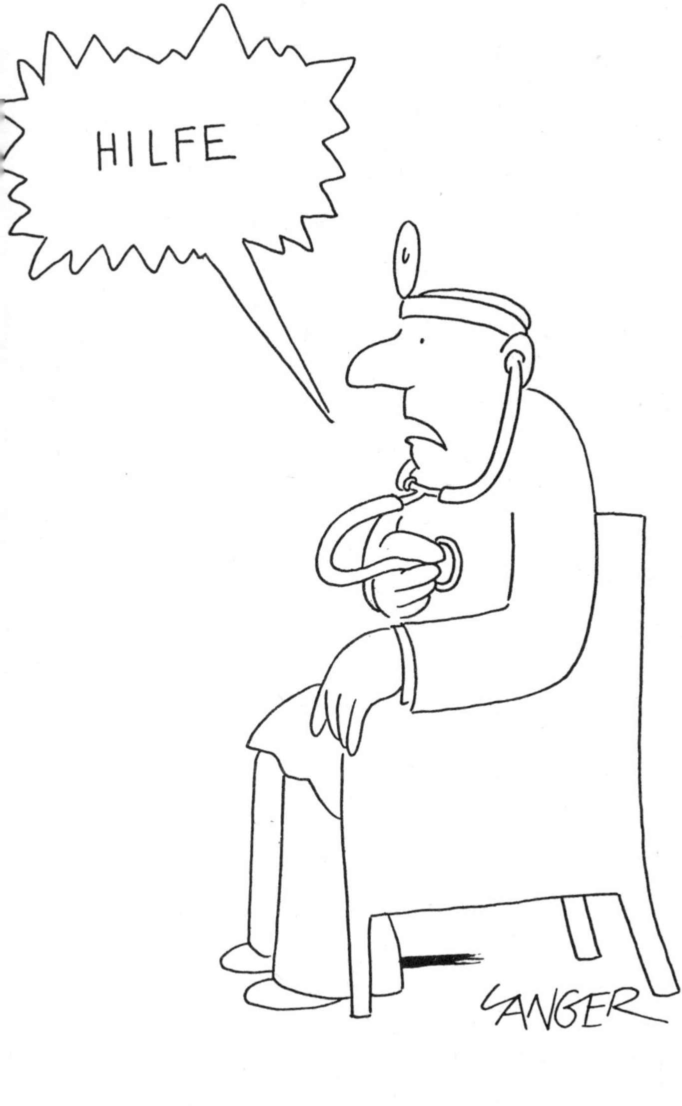
HILFE
SANGER

seiner Forderung fest, den Nutzen der klinischen Intensivbehandlung in einem kontrollierten Experiment zu testen.

Das eigens zu diesem Zweck in Großbritannien gegründete Ethik-Komitee stimmte dem Plan schließlich zu. Doch in der Hauptstadt von Südwales, wo Cochrane das epidemiologische Forschungsinstitut leitete, fürchteten die Kardiologen immer noch um die Moral. Ihre Kollegen in Bristol, nur etwa 60 Kilometer von Cardiff entfernt, hatten dagegen keine Bedenken. So begann unter der Leitung von H. G. Mather der überfällige Klärungsversuch. Die daran beteiligten Ärzte sollten, falls nicht bereits lebensbedrohliche Komplikationen vorlagen, die häusliche Versorgung aus familiären oder sozialen Gründen nicht möglich war oder der Kranke selbst auf einer Klinik-Einweisung bestand, die Patienten durch Ziehen eines Loses einer der beiden Behandlungsarten zuweisen. Alle drei Monate verlangte das unter dem Vorsitz von Lord Platt in London tagende Ethik-Komitee einen Bericht über den Verlauf des brisanten Versuchs. Im ersten Vierteljahr waren in der zu Hause behandelten Gruppe acht Patienten gestorben, dagegen hatten sich unter den in die Intensivstation eingewiesenen Kranken elf Todesfälle ereignet.

Bevor die Sitzung begann, vertauschte Cochrane («aus lauter Schabernack») die Zahlen und zeigte die gefälschten Ergebnisse einigen Kardiologen, die Mitglieder des ethischen «Überwachungsvereins» waren. Was dann geschah, schildert der Epidemiologe als abschreckendes Beispiel für die Betriebsblindheit vieler Ärzte. Es gab, so Cochrane, «einen Aufschrei der Entrüstung. Archi, Archi, wir wissen ja, daß Sie immer schon unethisch waren, aber dieser Versuch muß unverzüglich gestoppt werden, er ist nicht zu verantworten! Ich ließ sie eine Weile erregt diskutieren, es war ein wundervoller Spaß. Dann entschuldigte ich mich höflichst, ich hätte leider die Zahlen verwechselt. Nun zeigte ich ihnen, daß zu Hause weniger Infarktpatienten als in der Klinik gestorben waren und setzte hinzu: Ich hoffe, Sie stimmen mit mir überein, daß kardiologische Intensivstationen unethisch sind und sofort abgeschafft werden sollten ...»

Seitdem sind mehr als zehn Jahre vergangen. Doch die Klinikautoritäten und ihre gläubige Schülerschar unter den praktizierenden Ärzten wehren sich immer noch gegen die Einsicht, daß im letzten Akt des Dramas Herzinfarkt auch Starbesetzung, eindrucksvolles Bühnenbild und perfekte Regie die Medizin nicht mehr vor der Blamage retten. Denn das Publikum kann nunmehr hinter die Kulissen schauen: Der Versuch in Bristol wurde seinerzeit nicht abgebrochen, und sein Ergebnis ließ sich in zwei weiteren Experimenten bestätigen. Demnach steht fest, soweit in der Heilkunde überhaupt etwas mit einiger Sicherheit festzustellen ist: Intensivstationen haben für die meisten Infarktopfer keinen Nutzen, im fortgeschrittenen Alter könnten sie sogar eher Schaden stiften. Das ist, auch wenn es Nadeln in das sanfte Ruhekissen des guten Medizin-Gewissens steckt, mit harten Zahlen zu belegen. Von den Infarktpatienten, deren Behandlung im Raum Bristol zwischen 1966 und 1968 kontrolliert wurde, waren nach vier Wochen im Krankenhaus 14 Prozent, zu Hause hingegen 12 Prozent gestorben. Als man 330 Tage nach der Herz-Attacke erneut Bilanz zog, schnitt die Klinik mit 27 Prozent gegenüber 20 Prozent noch schlechter ab. Berücksichtigt man nur die Altersgruppe ab dem 60. Lebensjahr, so waren von den intensiv im Krankenhaus behandelten Patienten nach dieser Zeit 35 Prozent gestorben, daheim aber lediglich 23 Prozent.

Diese Resultate, 1976 publiziert, hat sich Professor Cochrane zu Herzen genommen, wobei ihn eine Untersuchung im Distrikt Teesside zusätzlich bestärkte. Dort waren während eines Jahres alle Patienten mit Verdacht auf Infarkt zentral gemeldet und von speziell geschulten Krankenschwestern besucht worden, die sämtliche zur Klärung des Verdachts notwendigen Befunde dokumentierten. Den praktizierenden Ärzten in dieser Gegend – etwa 150 konnten zur Mitarbeit gewonnen werden – hatte man nahegelegt, nicht bei jedem Infarktverdacht routinemäßig ins Krankenhaus einzuweisen, sondern die Vor- und Nachteile immer wieder neu abzuwägen. Erstaunlicherweise, berichtet Dr. Aubry Colling, der die «freiwillige Selbstkontrolle» der britischen Praktiker koordinierte, wurde ein Drittel der Infarktpatienten zu Hause behandelt. Die übrigen kamen ins Krankenhaus, davon die Hälfte auf die Intensivstation. In dieser Gruppe waren nach vier Wochen 13 Prozent gestorben, während die Heimbehandlung mit neun Prozent entschieden besser abschnitt. Von den Patienten, die unter gewöhnlichen Klinikbedingungen versorgt wurden, waren nach einem Monat gar 21 Prozent dem Infarkt erlegen. Die Unterschiede, so Colling, sind nur durch die Art der Behandlung zu erklären, denn die drei Gruppen waren in allen wesentlichen Kriterien vergleichbar.

Statt solche Untersuchungen zu bagatellisieren, mahnt der Generaldirektor der Weltgesundheitsorganisation, Dr. Halfdan Mahler, «sollten wir uns ernstlich fragen, ob da nicht einiges schiefliegt». Für Professor Cochrane und eine wachsende Zahl von ärztlichen Dissidenten ist das gar keine Frage mehr. Von seinem Entschluß, im Falle eines Herzinfarktes die Klinik strikt zu meiden, ließ sich der Epidemiologe jedenfalls nicht abbringen. Die Kritiker des von ihm angeregten Versuchs in Bristol konnten bislang keine überzeugenden Gegenbeweise vorlegen. Und was sie bemängelten, erwies sich als wenig stichhaltig. So wurde die Aussagekraft der Experimente vor allem deswegen angezweifelt, weil nur etwa ein Viertel der im Testzeitraum registrierten Infarktpatienten in die Studie einbezogen werden konnte. Die restlichen erfüllten nicht die von der Ethik-Kommission geforderten Kriterien. Daß die Ergebnisse dennoch repräsentativ sind, bekräftigte zwei Jahre später ein ähnliches Experiment in Nottingham. Dabei konnten immerhin 76 Prozent der gemeldeten Infarktkranken randomisiert werden. Einem verschlossenen Briefumschlag entnahmen die Ärzte Karten, die entweder «Klinik» oder «Heimbehandlung» anzeigten. In den ersten zehn Tagen schien die Intensivstation deutliche Vorteile zu bieten. Verglichen mit den zu Hause Behandelten starben während dieser Zeit in der Klinik weniger Patienten. Sechs Wochen nach dem Infarkt war jedoch kein nennenswerter Unterschied mehr festzustellen. Folgern die Kontrolleure im Fachblatt *The Lancet* (zu deutsch: Lanzette) messerscharf: Offenbar läßt sich der Infarkttod durch Intensivbehandlung um wenige Tage hinauszögern, jedoch nicht verhindern.

Wo immer «Archi» Cochrane solche Fakten präsentiert, ist ihm der Widerspruch seiner in Praxis und Klinik tätigen Kollegen gewiß. Begründet wird er, meist moralisch intoniert, mit der Verantwortung des Arztes, nichts unversucht zu lassen, was dem Patienten nützen könnte. Der «kategorische Konjunktiv» bestimmte auch die Absage, die dem Epidemiologen von der Creme der Münchner Herzspezialisten erteilt wurde. Die Isar-Metropole leistet sich seit sieben Jahren das «Deutsche Herzzentrum», eine Art Trainingsstätte des medizinisch-technischen Spitzensports, dessen Tagessatz doppelt so hoch ist wie die, auch nicht gerade kleinliche, Pauschale der Universitätskliniken. Ausgerechnet in dieser (bayrischen) Höhle des Löwen legte der britische Professor den Kardiologen seine Zweifel ans Herz. Obwohl er deutsch sprach, wollten ihn die Kliniker nicht verstehen. Die bisher vorliegenden Daten, befand Dr. Karl-Ludwig Froer, seien wissenschaftlich nicht stichhaltig genug, um von der in der Bundesrepublik gültigen Regel abzuweichen, daß jeder Patient mit begründetem Infarktverdacht unverzüglich in ein Krankenhaus eingewiesen werden müsse. Der Epidemiologe nahm's, wie ein Gentleman, gelassen hin. Er hoffe, so Cochrane im Juli 1978, daß ihn die deutschen Herzexperten bei seinem nächsten Besuch mit einem kontrollierten klinischen Versuch von ihrer Meinung überzeugen könnten. Indes ist das Gros der Mediziner hierzulande – noch mehr als anderswo – überzeugt, daß der wahre Gentleman klinische Versuche lieber nicht kontrolliert. Zu offensichtlich ist, daß die Ärzte, auch wenn sie alle technischen Spurthilfen nutzen, im Rennen um das Leben der Infarktpatienten meist zu spät kommen. Die Hälfte der Betroffenen, deren Herzmuskel in akute Durchblutungsnot gerät, ist nach vier Wochen tot. Die überwiegende Mehrheit dieser Patienten, nämlich 43 Prozent, stirbt aber bereits in den ersten drei Stunden. Das ergab die Studie im britischen Teesside. Das Heidelberger Infarkt-Register, seit zehn Jahren systematisch geführt, zeigt sogar, daß der Tod in 48 Prozent aller Fälle innerhalb einer Stunde eintritt. Hat also mit der Verstopfung der Blutzufuhr (lateinisch: infarcire = hineinstopfen) die Zerstörung des Herzmuskels erst einmal begonnen, kann die Medizin noch so rasch und intensiv Hilfe anbieten – viel Erfolg ist ihr nicht beschieden. Und selbst das wenige, was beispielsweise durch Rettungsmaßnahmen im Notarztwagen erreicht werden kann, bleibt fragwürdig. So schafften es US-Ärzte in Miami, daß bei Infarkt-Alarm innerhalb von durchschnittlich vier Minuten ein Notarztwagen am «Tatort» eintraf. Von 300 Patienten, deren Leben durch eine Störung des Herzrhythmus («Kammerflimmern») bedroht war, konnte 200 zunächst in der fahrbaren Intensivstation geholfen werden. Obwohl das Herz in diesen Fällen mit einem elektrischen Schlag wieder in Schwung gebracht wurde, erreichte nur die Hälfte der Kranken noch lebend das Krankenhaus. Und von den 100, die durch Defibrillation im Notarztwagen vor dem schnellen Herztod bewahrt wurden, starben mehr als die Hälfte später doch noch in der Klinik. Lediglich 42 Patienten konnten wieder entlassen werden, davon hatten allerdings 17 bleibende Hirnschäden, die sie zum Teil für den Rest des Lebens pflegebedürftig machten.

Die Forschung, notiert der Sozialmediziner Dr. Heinz-Harald Abholz, ist «in grotesker Weise auf Endpunktbehandlung» fixiert. Daß dabei nichts herauskommt, ist längst aktenkundig. Seit 1968 werden in der Bundesrepublik die Todesopfer, die der akute Herzmuskelinfarkt jährlich fordert, amtlich erfaßt. Innerhalb von zehn Jahren nahm die Zahl der Sterbefälle um ein Drittel zu. 1977 erhielt der stete Aufwärtstrend einen leichten Knick, der jedoch längst wieder ausgeglichen ist. Für 1979 weist die Statistik 81 111 Infarkt-

Tote aus – gegenüber dem Vorjahr erneut ein Anstieg um 2,5 Prozent. Das scheint nicht viel, doch muß man es am Aufwand messen, der Jahr für Jahr, mit kräftigen Zuwachsraten, getrieben wird, um zu verhindern, daß die Natur, das unbekannte Wesen, einen Punkt setzt hinter die Krankheitsgeschichte. Sie dauerte meist schon lange Zeit, bis sich ihr Ende ankündigt, vehement und oft fatal.

Da aber wesentliche Details dieser Geschichte bislang im dunkeln blieben, läßt sich die Katastrophe auch durch glänzend inszenierte Eingriffe in einem früheren Stadium der Herzgefäß-Erkrankung kaum aufhalten. Rund 30 Jahre, nachdem zum erstenmal Engpässe in der Durchblutung des Herzmuskels chirurgisch behoben wurden, erweisen sich auch hier die Erfolgsmeldungen größtenteils als verfrüht. Die «Bypass»-Operationen, bei denen über künstlich geschaffene Gefäßbrücken dem Herzmuskel zusätzlich Blut zugeführt wird, kommen in der Regel ebenfalls zu spät. Immerhin: Die heftigen Schmerzen – Folge des Sauerstoffmangels, den der Herzmuskel bei verengten Kranzgefäßen (Koronararterien) leiden muß – werden gelindert, die Anfälle von Angina pectoris* treten seltener und schwächer auf. Die Operation kann also insgesamt das Leben oft erleichtern, doch verlängern läßt es sich nur ausnahmsweise. Die Hoffnung, von den Herzchirurgen strahlenden Auges immer noch geschürt, schwand schon vor Jahren hin, als man die Therapieergebnisse mit Messer oder Medikamenten genau verglich: Etwa 600 Angina-pectoris-Kranke aus 13 US-Kliniken wurden nach dem Zufallsprinzip entweder koronarchirurgisch oder «konservativ», mit Pharmaka, behandelt. Nach einer durchschnittlichen Beobachtungszeit von dreieinhalb Jahren zogen die unabhängigen Kontrolleure Bilanz: Von den Patienten, deren Herzmuskel ein Bypass frisches Blut verschaffte, waren zwölf Prozent ihrem Leiden erlegen, von den Nicht-Operierten dagegen 13 Prozent.

* Angina pectoris – Engbrüstigkeit, heftiger Herzschmerz; von lat. angina = Enge und pectus = Brust.

Auch mit viel Aberglauben läßt sich daraus kein lebensrettender Effekt der Koronarchirurgie ablesen. Das gilt zumindest für die Mehrzahl der Patienten, die jedes Jahr unters Messer kommen. Allenfalls eine kleine Gruppe von Herzkranken, bei denen der Hauptast der linken Kranzarterie zu mehr als 70 Prozent verengt ist, profitiert von der aufwendigen Operation (Durchschnittskosten: 25000 Mark). Bei diesen Patienten könnte sich, wie die allerdings noch widersprüchlichen Ergebnisse amerikanischer Studien andeuten, die Überlebenschance durch den Eingriff verbessern lassen. Der nachweisbare Nutzen der Bypass-Operation betrifft jedoch höchstens zwölf Prozent der Gefäßverengungen, die Angina pectoris auslösen und zum Infarkt führen können.

Ähnlich ernüchternde Ergebnisse lieferte unlängst eine Vergleichsstudie mehrerer europäischer Herzzentren. Schon vor vier Jahren, als die Zwischenergebnisse der wissenschaftlichen Bestandsaufnahme im *New England Journal of Medicine* veröffentlicht wurden, beschlichen etliche Experten Zweifel, ob man sich den Luxus leisten könne, «eine Art medizinischen Industriezweig» um die Bypass-Operationen aufzubauen – so der Kommentar des renommierten Fachblatts. Seinerzeit erhielten jedes Jahr bereits 70000 US-Bürger einen neuen Blutanschluß im Herz, die Zahl der alljährlich an Angina pectoris erkrankenden Amerikaner wurde auf 100000 geschätzt. Sollte man sie wirklich alle operieren? Und konnte man es denn? Die entstehenden Kosten, so rechnete das *New England Journal of Medicine* seinen Lesern vor, würden «einige Milliarden Dollar im Jahr ausmachen, eine radikale Umschichtung der medizinischen Ausgaben wäre die Folge».

Die bundesdeutschen Herzchirurgen, die den Bypass-Eingriff relativ spät in ihr Programm aufgenommen haben, wollten sich durch solche Erwägungen freilich nicht abhalten lassen. Die derzeitige Jahresleistung von etwa 4000 Operationen soll möglichst zügig auf 15000 koronarchirurgische Eingriffe pro Jahr gesteigert werden. Professor Georg Rodewald von der Hamburger Uni-Klinik: «Ein weiterer Ausbau der Herzchirurgie ist unerläßlich.» Und Professor Martin Kaltenbach, Kardiologe in Frankfurt, klagte erst kürzlich wieder, es sei für die Betroffenen «völlig unzumutbar», wenn sie an bundesdeutschen Kliniken «mehrere Jahre auf eine Herzoperation warten müssen». Er vergaß auch nicht den Hinweis, daß ein Bypass «entscheidend helfen» könne. Als Vorstandsmitglied der 1979 gegründeten «Deutschen Herzstiftung» wirbt er um die «Unterstützung breiter Bevölkerungskreise». Die Stiftung («eine unabhängige, private Vereinigung») braucht natürlich Geld. Vom Staat, den Kommunen und Krankenkassen ist nicht mehr viel zu holen, obwohl die «Deutsche Gesellschaft für Thorax-, Herz- und Gefäßchirurgie» bereits im Februar 1976 vorsorglich verlauten ließ, es könne nachgewiesen werden, daß die Koronarchirurgie volkswirtschaftlich gesehen «wesentlich billiger ist als eine konservative Langzeittherapie mit Frühberentung und laufenden Kuren».

Kommentierte der Hannoveraner Sozialmediziner Professor Manfred Pflanz: «Da aber in der Bundesrepublik eine entsprechende randomisierte Langzeitstudie nicht vorliegt, wird dieser Nachweis noch auf sich warten lassen ...» Pflanz, einer der wenigen epidemiologisch geschulten Beobachter des medizinisch-industriellen Komplexes hierzulande, starb, erst 56jährig, im August 1980 an Krebs. Doch auch die Lebenden werden wohl vergeblich warten.

Denn jüngst verkündete Professor Denton Cooley vom Texas Heart Institute in Houston, einer der Weltstars der Herzchirurgie, die Ergebnisse der von seinem Team vorgenommenen Operationen seien der medikamentösen Therapie so haushoch überlegen, daß eine randomisierte Vergleichsstudie nicht mehr vertretbar sei. Nach zehn Jahren, so Cooley auf dem interamerikanischen Kardiologen-Kongreß in San Juan (Puerto Rico), leben von den Koronarkranken mit Bypass noch etwa 80 Prozent, «während in vergleichbaren klinischen Studien lediglich 40 Prozent der Patienten diese Zeit überleben». Der texanische Messerheld, der sich rühmt, unter seiner Leitung seien im vergangenen

Jahrzehnt annähernd 20000 Menschen mit einer Blutbrücke zwischen Hauptschlagader und Herzkranzarterien versorgt worden, mußte sich freilich ein Spiel mit falschen Zahlen vorhalten lassen. Professor Eugene Braunwald, Kardiologe an der Harvard Medical School in Boston, monierte, daß Cooley seine neuesten Operationsergebnisse mit den Resultaten der medikamentösen Therapie vor zehn Jahren verglichen habe. Inzwischen seien die Beta-Blocker eingeführt worden.

Unter ihrem Einfluß kann das Herz sparsamer mit seinen Kräften umgehen, der hohle Muskel benötigt weniger Sauerstoff, so daß er auch bei eingeschränkter Koronardurchblutung nicht so leicht in Not gerät. Der lebensverlängernde Effekt dieser Medikamente, den Braunwald vermutet, sei in den von Cooley herangezogenen Studien noch nicht erfaßt worden. Im übrigen könnten die meisten Herzchirurgen bei weitem nicht so gute Operationsergebnisse vorweisen, und auch in Texas sterben durchschnittlich 4,4 Prozent an dem Eingriff. Doch die Artisten im OP sind alles andere als ratlos. Im Herzzentrum von Buenos Aires will man künftig sogar schon einen Bypass anlegen, bevor Anfälle von Angina pectoris auftreten. Die Koronarangiographie, eine Röntgendarstellung der Koronargefäße nach Injektion eines Kontrastmittels, so argumentieren die schneidigen Operateure, decke nicht selten eine Mangeldurchblutung des Herzmuskels auf, obwohl der Patient selbst noch gar nichts davon wisse. Ginge es bei solchen Kontroversen nur um wissenschaftliche Lehrmeinungen – die Öffentlichkeit könnte das Ende der Debatten ohne Schrecken abwarten. Doch das Ärzteblatt *Medical Tribune* macht unmißverständlich klar: «Der Kampf um den asymptomatischen Koronarpatienten hat begonnen und wird manche überflüssige Koronarangiographie und Operation zur Folge haben.»

Ist also kein Ende der Schrecken abzusehen? Bleibt weiterhin der Weisheit letzter Schluß, daß ein Doktor kuriert, die Natur allein zu heilen vermag? Medicus curat, natura sanat?

Ein schwacher Trost fürs kranke Herz und den, der mit ihm leben will. Denn wenn es schmerzt und poltert in der Brust, erst nur beim Treppensteigen oder während schnellem Lauf, dann schon am Schreibtisch oder vor dem Fernsehschirm, wenn schließlich der Lebensstrom zum Herz ganz versiegt, hat die Natur ihr Werk vollbracht. Da bleibt dem Doktor nicht mehr viel zu tun.

Die Medizin tritt auf der Stelle, solange sie den Weg nicht kennt, der zum jähen Ende führt: Sei es, daß die koronare Blutbahn, von der das Herz sich nährt, im Lauf der Jahre unaufhaltsam enger wird, weil an den Wänden Fett und andere Substanzen sich zur Arteriosklerose häufen, sei es, daß die Kranzarterien, obwohl noch weit und unversehrt, auf einmal ein Krampf befällt, der dem Herzmuskel ebenfalls das Blut abschnürt. Niemand weiß, was die kritischen koronaren Ereignisse – Angina pectoris, Infarkt, plötzlicher Herztod – letztlich auslöst. Jeder darf etwas anderes vermuten, und wer ein ordentlicher Professor ist, kann alles beweisen mit scheinbar unumstößlichen Tatsachen, die jedoch der Kollege auf dem Lehrstuhl nebenan alsbald widerlegt. Der wissenschaftliche Fortschritt scheint hauptsächlich darin zu bestehen, daß die Forscher auf jeden Fall aber forsch von einer Theorie zur nächsten schreiten, wobei allerdings so mancher in der Eile übersieht, daß er bloß «mit neuen Schuhen auf einem alten Teppich weitergelatscht ist».

Die saloppe Kritik des US-Professors Sam Shuster zielt auf die klinische Forschung insgesamt, trifft aber gerade hier ins Herz. Nirgends ist das Versagen so offensichtlich wie auf dem Gebiet der koronaren Herzkrankheiten und anderer Gefäßleiden. Deren rasante Zunahme nach dem Zweiten Weltkrieg wuchs den Heilkundigen buchstäblich über den Kopf. Eben noch war die medizinische Wissenschaft mit Penicillin und anderen Antibiotika zu neuen Siegen aufgebrochen, doch nun wurde sie mit einer Epidemie konfrontiert, gegen die das konventionelle Waffenarsenal der Seuchenbekämpfung nichts ausrichten konnte. Keine Erreger ließen sich ausfindig machen, keine faßbaren Ursachen, die das

Massensterben bewirkten, folglich auch keine effektiven Strategien, um dem millionenfachen Gefäßverschleiß Einhalt zu gebieten.

Das schien sich erst zu ändern, als vor etwa zwanzig Jahren neue Geschütze aufgefahren wurden. Sie richten sich nicht mehr gegen einzelne «Feinde», die unmittelbar an den Folgen ihrer Angriffe zu erkennen sind, sondern nehmen Verdächtige aller Art ins Visier, um sie schon außer Gefecht zu setzen, bevor sie Schaden anrichten können. 1957 wurden die möglichen Ziele künftiger Gesundheitsverteidigung beim Namen genannt. In einem Bericht über die Häufigkeit koronarer Herzkrankheiten unter der Bevölkerung von Framingham tauchte erstmals der Begriff «Risikofaktor» auf. Die damals 30- bis 62jährigen Bürger dieser Kleinstadt im US-Staat Massachusetts nahmen seit 1949 an einer Art wissenschaftlicher Notstandsübung teil. Obwohl größtenteils noch gesund und munter, ließen sie sich auf Herz und Nieren untersuchen, gaben auch Lebensgewohnheiten sowie Alter, Geschlecht, Rasse und eine Menge sonstiger Daten zu Protokoll. Die rund 5000 Teilnehmer verpflichteten sich außerdem, alle zwei Jahre zur Kontrolle zu kommen. Im Ernstfall, wenn Schmerzen in der Brust Gefahr signalisierten, oder die Katastrophe, der Infarkt, nicht mehr aufzuhalten war, konnten die Wissenschaftler prüfen, ob zwischen diesen Ereignissen und den zuvor erhobenen Merkmalen ein Zusammenhang besteht – in der Hoffnung, dem «Gegner» künftig durch gezielte Präventivschläge zuvorzukommen. Für die Medizin-Strategen, bislang hilflos in der Defensive, mußte der Gedanke in der Tat verlockend sein: Hatte man die «Risiken» erst einmal identifiziert, brauchte man sie nur noch mit geeigneten Maßnahmen auszuschalten, um die Bevölkerung vor Krankheit und Tod zu schützen.

Ob allerdings die «Faktoren», die durch solche Langzeitbeobachtungen ermittelt werden, wirklich etwas tun, ob sie also die Ursache der später in Erscheinung tretenden Leiden sind oder ebenfalls nur Auswirkungen anderer Einflüsse, die sich auch dem epidemiologisch erweiterten Blick der medizinischen Forschung entziehen, das ist bis heute ungewiß. Immerhin hat die Weltgesundheitsorganisation mittlerweile an die 40 verschiedene Risikofaktoren benannt – ein Puzzle, das die Geduld der Experten überfordert. Wen wundert's, daß sie immer wieder einzelne Teile herausgreifen, in denen sie bereits die Umrisse des Ganzen zu sehen meinen.

Das Ausmaß der drohenden Gefahr wird mit statistischen Methoden geschätzt. Doch das Gesetz der großen Zahl muß für den einzelnen nicht gültig sein. Daß die Wahrscheinlichkeitsrechnung aufgeht, läßt sich nur hoffen – oder fürchten, je nachdem, ob man als Wissenschaftler die Richtigkeit seiner Theorie beweisen will oder als Betroffener mit seinem Leben dafür einstehen muß. Im ersten Fall ist es ärgerlich, im zweiten tröstlich, daß ein Risiko allein noch lange keine Krankheit macht, und auch ein ganzes Bündel solcher Faktoren führt nicht zwangsläufig zum frühen Tod. Stets gibt es in einer Bevölkerung gar nicht wenige Individuen, die ein hohes Alter erreichen, obwohl sie den gleichen Gefährdungen ausgesetzt sind wie andere, die vorzeitig auf der Strecke bleiben. Ebenso passen etliche Menschen, die ohne erkennbares Risiko «plötzlich und unerwartet» den Herztod sterben, nicht in dieses Konzept. Trotz der vielen dunklen Stellen war dieser Ansatz für die Medizin gleichwohl ein Lichtblick, schienen doch die Risikofaktoren erstmals zu erhellen, was im verborgenen geschieht. Nunmehr glaubten die Ärzte, die finsteren Absichten der «Killer» schon durchschauen zu können, bevor die Angriffe auf Herz und Hirn erfolgen. Mit der Framingham-Studie begann eine neue Phase des medizinischen Wettrüstens.

Daß schleichende Gefäßveränderungen, dem aufgeklärten Zeitgenossen zumeist unter der volkstümlichen Bezeichnung «Arterienverkalkung» bekannt, der gemeinsame Nenner der zahlreichen Herz- und Kreislaufleiden seien, galt seit Jahrzehnten als Fundament des offiziellen Lehrgebäudes. Vor allem der Heidelberger Professor Gotthard Schettler, lange Zeit «Internisten-Papst», propagierte die griffige

Lehre. Demnach soll zuviel und vor allem das falsche Fett in der Ernährung die wichtigste Ursache der Arteriosklerose sein, die den Verschluß der das Herz ernährenden Arterien bewirke. Einige Jahre später mußten sich Schettler und seine Mannen allerdings von gestandenen Experten sagen lassen, daß diese «Koronarthrombosen sicher teilweise die Folge, nicht die Ursache eines Infarktes sind» – so der sozialmedizinisch engagierte Physiologie-Professor Hans Schaefer.

Ob nun zuerst Henne oder Ei – auch schlichten Gemütern hätte auffallen müssen, daß die Arterienverkalkung, die angeblich dem Herztod stets vorausgeht, keine Errungenschaft der Neuzeit ist. Bei 3500 Jahre alten ägyptischen Mumien fand man die gleichen Veränderungen, die als Wegbereiter der Infarkt-Epidemie seit Kriegsende angeschuldigt wurden. Auch aus der Renaissance ist das treffende Bild überliefert, das sich Leonardo da Vinci vor 500 Jahren vom Zustand der Adern eines Kindes im Vergleich zu den Gefäßen eines Greises machte. Letztere charakterisierte der italienische Künstler und Naturforscher als «verdickt, geschrumpft, verdorrt». Dem hatten die forschenden Mediziner auch in den folgenden Jahrhunderten nicht viel hinzuzufügen. Auf den Begriff Arteriosklerose gebracht wurde die «Zunahme der Dicke und Härte der Arterienwandungen» von dem Straßburger Frauenarzt Johann Friedrich Lobstein (1777–1838). Rudolf Virchow (1821–1902), Begründer der «Cellularpathologie», verwendete als erster den Ausdruck Herzinfarkt in seiner heutigen Bedeutung, die eine Gefäßverstopfung nahelegt. Schon damals stritten sich freilich die Gelehrten darüber, wie die Entartung der Arterienwand zustande kommt. Während für Virchow das Übel mit einer Verletzung der Gefäßinnenhaut begann, die Entzündung und Zellwucherung auslöse, worauf sich dann schließlich Fibrin ablagere, war dieser, bei der Blutgerinnung entstehende Faserstoff für den Wiener Pathologen Karl von Rokitanski (1804–1878) der Initiator des Zerstörungswerks. Aus Leipzig kam dann 1904 die Kunde, daß dabei Fett die Hauptrolle spielen könnte. Der dort lehrende Pathologe Felix Marchand (1846–1928) bezeichnete die Vorgänge als «Atherosklerose», wobei sich an der Innenschicht der Arterienwand ein fettiger Nekrosebrei*, Atherom genannt, bilde. Im angelsächsischen Schrifttum wird fast nur der in Sachsen geprägte Begriff verwendet. Wenn ihn ein deutschsprechender Wissenschaftler der neutralen Bezeichnung Arteriosklerose vorzieht, gibt er sich damit als Anhänger der «Lipid-Theorie» zu erkennen. An ihr mag, was die Deutung der Arteriosklerose-Entstehung betrifft, manches richtig sein. Wird jedoch die Annahme, daß zuviel Fett im Blut den Arterien stets und mehr als alles andere schade, zum Dogma erhoben, sind Zweifel angezeigt. Das ist nämlich höchstens die halbe Wahrheit. Als ganze Lügen erwiesen sich jedenfalls die praktischen Konsequenzen, die viele ihrer Propagandisten aus der Lipid-Theorie ziehen wollten.

Unbestritten ist, was der Biochemiker Adolf Windaus bereits 1910 entdeckte: In den arteriosklerotischen Ausbuchtungen der Gefäßwand ist der Gehalt an Lipiden** bis auf etwa das Vierfache vermehrt, was hauptsächlich durch Einlagerung von Cholesterin zustande kommt. Die Struktur dieses «einwertigen, ungesättigten, sekundären Alkohols» glaubte Windaus in den zwanziger Jahren zusammen mit seinem Kollegen Heinrich Wieland aufgeklärt zu haben. Dafür erhielten beide den Nobelpreis – der war echt, die Formel war falsch. Inzwischen weiß man's besser: Cholesterin hat ein Kohlenstoffgerüst, vergleichbar einer Bienenwabe, welches vielfältige chemische Reaktionen ermöglicht. Die Substanz ist beteiligt an der Bildung wichtiger Hormone in der Nebennierenrinde und in den Keimdrüsen sowie einer Vorstufe des Vitamin D. Auf das Cholesterin-Gerüst greift der

* Nekrose = örtlicher Gewebstod; von griechisch: nekros = tot.

** Lipide, griechisch: lipos = Fett. Dazu werden heute auch die früher Lipoide genannten fettähnlichen Substanzen gerechnet, zum Beispiel Cholesterin. Gemeinsam ist allen Fettstoffen, daß sie in Wasser unlöslich sind.

menschliche Organismus außerdem beim Aufbau der Gallensäuren zurück. So wurde der perlweiße, wachsartige Stoff, den ein Engländer 1788 beschrieben hatte, von einem Franzosen 1815 auf den griechischen Namen getauft: «Chole» bedeutet «Galle», die zweite Silbe verweist auf Fett («stear»). Cholesterin ist darüber hinaus Bestandteil jeder Körperzelle, deren äußere Grenzfläche, die «Membran», ohne dieses Fett nicht auskommt. 500 bis 1000 Milligramm Cholesterin bildet der Körper täglich selbst, vor allem in der Leber.

Da sich aber der offenbar unentbehrliche Stoff in sichtlich gefährlichen Gefäßveränderungen anhäuft, geriet er in Verdacht, der Schurke zu sein, den es zum Tatort treibt. Die Spurensicherung begann, wie es seit langem wissenschaftlicher Brauch ist, mit Tierversuchen. Meerschweinchen, Hamster, Ratten, Kaninchen, Hühner, Hunde – vom Affen bis zum Zwergschwein blieb keine Spezies verschont, die im Dienst des Menschen ihr Dasein fristet. Auch Tiere, die gewöhnlich kaum Cholesterin zu sich nehmen, mußten solche Mengen davon fressen, daß ihr Blut mit diesem Fett überschwemmt wurde und etliches an der Gefäßwand hängenblieb. In zahlreichen Labors wurde mit viel Mühe einigen Millionen Tieren etwas angefüttert, was ähnlich wie die Arteriosklerose des Menschen aussah. Um dem Volk den Appetit zu verderben, es gar zu bewegen, auf alles zu verzichten, was reichlich Cholesterin enthält – von Eigelb, Butter, Käse bis zu Krabben, Leber oder Steak –, hätte der warnende Hinweis auf die zu Tod gemästeten Labortiere schwerlich ausgereicht.

Eindringlicher waren die Schreckensmeldungen aus Framingham und anderen Orten, wo sogenannte «Feldstudien» unternommen wurden. Dort erkrankten keine Versuchskaninchen an den Folgen eng und brüchig gewordener Schlagadern, sondern «Menschen wie du und ich». Daß das langandauernde Leiden wie das rasche Sterben die Strafe zu fetten Lebens sei, wurde dem Volk fortan immer wieder gepredigt. Und es klang ja auch alles sehr plausibel, war mit Zahlen zu belegen, Schaubilder führten es vor Augen: Mit der Cholesterin-Konzentration im Blut nimmt die Gefahr für Herz und Kreislauf ständig zu. Je höher der Spiegel dieses Fettes ansteigt, desto größer ist die Wahrscheinlichkeit, vorzeitig an den Komplikationen arteriosklerotischen Gefäßruins zu sterben. Das galt nicht nur für einzelne Bevölkerungsgruppen, die sich von der Medizin den Spiegel vorhalten ließen. Der zuerst in Framingham aufgedeckte Zusammenhang blieb auch beim multinationalen Vergleich bestehen: In den Vereinigten Staaten, in Australien oder Nordeuropa pendelte der statistisch ermittelte Normbereich für Cholesterin zwischen 220 und 280 Milligramm je 100 Milliliter Blutserum, in einigen Mittelmeerländern, im Orient und in Südamerika fand man dagegen Mittelwerte zwischen 130 und 160. Dort gehen im Durchschnitt nur etwa 20 Prozent der Todesursachen auf das Konto der Herz- und Kreislauferkrankungen, während in den «cholesterinreichen» Ländern, wozu auch die Bundesrepublik gerechnet wird, inzwischen fast die Hälfte der Menschen in vergleichbaren Altersgruppen den Gefäßleiden erliegt.

Die statistische Übersicht läßt freilich nicht viel mehr erkennen als ein Luftbild jener Kontinente. Doch die Wissenschaft, heilfroh, überhaupt etwas zu sehen, was Anhaltspunkte bot, um die Ausbreitung der neuen Seuche in den Industrienationen zu erklären, wollte sich nicht mit Einzelheiten aufhalten. Das Gros der Arteriosklerose-Forscher, in deren Schatten die Infarkt-Bekämpfer schon zu Taten schritten, begnügte sich mit dem flüchtigen Blick in die Kochtöpfe. Dabei wurde entdeckt, was jede Hausfrau wußte: Seit Kriegsende hatte der Fettverzehr der Deutschen stark zugenommen. Da sich im selben Zeitraum auch der Anteil der Todesfälle infolge koronarer Herzkrankheit mehr als verdoppelt hatte, diese aber von der herrschenden Lehre der Arteriosklerose zugeschrieben wurde, die ihrerseits von zuviel Cholesterin im Blut herrühren sollte, schien sich der Kreis zu schließen.

Daß es ein Kurzschluß war, hätten bei genauerem Hinsehen auch die Propagandisten der «Lipid-Theorie» erkennen müssen. Denn, so bewies der Frankfurter Biochemie-Professor Harald Förster anhand des allgemein zugänglichen «Statistischen Jahrbuchs», «der Pro-Kopf-Verbrauch an Butter und Schlachtfett ist während der letzten hundert Jahre annähernd gleich geblieben, wesentlich erhöht hat sich der Verbrauch an pflanzlichen Ölen und insbesondere der Margarinekonsum». Man könne also «ohne weiteres», merkt Förster an, die gleichzeitige Zunahme der sogenannten Zivilisationskrankheiten auf den «sehr stark erhöhten Verbrauch an pflanzlichen Ölen zurückführen». Wenn einem das aber nicht «in ein künstlich geschaffenes Weltbild» passe, könne man natürlich auch folgern, daß der Anstieg der Wohlstandsleiden ohne den vermehrten Konsum an pflanzlichen Ölen «noch viel stärker ausgefallen wäre».

Was Förster für «unsinnig» hält, gab zwei Jahrzehnte lang so manchem Forscherleben erst den rechten Sinn. Professoren aller Länder hatten sich vereint stark gemacht für «ungesättigte Fettsäuren», die vornehmlich in Pflanzenölen vorkommen. Gebe man ihnen den Vorzug gegenüber tierischen Fetten, so versprachen Wissenschaft und Werbung in herzlichem Einvernehmen, könne das Infarktrisiko vermindert werden. Das hänge nämlich in erster Linie vom Cholesterinspiegel ab, den ungesättigte Fettsäuren senkten, tierische Produkte wegen ihres hohen Anteils an «gesättigten Fettsäuren» dagegen in lebensgefährliche Höhen trieben. Dem eigenen Herzen und der Volksgesundheit zuliebe, so hatte sich der Wohlstandsbürger sagen lassen, müsse man auf Butter, Schweineschmalz und Gänsefett möglichst verzichten, auch Eier oder Leberwurst und was das liebe Vieh dem Menschen sonst noch von seinem Fett abgibt – von Übel sei es allemal und mache «böses» Blut mit zuviel Cholesterin. Das gab der Münchner Professor Nepomuk Zöllner, ehedem Präsident der «Deutschen Gesellschaft für Ernährung», als «festen Stand des Wissens» aus. Und sein Heidelberger Kollege Gotthard Schettler mahnte jahrelang, nur durch eine «gesunde Ernährung» sei der Arteriosklerose sowie ihren häufigsten Folgen, Herzinfarkt und Schlaganfall, Paroli zu bieten. «Das erste und wichtigste Mittel dazu», lehrte der Lipid-Theoretiker (Medizinerspott: «Fettler»), «ist eine an Polyensäuren reiche Diät» – sprich: Margarine und das «richtige» Öl. Wie solche Diät-Produkte beschaffen sein müssen, damit sie «von höchstem Wert für Ihre Gesundheit» sind, hatte der multinationale Konzern Unilever (der mehr als 60 Prozent des bundesdeutschen Margarine-Marktes beherrscht) mit einem Werbeaufwand von 100 Millionen Mark den Verbrauchern und den Ärzten schmackhaft gemacht. Vor allem «becel» wurde angepriesen, als sei diese «rein pflanzliche Margarine» nicht bloß ein schlichtes Nahrungsmittel, sondern eigentlich ein Heilmittel, «weil sie über 50 Prozent mehrfach ungesättigte Fettsäuren (Linolsäure) enthält». Margarine-Fans wissen natürlich, warum der diskret in Klammer gesetzte Name für Qualität bürgt: Linolsäure ist für Ratten «essentiell», soll heißen: unentbehrlich. Fehlt sie im Futter, erkranken die Tiere unter charakteristischen Mangelerscheinungen.

Wahrscheinlich sind auch Menschen darauf angewiesen, daß diese mehrfach ungesättigte Fettsäure mit der Nahrung zugeführt wird, aber höchstens in den ersten Lebensmonaten. Danach verfügt der Körper über ausreichende Reserven, so daß ein Mangel nicht zu befürchten ist, zumal die üblichen Lebensmittel, darunter auch Schweinefleisch, reichlich Linolsäure enthalten. Für die Margarine-Werber ist die Substanz dennoch «essentiell». Denn «damit», so wird der Kundschaft suggeriert, «kann becel einen erhöhten Cholesterinspiegel senken». Diese Behauptung, früher jeder Packung aufgedruckt, darf zumindest den Schweizern nicht mehr vorgesetzt werden. Das Eidgenössische Gesundheitsamt läßt seit September 1979 nur noch das vage Versprechen zu, daß die «unentbehrlichen» Diäterzeugnisse den «Fett-Stoffwechsel günstig» beeinflussen oder «den Blutfettgehalt regulieren helfen».

Papier ist geduldig. Doch Geduld wird auch jenen abverlangt, die dem Glanz der bunten Bilder und Broschüren schon immer mißtrauten. Wer sich nicht abspeisen lassen wollte mit der Volksausgabe der Lipid-Theorie, dem von prominenten Ärzten Unilever sozusagen in den Mund gelegten Werbespruch «Margarine ist gesund», wer nach wissenschaftlichen Beweisen fragte, der wartet seit zwanzig Jahren vergeblich. Wie auch immer die Experten es anstellten, ob mit der cholesterinsenkenden Diät schon früh begonnen wurde, ob erst nach einem Infarkt der Anteil ungesättigter Fettsäuren in der Ernährung erhöht wurde – die Sterblichkeit an koronarer Herzkrankheit ließ sich dadurch nicht beeinflussen. Von den Studien zur primären Prävention, wobei Herzgesunde in den USA, in Norwegen und in Finnland vorsorglich ihre Ernährung im Sinne der Lipid-Theorie umstellten, hält überhaupt nur eine wissenschaftlichen Ansprüchen stand. Dabei waren die beiden Gruppen, weil ordentlich randomisiert, tatsächlich vergleichbar. Doch nach durchschnittlich acht Jahren waren von den Versuchsteilnehmern, die vorschriftsmäßig mehr Margarine und Pflanzenöl konsumiert hatten, nicht weniger an Infarkt gestorben als in der Kontrollgruppe, die ihre «ungesunden» Eßgewohnheiten beibehalten hatte.

Noch häufiger wurden diätetische Maßnahmen bei Patienten erprobt, die bereits an Angina pectoris litten oder einen Infarkt überstanden hatten. Vier von sieben solcher Studien weisen zwar einen Erfolg der Sekundärprävention aus: In der Diät-Gruppe traten weniger Todesfälle auf. Aber nur einer dieser Versuche war methodisch einwandfrei, und dabei blieb der günstige Effekt auf eine kleine Gruppe relativ junger Patienten beschränkt. Vier weitere Studien endeten wie das Hornberger Schießen: Mit und ohne cholesterinsenkende Kost erlagen jeweils gleich viele Patienten einer koronaren Herzkrankheit.

Solange eindeutige Beweise fehlen, warnte unlängst ein Professoren-Trio von der Universität Düsseldorf in der *Deutschen Medizinischen Wochenschrift*, sollte in der Bevölkerung nicht mit «einer simplifizierenden diätetischen Empfehlung» die Suggestion erzeugt werden, dadurch ließe sich die Lebenserwartung verbessern. Die erfreuliche Abnahme der Infarktsterblichkeit, die in den USA seit 1968, in anderen Ländern neuerdings ebenfalls registriert wird («die Bundesrepublik ist davon allerdings leider ausgenommen»), kann nach Ansicht der Düsseldorfer keineswegs als Beleg für die «Diät-Serumcholesterin-Herz-Theorie» gelten. Beispielsweise sei es auch in der Schweiz, wo man sogar eine Zunahme des Fettkonsums festgestellt habe, «zu einer massiven Senkung der kardiovaskulären Mortalität gekommen».

Für die Mehrzahl der Ärzte geht es freilich bei der Frage «Butter oder Margarine» nicht um Sein oder Nichtsein. In der praktizierten Medizin liegen Medikamente allemal näher als Ratschläge zur Ernährung. Selbst wenn der Doktor sich auf diesem Gebiet auskennen würde, was seine Ausbildung keineswegs vorsieht, bleibt im Krankenschein-Akkord kaum Zeit für solche Ermahnungen. Er überläßt das Feld bereitwillig der einschlägigen Werbung, die sich geschickt als wissenschaftlich fundierte Aufklärung tarnt, mit Gratisschriften aller Art den Ärzten Zeit und Mühe spart. Untätig wollen die Doktoren indes nicht bleiben. So greifen sie, ist die vermeintliche Gefahr erst mal erkannt, zu einem Mittel, das sie bannen soll. Seit Jahren offeriert die Pharma-Industrie ein Potpourri von bunten Pillen, die erhöhte Blutfettspiegel reduzieren. So viele Namen die «Lipidsenker» haben, so wenig unterscheiden sie sich hinsichtlich Wirkstoff und Effekt. Die meisten der auf diesem Markt abgesetzten Packungen enthalten ohnehin dasselbe, nämlich «Clofibrat», ein billiges Abfallprodukt der Phenolherstellung, das allein in der Bundesrepublik unter 36 verschiedenen Bezeichnungen vertrieben wurde und 1978 einen Jahresumsatz von 110 Millionen Mark erzielte.

Daß die Chemikalie bei weitem nicht so «gut» ist, wie Nepomuk Zöllner und viele andere Cholesterin-Bekämpfer unermüdlich behaupteten, war längst offenbar, als Ende 1978 die Ergebnisse einer von der Weltgesundheitsorganisation (WHO) in Auftrag gegebenen Langzeitstudie bekanntwurden. Einige Jahre zuvor hatten andere Forscher schon vergeblich den Nachweis versucht, daß Clofibrat im «Rüstzeug zur Vorbeugung von Infarkten» (Zöllner) nicht fehlen darf. Dieses erste Experiment einer medikamentösen Primärprävention war methodisch völlig unzulänglich. Zwei britische Studien, in der Anlage korrekt, bescheinigten zwar dem Lipidsenker, daß er die Sterblichkeit nach überstandenem Infarkt gegenüber einer unbehandelten Kontrollgruppe von Koronarkranken vermindern könne. Der Effekt war aber unabhängig von der Senkung des Cholesterinspiegels. Kurz darauf meldeten zwei sorgfältig kontrollierte Recherchen in den USA dagegen Fehlanzeige: Obwohl der Blutfettspiegel der Infarktpatienten durch die Clofibrat-Einnahme auf Werte gedrückt wurde, die als weniger riskant gelten, änderte sich an der allgemeinen Sterblichkeit nichts, auch erneute Infarkte waren nicht seltener aufgetreten als bei den Patienten, die ein Scheinmedikament (Placebo) bekommen hatten. Da weder die Versuchsteilnehmer noch die Ärzte wußten, wer nur zum Schein behandelt wurde, war sichergestellt, daß die Behandlungsergebnisse nicht durch bewußte oder unbewußte Zuordnung weniger gefährdeter Patienten zur Clofibrat-Gruppe verfälscht wurden. Ein solcher «Doppelblindversuch» ist das einzige bislang bekannte Verfahren, das leidlich zuverlässige Aussagen über den Wert einer Therapie ermöglicht. Der Nutzen einer diätetischen oder medikamentösen Cholesterinsenkung im Hinblick auf die Infarkt-Verhütung ließ sich damit nicht beweisen.

Das bestätigte die WHO-Studie, an der in drei europäischen Ländern rund 15000 Männer im Alter zwischen 30 und 59 Jahren teilnahmen. Die enormen Fallzahlen waren notwendig, um glaubhaft zu machen, daß die angestrebte Reduktion der Cholesterinwerte um 15 Prozent die Infarkt-Rate um 30 Prozent senken kann. Zu dieser kühnen Hoffnung schien die statistische Risikokalkulation zu berechtigen. Daß sie sich nicht erfüllt, ist nunmehr sicher – geradezu todsicher. Denn: Von den Männern, deren Cholesterinspiegel mit Clofibrat gesenkt wurde, starben ebenso viele an Infarkt wie in der Vergleichsgruppe, in der die zu Beginn ähnlich hohen Blutfettspiegel nicht behandelt wurden. Diese Männer bekamen lediglich Placebos: äußerlich identische Kapseln mit Olivenöl. Daß sie bei der Randomisierung keine Nieten gezogen hatten, zeigte sich, als man am Ende der Beobachtungszeit die Gesamtsterblichkeit beider Gruppen verglich: Ohne Behandlung waren 127 Todesfälle aufgetreten, mit cholesterinsenkender Medikation dagegen 162. Die Differenz ging vor allem auf das Konto von Erkrankungen der Leber, der Galle und des Darms, einschließlich Krebs.

Das Ergebnis veranlaßte die britische Ärztezeitschrift *The Lancet* zu dem sarkastischen Kommentar: «Therapie gelungen – Patient tot.» Für das Bundesgesundheitsamt in Berlin bestand der «begründete Verdacht», daß Clofibrat bei bestimmungsgemäßem Gebrauch schädliche Wirkungen entfalten könne, «die über ein nach den Erkenntnissen der medizinischen Wissenschaft vertretbares Maß hinausgehen». Das daraufhin ausgesprochene Verbot ging allerdings den Herstellern entschieden zu weit. Unter ihrem Druck mußte das Verdikt im Sommer 1979 teilweise revidiert werden. Immerhin wurde das Anwendungsgebiet für die wieder zugelassenen Clofibrat-Präparate begrenzt. Amtlich vorgeschriebene Warnhinweise auf den «Waschzetteln» verhindern überdies, daß die Firmen das Image ihrer «bewährten» Lipidsenker erneut auf Hochglanz polieren. Schließlich machten die WHO-Prüfer im August 1980 die letzte Hoffnung zunichte, der Verdacht gegen den seit langem umstrittenen Wirkstoff sei voreilige Schwarzmalerei gewesen. Als man vier Jahre nach Abschluß der Studie noch einmal nachforschte, wobei das Schicksal von 99,8 Prozent der Teilnehmer definitiv geklärt werden konnte, stellte sich heraus: Der Trend zum früheren Tod hielt an. «In der mit Clofibrat behandelten Gruppe starben 25 Prozent mehr Menschen als in der Vergleichsgruppe, deren hoher Blutfettspiegel unbehandelt blieb.» Eine einleuchtende Erklärung für dieses Ergebnis konnten die Forscher in ihrem Abschlußbericht nicht präsentieren. Aber der Schatten, der auf Clofibrat fiel, ist nicht zu übersehen. Für die Hersteller solcher Produkte, scheint es, sind die fetten Jahre nun vorbei. Der Kampf um die Blutfette geht freilich weiter. Er wird mit anderen Mitteln geführt, das Ziel ist gleichgeblieben.

Immer noch glauben viele Ärzte, von der Industrie beraten, daß die Adern nicht so schnell ihr Fett abkriegen, wenn früh genug die richtigen Pillen geschluckt werden. Die Pharma-Werber versäumen zwar selten den einschränkenden Hinweis «... wenn Diät allein nicht ausreicht», denn ihre besten Freunde unter den medizinischen Meinungsmachern sind die ärgsten Cholesterin-Feinde, die dem Volk auch auf den Teller schauen. Den Umsatz der einschlägigen Arzneien schmälert das freilich nicht. Als beispielsweise der Berliner Professor Wolfgang Schwartzkopff nach dem vorübergehenden Clofibrat-Verbot die medikamentöse Alternativ-Szene sichtete, forderte er einerseits «als wichtigste Maßnahme» gegen erhöhte Blutfette «die konsequente Verminderung des Körpergewichts zum Idealgewicht hin», gab aber andererseits zu, daß die dazu nötige «drastische Einschränkung der Kalorien ... oft nur schwer von den Patienten durchgehalten wird».

Was der Stoffwechsel-Experte beklagte, werteten ein Jahr später andere Experten als Zeichen eines gesunden Instinktes. Daß das Idealgewicht durchaus nicht immer ideal ist, wurde ausgerechnet mit den Daten der Framingham-Studie belegt, jener amerikanischen Langzeit-Beobachtung einer repräsentativen Bevölkerungsgruppe, die auch den wissenschaftlichen Dauerbrenner «Risikofaktoren» gezündet hatte. Solche Risiken, lehrten die US-Experten und ihre deutschen Nachbeter jahrelang, nehmen mit steigendem Körpergewicht zu, folglich müsse, wer reich an Pfunden sei, auch früher sterben als die Dünnen, die in der Regel arm an Risikofaktoren seien. Das Idealgewicht, daran schien seit einer Studie mehrerer US-Versicherungsgesellschaften aus dem Jahr 1959 nicht zu zweifeln, entsprach einer Kilogramm-Zahl, errechnet aus der Körperlänge in Zentimeter minus 100 und bei Männern nochmals minus 10 Prozent, bei Frauen gar minus 15 Prozent. Nach dieser Formel durfte ein 1,75 Meter großer Mann nicht mehr als 67,5 Kilogramm auf die Waage bringen. Wenn er gar noch unter der Idealnorm blieb, bescheinigte ihm die Wissenschaft höchste Lebenschancen. Nun aber zeigte das Rechenexempel an insgesamt etwa 5000 Männern und Frauen der Framingham-Studie, daß Dünnsein keineswegs vor frühem Sterben schützt. Eher deutete sich das Gegenteil an: Aus der Gruppe der Idealgewichtigen waren innerhalb von 24 Jahren mehr Menschen gestorben als aus der Gruppe der mäßig Übergewichtigen. Auch die Deutsche Gesellschaft für Ernährung, bislang stramm auf Magerkeit (und Margarine) bedacht, hat nun keine Bedenken mehr, wenn das bisherige «Normalgewicht» (Körpergröße minus 100) um 10 bis 20 Prozent überschritten wird. Die «klassischen» Risikofaktoren der koronaren Herzkrankheit, von denen insbesondere zu hohe Werte für Cholesterin, Blutdruck und Blutzucker auch schon bei mäßiger Körperfülle gehäuft vorkommen sollen, scheinen demnach doch nicht ins Gewicht zu fallen. Im 1979 erschienenen vierten Band der «Atherosklerose»-Bibel des Springer-Verlags (der mit dem gleichnamigen Pressekonzern nichts zu tun hat) wird vom Mit-Herausgeber Gotthard Schettler noch einmal vor der Zunahme koronarer Risikofaktoren mit steigendem Körpergewicht gewarnt. Erwiesen ist aber, daß die «ideale» Figur mit einer geringeren Lebenserwartung einhergeht als mäßiges Übergewicht. Die Molligen sterben nicht nur insgesamt später, sondern erliegen auch seltener als die Hageren einem Herz- oder Kreislaufleiden.

Die Dicken freut's, die Dünnen reut's, und reumütig müßten auch die medizinischen Fasten-Prediger bekennen, daß sie es sich leichtgemacht haben. Nicht jeder, der ein paar Pfunde mehr auf den Rippen hat, als den Doktoren nach dem jeweiligen Stand ihrer wankelmütigen Wissenschaft lieb ist, muß deswegen mit einem Bein schon im Krankenstand sein oder gar am Rand des Grabes stehen.

Vorspiegelung falscher Tatsachen war auch das meiste, was in den vergangenen zwei Jahrzehnten über die Bedrohung von Herz und Gefäßen durch vermehrte Blutfette verbreitet wurde. Mit Ausnahme extrem hoher Werte, die fast nur bei erblich bedingten Störungen des Fettstoffwechsels vorkommen, können die Ärzte nicht wissen, was hinter dem üblicherweise gemessenen Lipidspiegel steckt. Daß Cholesterin im Blut nicht gleich Cholesterin ist, sondern in verschiedenen Verbindungen im Plasma* transportiert wird, von denen nur ein Teil in der Gefäßwand Schaden anrichten kann, während andere eher den gegenteiligen Effekt haben, nämlich den *Abtransport* des Fetts aus dem Gewebe fördern, daß also die bisher gebräuchlichen Testverfahren viel zu grob waren, um aufgrund der Ergebnisse ein mögliches Risiko abzuschätzen – das alles hätte seit mehr als dreißig Jahren allgemein bekannt sein können. Denn bereits 1949 zerlegte die Forschergruppe um John W. Gofman am Donner Laboratory in Kalifornien die Blutfette in ihre wesentlichen Bestandteile, und bald darauf entdeckte man auch, welche davon die unerwünschte Speicherung von Cholesterin begünstigen.

Lipide sind kaum wasserlöslich. Sie würden folglich – wie Fettaugen – im Blutplasma oben schwimmen, kämen ihnen nicht bestimmte Eiweißstoffe (Proteine) zu Hilfe. Diese binden die Lipide und machen sie dadurch transportfähig. Die so entstehenden Komplexe aus Fett und Eiweiß werden Lipoproteine genannt. Sie wurden von den kalifornischen Wissenschaftlern in vier Gruppen eingeteilt, die sich dadurch ergeben, daß Fett eine geringere Dichte als Wasser hat, das spezifische Gewicht von Eiweiß dagegen höher ist. Die «Chylomikronen», im Darm gebildet, schleppen das Nahrungsfett über die Lymphbahnen ins Blut. Sie bestehen zu 99 Prozent aus Fett, sind also leichter als Wasser. Aus der Leber stammen die «Very-low-density-lipoproteins» (abge-

* Plasma, der flüssige Teil des Blutes.

kürzt: VLDL). Sie haben einen höheren Proteinanteil (ca. 10 Prozent), gemessen an den beiden anderen Fetteiweißstoffen des Blutes ist ihre Dichte jedoch immer noch sehr gering. Aus ihnen entstehen die eigentlichen Bösewichte; die «Low-density-lipoproteins» (LDL). Ihr Eiweißgehalt beträgt etwa 20 Prozent; gegenüber ihrer Vorstufe, den VLDL, hat sich der Cholesteringehalt dieser Partikel drastisch erhöht und macht mehr als die Hälfte des in dieser Verbindung transportierten Fetts aus. Dagegen weisen die «High-density-lipoproteins» (HDL) insgesamt wenig Fett auf, das nur zu 18 Prozent aus Cholesterin besteht.

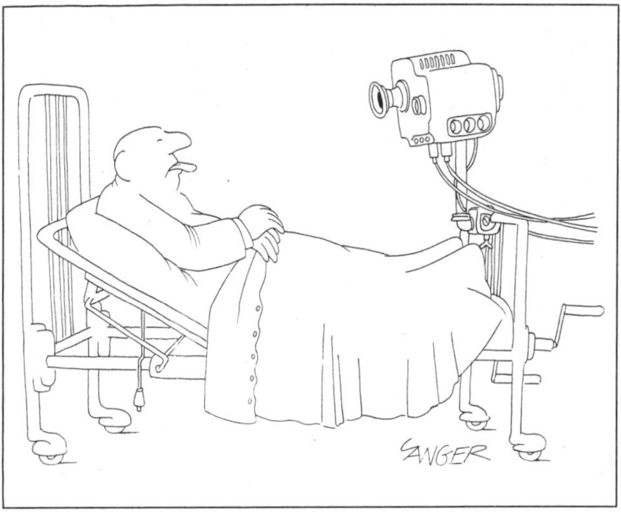

Infolge des großen Eiweißanteils haben diese Partikel eine hohe Dichte. Sie sind vermutlich – ganz genau weiß man auch das noch nicht – Kontrahenten der LDL, die ihre Cholesterinlast in den Muskelzellen der Gefäßwand abladen. Das scheinen die HDL bis zu einem gewissen Grad verhindern zu können. Vor allem aber schaffen sie überschüssiges Cholesterin aus dem Gewebe fort und über die Blutbahnen zurück zur Leber, wo es mit der Galle ausgeschieden wird. Schon 1951 hatten US-Wissenschaftler beobachtet, daß Patienten mit arteriosklerotischen Erkrankungen der Herzkranzgefäße oft Mangel an diesen Lipoproteinen leiden. Da ihr Cholesteringehalt, verglichen mit dem der «schädlichen» LDL, gering ist, fällt dieses Defizit kaum auf, wenn man nur die Gesamtkonzentration der Blutfette bestimmt. Das war jedoch wesentlich einfacher als die überaus langwierige und kostspielige Lipoprotein-Analyse. Außerdem brauchte man für die damals begonnenen Langzeit-Beobachtungen großer Bevölkerungsgruppen, etwa in Framingham, einen möglichst schnellen und billigen Test, um die Lipidspiegel regelmäßig kontrollieren zu können. Schließlich schienen die Ergebnisse auch zu beweisen, daß mit der Höhe des Cholesterinspiegels die Gefahr arteriosklerotischer Gefäßveränderungen und ihrer Folgen zunimmt. Und weil damit die komplizierten Vorgänge, die zum Ruin der Adern führen, auf eine simple Formel gebracht werden konnten, begnügte man sich im medizinischen Routinebetrieb weiterhin mit dem verschwommenen Bild, das die Gesamtkonzentration des Cholesterins im Blut ergibt. So wurde übersehen, daß vier verschiedene Lipoproteine mit sehr unterschiedlichem Cholesteringehalt zu diesem Wert beitragen, zwei der Fetteiweißstoffe im Blut zudem gegensätzliche Wirkungen haben. Die vielen Fehlerquellen vereinigten sich zum statistischen Datenfluß, aus dem der Verdacht gegen Cholesterin geschöpft wurde. Ordentliche Professoren kanalisierten die Flut zur geradlinigen Ursache-Wirkungs-Lehre, die den Vorzug scheinbar heilsamer Konsequenz hatte: Man konnte jederzeit und beliebig oft die Probe aufs Exempel machen. Wurde der Cholesterinspiegel durch Diät oder Tabletten gesenkt, schien die Gefahr gebannt. Die «Lipid-Theorie», anspruchslos wie ein Schlager, ging um die Welt.

Einer ihrer lautesten Sänger, der Pastorensohn Gotthard Schettler, hätte allerdings die Mißtöne heraushören können. Bevor er in der Margarine-«Forschung» den Ton angab, verdiente er sich wissenschaftliche Sporen bei der Erforschung jener Trägerstoffe, die Cholesterin im Blut transportieren. Mitte der fünfziger Jahre experimentierte Schettler mit einem Verfahren zur genauen Bestimmung der einzelnen Lipoproteine. Es beruht auf der mehr oder weniger starken Oberflächenladung des jeweiligen Eiweißanteils. Im elektrischen Gleichstromfeld zwischen zwei Elektroden wandern die Lipoproteine daher mit unterschiedlicher Geschwindigkeit vom negativen zum positiven Pol. Dabei spielt auch die Größe der einzelnen Verbindungen eine Rolle, doch da die kleinsten Partikel, die HDL, auch das meiste negativ geladene Eiweiß enthalten, haben sie die Nase vorn. Mit diesem Verfahren, in der Labormedizin als Elektrophorese bekannt, können die im Blut kreisenden Lipoproteine getrennt werden, um die Menge der einzelnen Fraktionen und ihr Verhältnis zueinander zu bestimmen. Das war freilich lange Zeit ein mühseliges Geschäft. Schettler ließ jedenfalls bald die Finger davon. Dick mit Margarine bestrichen, war das Brot der Wissenschaft gleich weniger hart.

Immerhin gingen aus seiner Heidelberger Schule auch Mediziner hervor, die sorgfältig das biochemische Mosaik der Lipoproteine studierten, ohne bei jedem kleinen Fortschritt zu behaupten, sie hätten nun den Stein der Weisen gefunden. Unter der Leitung von Professor Dietrich Seidel, der inzwischen von Heidelberg nach Göttingen wechselte, wurde in den letzten Jahren die Elektrophorese zu einem handlichen Testsystem weiterentwickelt. Es ermöglicht nun auch in der Arztpraxis differenzierte Aussagen, ob das im Blut kreisende Cholesterin zur LDL-Armee der «Aggressoren» gehört oder ob das Fett mit Hilfe der HDL-Schutztruppe bereits auf dem Rückzug ist. Seidel warnt aber davor, die Rolle der «guten» Lipoproteine überzubewerten. Diese Tendenz bestehe im Augenblick, «wenigstens in unserem Land». Gefahr drohe den Arterien vermutlich erst, wenn die Angreifer eine bestimmte Anzahl überschreiten. Welche Schäden sie anrichten, hänge dann sicherlich auch von der Schlagkraft der Verteidiger ab. Mithin muß man stets die Stärke beider Seiten genau kennen, um das empfindliche «Gleichgewicht des Schreckens» nicht zu stören.

So waren unmittelbar vor dem vorübergehenden Verbot der Clofibrat-Präparate in der Bundesrepublik zwei neue «Lipidsenker» auf den Markt gekommen: Bezafibrat («Cedur») und Fenofibrat («Lipanthyl»). Obwohl sie nahe verwandt mit dem damaligen «Untersuchungshäftling» sind, nutzten die Hersteller ihre Freiheit, um flugs die Lücke zu füllen, die durch den Verkaufsstopp der Konkurrenzprodukte entstanden war. Dabei schmückten sie sich mit den scheinbar neuen Zauberformeln der Lipoprotein-Forschung, hielten nämlich den «Nachfolgepräparaten» zugute, sie könnten nicht nur die Lipidspiegel im Blut senken, sondern die Weichen im Stoffwechsel so stellen, daß weniger Fett in der Gefäßwand abgelagert wird. Tatsächlich erhöhen diese Wirkstoffe bis zu einem gewissen Grad die Konzentration der HDL. Das kann aber bei normalem Ausgangswert der LDL mit einer unerwünschten Vermehrung dieser Fraktion einhergehen. Ob dann der «physiologische Schutzfaktor HDL», den die Werbung für «Cedur» in höchsten Tönen preist, noch viel bewirken kann, bezweifeln kritische Experten. Am Ende ist wohl auch die Therapie mit solchen Mitteln «nicht mehr als biochemische Kosmetik» (so der Ernährungswissenschaftler Professor Hans Glatzel). Doch das «Margarine-Institut für eine gesunde Ernährung» will gleichfalls von der Tendenzwende profitieren. Anzeigen in Ärztezeitschriften verbreiten «die neuen Akzente in der Fettdiskussion». Zwar habe man über «die Rolle des Schutzfaktors HDL noch keine letzte Sicherheit», doch unbestritten sei, daß eine «fettmodifizierte Ernährung» zur Verminderung der cholesterinreichen LDL beitragen könne.

Viele Köche verderben auch hier den Brei. Die Anhänger der verschiedensten Theorien, und es gibt deren unzählige, bestimmen nun die einzelnen Lipoprotein-Fraktionen, um Beweise für ihre Behauptungen zu sammeln – nach dem Märchenmotto: die «guten» ins Töpfchen, die «schlechten» ins Kröpfchen. Zum Beispiel: Zwar ist keineswegs bewiesen, daß der Jogger wirklich seinem Herzinfarkt davonläuft. Doch die Propagandisten des täglichen Trabpensums können neuerdings zumindest Indizien präsentieren. Wer regelmäßig rennt, darf auf höhere HDL-Spiegel hoffen. Mäßiger Alkoholgenuß tut's freilich auch. Ebenso die «Pille», der andererseits bescheinigt wurde, daß sie Herz und Kreislauf der Frauen bedroht. Schlafmittel und Insektizide zeigen sich nun gleichfalls in einem freundlichen Licht: Sie können HDL in die Höhe treiben. Ob das vor Infarkt und Schlaganfall schützt oder ob zuvor die Leber versagt, sei dahingestellt. Von Vorteil wäre es auch, glaubt man den neuen Trendberichten, ein Eskimo zu sein. Dann könnte man sich einen extrem hohen Cholesterinspiegel leisten, Herz und Gefäße blieben dennoch meist verschont. Angeblich bieten große Mengen HDL im Blut den Nordländern Schutz. Rauchen dagegen bremst die Produktion des «nützlichen» Lipoproteins – und so wird es vermutlich noch eine Weile weitergehen mit Meldungen und Meinungen. Solange freilich niemand sicher sein kann, daß die gleichen Zahlen immer das gleiche meinen, weil überall andere Meßmethoden verwendet werden, kann jeder glauben, was ihm gerade ins Konzept paßt.

Im übrigen wird ja nicht nur an der Fett-Front heftig gestritten. Der hohe Zuckerverbrauch läßt sich mit ähnlicher Glaubwürdigkeit wie der geringe Konsum pflanzlicher Fasern mit der Infarkt-Sterblichkeit verknüpfen. Auch «weiches» Wasser mit wenig Magnesium und Kalium kann die Mühlen der Forschung antreiben. Zuviel Kohlenmonoxid in der Atemluft von starken Rauchern oder Großstadtbewohnern wurde ebenfalls angeschuldigt, und an der «Aggregationstheorie» könnte ja auch etwas dran sein. Immerhin bescheinigen in jüngster Zeit mehrere Langzeit-Studien Aspirin und anderen Substanzen, die neben ihren sonstigen Effekten auch das Zusammenklumpen der Blutplättchen («Thrombozyten-Aggregation») verhindern, daß sie mitunter vor Herzinfarkt schützen. Und wenn alle Stricke reißen, kann man immer noch den «Stress» oder die «Infarktpersönlichkeit» bemühen. Beides zusammen ergibt plausible Verbindungen zu den medizinischen Risikofaktoren, insbesondere Bluthochdruck und Lipidspiegel, so daß sich alle nur denkbaren Gefahren für das Kreislaufsystem zu einem «Ursachenbündel» verknüpfen lassen, das dann «multifaktorielles Geschehen» heißt. So hat man doch wenigstens eine wissenschaftlich klingende Erklärung, warum die Medizin immer noch so wenig über Herz- und Gefäßleiden weiß, geschweige denn etwas dagegen zu tun vermag. Dabei wird nun auch wieder entdeckt, was unsere Vorfahren schon wußten: Gesunde und vor allem alte Eltern sind allemal eine gute Lebensversicherung. Wen dennoch Sorge beschleicht, der findet bei Goethe Trost. Der alte Geheimrat klagte zwar in jungen Jahren: «Herz, mein Herz, was soll das geben? Was bedrängt dich so sehr?» Doch in seinem 82jährigen Leben hat er stets mächtig gegessen, viel gearbeitet, fleißig dem Wein zugesprochen und bis ins hohe Alter die Liebe nie vergessen.

4
Schuld oder Schicksal?

Im Kampf gegen den Krebs seit 25 Jahren kein Sieg

Das Unglück begann im Jahre 1775. Der französische Arzt Bernard Peyrilhe (1735–1804) übertrug Krebsgewebe seiner Patienten auf Hunde und beobachtete bei den solcherart «geimpften» Tieren ebenfalls Geschwülste. Mit diesen Experimenten gewann der Doktor den ersten Preis eines Wettbewerbs, den die «Akademie der Wissenschaften und Schönen Künste» in Dijon ausgeschrieben hatte – für Untersuchungen «über die Ursache des Krebsvirus». Monsieur Peyrilhe hatte sich freilich geirrt: Ursache der künstlich erzeugten Tumoren war zwar ein «Virus», worunter die Wissenschaft jener Zeit, getreu dem griechischen Ursprungswort, nicht mehr als «Gift» verstand. Was jedoch bei den Hunden hervorgerufen wurde, war kein Krebs. Auf den ersten Blick, mit dem sich anscheinend auch die akademischen Juroren begnügt hatten, mochten die «Geschwülste» vielleicht so aussehen. In Wirklichkeit waren sie bloß eitrige Geschwüre: Der Organismus der Versuchstiere wehrte sich gegen das «Gift» des fremden Gewebes mit einer Entzündung, die der stolze Preisträger vermutlich noch durch allerlei unsichtbaren Schmutz an seinen Händen und Instrumenten verstärkt hatte. Das Prinzip der Keimfreiheit, die «Asepsis», wurde jedenfalls erst ein Jahrhundert später von Ignaz Philipp Semmelweis in die Medizin eingeführt.

So grobe Fehler unterliefen den Krebsforschern und ihren Förderern in der Folgezeit kaum noch. Doch auf den Hund kamen sie immer wieder, auch wenn sie nur gedanklich experimentierten. Darauf beschränkte sich der Londoner Chirurg Percival Pott (1713–1788), der 1775, ein Jahr, nachdem der Irrtum seines französischen Kollegen ausgezeichnet wurde, über das «kausative Agens» des Hodensackkrebses von Schornsteinfegern nachdachte. Diese Patienten, so ermittelte Mister Pott, hatten als Kinder in den engen Kaminen britischer Häuser herumklettern müssen, um den Ruß von den Mauern zu kratzen. Mithin lag das Böse so nah, daß der Brite ohne Umschweife erklärte, die Krebsknoten am Hodensack seien eine Berufskrankheit. «Verursachende Triebkraft» könne nichts anderes sein als der Kohlestaub, den die schwarzen Männer von klein auf in der Hose hatten.

Nicht weniger scharfsinnig schloß hundert Jahre später Potts deutscher Kollege Richard von Volkmann (1830 bis 1889) in Halle, Schlimmes bewirke vor allem der Teer, jenes «Agens», das die feinen Kohlestaub-Teilchen zum Ruß verklebt. Volkmanns «Beweismaterial» waren Teerarbeiter, an deren Händen und Armen der sächsische Chirurg häufig Krebs diagnostizierte. Solche Beobachtungen paßten Rudolf Virchow bestens in das Konzept seiner «Cellularpathologie», die alle Krankheiten auf Störungen im Leben der einzelnen Zellen zurückführte. Hinter dem Mikroskop sah freilich manches anders aus als am Patientenbett. Das ahnte wohl auch der Meister selbst, der seine Visitenkarten mit dem Zusatz versah: «Praktiziert nicht mehr». So konnte er eine Theorie über die Krebsentstehung «im Sinne der Cellularpathologie einfach» formulieren: «Die krankhaften Geschwülste», erläuterte Virchow 1863, werden durch äußere Reize verursacht. Das Gewebe antworte darauf zunächst mit verstärkten Heilungsversuchen, um die ihm zugefügten Schäden auszugleichen. Je länger jedoch die Reize einwirkten, desto weniger könnten die Folgen unter Kontrolle gehalten werden. Im Verlauf der Gewebserneuerung entstünden immer «stärker wuchernde» Zellrassen und schließlich bösartige Geschwülste. Die Aufzeichnungen Percival Potts über die rußige Vorgeschichte des Hodensackkrebses nahm der Professor als Indiz für seinen Verdacht. Beweisen konnte er ihn aber nicht, und auch die zahlreichen Anhänger seiner Reiz-Theorie bemühten sich ein halbes Jahrhundert lang vergeblich, die experimentelle Probe aufs Exempel der Hautkrebse von Schornsteinfegern und Teerarbeitern zu machen. Die mit äußeren Reizen aller Art traktierten Tiere reagierten nicht wie erwartet.

Fast wären solche Versuche in den Kamin geschrieben worden, die Vermutungen des Doktor Pott hätten sich in Rauch aufgelöst. Doch den Krebsforschern kam ein (un-) glücklicher Zufall und die Ausdauer von zwei Japanern zu Hilfe. Die Herren Yamagiwa und Ichikawa hatten monatelang die Innenseite von Kaninchenohren mit Teer bepinselt, bis sie 1917 erste «Erfolge» melden konnten: Aus den Nagetier-Löffeln sprossen warzenähnliche Gebilde, die sich nach hartnäckig fortgesetzter Teer-Reizung endlich auch in «echte» Karzinome* verwandelten. Hätten die emsigen Wissenschaftler allerdings, wie ihr französischer Vorgänger, mit Hunden experimentiert, wären menschliche Mühe und tierischer Tort ebenfalls umsonst gewesen. Auch an Meerschweinchen oder Ratten läßt sich der Zusammenhang zwischen Teer und Tumoren nicht nachweisen. Man kann die Haut dieser Tiere noch so lange anschwärzen – die Wirkung stellt sich nicht ein, das Karzinogen erzeugt keine Karzinome.

Daß sie im Kampf mit den Tücken ihres Forschungsobjektes so oft ohne Fortune blieben, focht die Experimentatoren nicht an. Sie versuchten immer wieder von neuem ihr Glück – auch auf dem Rücken von Mäusen. Und die kamen nicht mit heiler Haut davon. Die angenommene Ursache (Teer) hatte die ihr zugeschriebene Wirkung (Krebs). Die kleinen Nager, bequem und billig zu halten, bestimmten fortan das Weltbild der wissenschaftlichen Aufklärer. Die Spekulationen nahmen Gestalt an, der Nebel, der im London des 18. Jahrhunderts noch die Sicht behindert hatte, schien sich zu lichten, zumal man bald darauf auch das krebsauslösende «Agens» in reiner Form identifiziert zu haben glaubte. Anfang der dreißiger Jahre isolierten britische

* Karzinom, von griechisch: Karkinos = Krebs.

Forscher aus zwei Tonnen Teer einige Gramm Benzpyren, und dieser Kohlenwasserstoff tat, was von einem Karzinogen erwartet wird: Tropft man es auf die Haut von Mäusen, bilden sich in kurzer Zeit bösartige Tumoren. Daß der Effekt bei Ratten ausbleibt, stört die kühnen Kausalisten nicht. Ein kleiner Gedankensprung genügt – schon droht dem Menschen überall Gefahr. In Autoabgasen, im Rauch von Ölheizungen und Zigaretten, im Straßenstaub und in geräucherten Nahrungsmitteln, ja sogar im Kaffee – Benzpyren ist heute stets dabei. Und von mindestens 700 weiteren Übeltätern sind inzwischen ebenfalls die chemischen Fingerabdrücke erfaßt. Die mutmaßlichen Krebsauslöser verbergen sich sogar im Schweizer Käse (meint jedenfalls die amerikanische Food and Drug Administration), in Kunstharzlacken oder Allesklebern, in Kinderschlafanzügen, die mit einem Flammenschutzmittel präpariert wurden, aber auch in zahlreichen Arzneimitteln, und natürlich in der Luft, im Wasser und seinem Getier, im Boden und in fast allem, was dort wächst – die Liste der von den Krebs-Kommissaren steckbrieflich gesuchten Umweltsubstanzen wird täglich länger.

Nicht immer können sie freilich ohne weiteres überführt werden. Denn die chemische Karzinom-Entstehung verläuft keineswegs so geradlinig, daß sich die Spur bis in den menschlichen Organismus verfolgen läßt. Wie schwierig das Risiko bestimmter Chemikalien einzuschätzen ist, hat Arthur Upton, Direktor des amerikanischen Krebsforschungs-Instituts, seinen Landsleuten am Beispiel des seit langem umstrittenen Süßstoffs Saccharin vorgerechnet. Die Anklage stützte sich wie üblich auf Tierversuche. Bei Ratten kann Saccharin, wenn man es nur hoch genug dosiert, Blasenkrebs auslösen. Wie groß ist aber diese Gefahr für einen Menschen, der täglich nur eine Flasche Diät-Cola trinkt? Das kommt, scheint es, auf den Rechenweg an. Von den zehn mathematischen Prognoseverfahren, die allesamt als bewährt gelten, ermittelte das erste nur den fünften Teil eines Krebsfalles in 70 Jahren. Im schlimmsten Fall – Rechnung Nummer zehn – sind im gleichen Zeitraum 1144000 Saccharin-Krebstote zu begraben.

Doch auch ohne solche Zahlentricks bleiben Tierversuche ein Lotteriespiel. Negative Ergebnisse schließen die Möglichkeit eines krebserzeugenden Effektes nicht aus. Umgekehrt besagt der positive Ausgang eines Experiments nicht, daß die Substanz auch beim Menschen karzinogen wirkt – eine Binsenwahrheit, die manchem Wissenschaftler aber erst noch bewiesen werden muß. Diesen Versuch unternahmen vor einigen Jahren die US-Doktoren George E. Moore und William N. Palmer vom Allgemeinen Krankenhaus in Denver. Sie deponierten in der Bauchhöhle von Ratten sterilisierte Zehn-Cent-Stücke. Nach 14 Monaten hatten bereits 19 von 35 Tieren bösartige Tumoren entwickelt. Die Ergebnisse teilten die Mediziner in der offiziellen Zeitschrift der amerikanischen Ärztegesellschaft mit, worauf ihnen die Vereinigung der US-Wissenschaftler vorwarf, der Test sei nur zu satirischen Zwecken durchgeführt worden. Nun ja, der Titel des Beitrags lautete: «Geld verursacht Krebs: verbietet es!»

Da ist es, wie schon der römische Dichter Juvenal wußte, «schwer, keine Satire zu schreiben». Der Berliner Heinz Oeser versucht es dennoch mit Argumenten. Oeser, emeritierter Ordinarius für Strahlenheilkunde, hat schon vor Jahren erkannt, daß die Suche nach karzinogenen Noxen* inzwischen zur Sucht geworden ist, und er führt den «Süchtigen», ebenso geduldig wie gründlich, vor Augen, daß es zur Lösung des Krebsproblems «neuer Denkanstöße» bedarf – «und nicht weiterer Tierexperimente». Dabei wird nämlich die Rechnung in jedem Fall ohne den Wirt gemacht. Da in einer Population älterer Menschen jährlich zwei von tausend spontan an bösartigen Neubildungen sterben, müßten Tierversuche in der gleichen Größenordnung angestellt werden, um überhaupt Aussagen über die Krebsgefährdung durch eine bestimmte Substanz wagen zu können. Das sei

* Noxe, von lateinisch: nocere = schaden. Als Hauptwort: Schädlichkeit, krankheitserregende Ursache.

aber, so Oeser, «undurchführbar». Man behelfe sich daher mit so hohen Dosen, daß ein Effekt auch schon bei wenigen Tieren mit großer Wahrscheinlichkeit auftrete. Die so erzeugten Geschwülste seien jedoch Folge einer Vergiftung. Niemand könne überblicken, welche Reaktionen die Überdosis der Test-Substanz im Organismus der Versuchstiere auslöse. Ungewiß sei auch, ob alle Tierarten in gleicher Weise oder gar genauso wie Menschen reagieren. Und schließlich werde der «Tempel der experimentellen Krebsforschung» vor allem von Ratten und Mäusen bevölkert, da die Prediger des Noxen-Kults über die «rasant erzielten Effekte» bei ihren Lieblingstieren erfreut seien. Dieser geschwinden Beweisführung mißtraut Oeser erst recht. Seinem Kasseler Kollegen Ernst Krokowski, Professor, Doppeldoktor dazu und ein Ketzer auch er, war schon 1964 aufgefallen, daß Geschwülste um so schneller wachsen, je kürzer die durchschnittliche Lebenserwartung des Tumorträgers ist. Die Krebsentwicklung bei Mäusen und Menschen verhält sich demnach wie das Tempo eines 100-Meter-Sprinters zur Geschwindigkeit eines Marathonläufers. Zumindest voreilig, mahnt Oeser, sind die Schlüsse, die aus solchen Experimenten gezogen werden. Denn auch für Tiere gelte, daß die Krebsanfälligkeit mit dem Alter zunimmt. Die Haut neugeborener Mäuse reagiere beispielsweise auf einmaligen Benzpyren-Kontakt erheblich schwächer als die Haut erwachsener Tiere. Womöglich wird also bei der hektischen Jagd nach den Ursachen der Tumor-Entstehung im Labor gar nicht die Spur vermeintlicher Karzinogene verfolgt, sondern nur bestätigt, was für den Menschen längst als gesichert gelten kann: die stärkste «Krebsnoxe» ist das Altern.

Die biologische Erkenntnis, daß auch Krebs sich der Folgerichtigkeit der Lebenstatsachen fügt, mithin weniger Schuld als Schicksal ist, verstößt allerdings vehement gegen das Dogma, bösartige Geschwülste würden verursacht. Wodurch, wissen die Gläubigen ebensowenig wie die Zweifler. Doch sie vertrauen auf das Bibelwort, daß, wer suchet, auch findet. Die Weltgesundheitsorganisation gab ihren Segen dazu, als sie durch ein Expertengremium verkünden ließ, mindestens 80 Prozent der Organkrebse seien auf äußere Noxen zu beziehen, wobei man unterscheiden kann zwischen natürlich vorkommenden «Schädlichkeiten», wie Sonnenstrahlen oder bestimmten Pflanzenbestandteilen, und künstlich erzeugten Einflüssen, zum Beispiel Röntgenstrahlen oder Chemikalien. Die Bundesregierung wollte dem karzinologischen Lehrsatz nicht die «amtliche Anerkennung» verweigern. Im Rahmenprogramm «Forschung und Entwicklung im Dienste der Gesundheit», Ausgabe 1976, wird zwar zugegeben: Die Ursachen bösartiger Neubildungen «sind noch weitgehend ungeklärt». Es könne «jedoch davon ausgegangen werden, daß die Zunahme krebserzeugender Umweltsubstanzen und die Änderung der Lebensgewohnheiten, wie z. B. Zigarettenrauchen und falsche Ernährung, eine wesentliche Rolle spielen».

Das hören die zahlreichen Forscher und Technologen im Lande natürlich gern. Solch frohe Botschaft, vom zuständigen Ministerium auch 1978 programmatisch wiederholt, stärkt den Glauben, daß «im Dienste der Gesundheit» gar nicht genug Geld ausgegeben werden kann für die Aufklärung der Krebsgefahren. Denn habe man erst einmal die Ursachen erkannt, so suggerieren die Experten, könne man dem Übel an die Wurzel gehen, die Umwelt von Karzinogenen und damit die Menschheit von ihrer «letzten Geißel» (so der 1978 verstorbene Krebsforscher Karl-Heinrich Bauer) befreien.

Indes muß auch den simplen Tiermodell-Bastlern auffallen, daß die im Labor verabreichten Dosen unter «natürlichen» Bedingungen, selbst in einer chemisch verseuchten Umwelt, kaum vorkommen. Um die Theorie gegen andere Erklärungsversuche abzusichern, wurden zusätzliche Stützpfeiler konstruiert. So sollen krebserzeugende Stoffe nicht nur gemeinsam stärker sein, «synkarzinogen» wirken, sondern auch durch an sich unverdächtige Substanzen Schützenhilfe erhalten. Solchen «Co-Karzinogenen» kam der israelische Pathologe Isaak Berenblum schon vor 40 Jahren auf die Schliche. Er bestrich die Haut einer Maus mit dem aus Wolfsmilchgewächsen gewonnenen Crotonöl. Doch so oft er die Prozedur wiederholte, ein Tumor wuchs an dieser Stelle nicht. Wurde dagegen vorher Benzpyren aufgetragen, und zwar in einer Konzentration, die nach einmaliger Anwendung noch keine Geschwulst hervorruft, führte die anschließende Verabreichung von Crotonöl sogar schneller und ausgeprägter zur Krebsbildung als nach wiederholter Einwirkung des anfangs verwendeten Karzinogens. Aus diesem Experiment folgern die Tumor-Tester, daß es Substanzen gibt, die für sich allein nicht krebserzeugend sind, aber eine vorausgegangene Zellschädigung durch unterschwellige Dosen eines «richtigen» Karzinogens enorm verstärken und damit der Krebsgeschwulst sozusagen zum Durchbruch verhelfen sollen.

Diese Doppel-Strategie, in den letzten Jahren vor allem am Deutschen Krebsforschungszentrum in Heidelberg mit großem Aufwand analysiert, hilft den Karzinogen-Anklägern über manche Lücke in ihrer Beweisaufnahme hinweg. Wenn es stimmt, daß schon der einmalige Kontakt mit winzigen Mengen krebserzeugender Stoffe in der Zelle unauslöschliche Spuren hinterläßt, brauchen die Krebsverstärker nur in die Fußstapfen des Karzinogens zu treten. Die Katastrophe wäre dann kaum noch aufzuhalten. Glaubt man den Angaben der Heidelberger Forschungszentrale, die zunehmend zu einer Art Krebs-Bundeskriminalamt ausgebaut wird, dann sind die Hehler ebenso weit verbreitet wie die Täter. Co-Karzinogene findet man nämlich fast überall, wo auch der «harte Kern» der Krebserzeuger sein Unwesen treibt: in Autoabgasen und Zigarettenrauch, in Umweltchemikalien, Nahrungsmitteln und Medikamenten. Auch Sympathisanten haben die Fahnder bereits im Visier. Hormone, die das Wachstum und die Neubildung von Gewebe fördern. Sie sollen ein «Klima» schaffen, in dem bösartige Tumoren eher entstehen, wachsen und sich ausbreiten können. Auf diese Weise lassen sich nahezu sämtliche Krebsfälle den subversiven Aktivitäten einer karzinogenen Vereinigung zur

Last legen, die mit dem gebührenden Aufwand observiert und bekämpft werden muß. Dazu Professor Oeser: «Die Ausweitung der chemischen Karzinogenese beschwört die Gefahr herauf, die Krebsforschung in eine Sackgasse geraten zu lassen.»

Aber da steckt sie längst drin – so tief und fest, daß «wirkliche Durchbrüche» wohl erst in Jahrzehnten zu erwarten sind, wie unlängst der Freiburger Professor Otto Westphal schätzte. Er war Leiter einer Kommission der Deutschen Forschungsgemeinschaft (DFG), die im Auftrag der Bundesregierung 1980 eine Bestandsaufnahme der «Krebsforschung in der Bundesrepublik» vorlegte. Hoffnung läßt die DFG-Studie kaum aufkommen. Angesichts der langen Mängelliste hält es Professor Westphal nicht für sinnvoll, mit den Forschungsgeldern weiterhin wahllos zu klotzen. Damit, fürchtet er, würden nur neue Projekte ausgeheckt, die «am Ende viele Mittel verschlingen und doch keinen wirklichen Erfolg bringen». Die Einsicht überkommt die offizielle Gemeinschaft der deutschen Forscher, wie gewohnt, mit einiger Verspätung.

In den USA sind die Lichter längst erloschen. Nach der Monderoberung hatten sich Politiker der Illusion hingegeben, das zweite nationale Prestigeprojekt werde ebenso bravourös bewältigt. Innerhalb von zehn Jahren sollte es der Wissenschaft gelingen, bis in die dunkelsten Tiefen des Körpers vorzustoßen, das Geheimnis der Krebszellen zu enträtseln, Mittel und Wege zu finden, um das Tumorwachstum zu zügeln oder von vornherein zu unterbinden. Nach dem Vorbild der Apollo-Planer zauberten die Forscher und ihre Finanziers eine Aufbruchstimmung, in der mit ein bißchen Zeit und viel Geld alles möglich schien. Der Run auf staatliche und private Subventionen begann. Eine Erfolgsmeldung jagte die andere.

Besonders erfolgreich waren die Virusforscher – zumindest im Kampf um Forschungsmittel. Mit jedem Virus, das sie verdächtigten, entdeckten sie eine neue Geldquelle.

Floß sie erst einmal, konnte der auf eilig einberufenen Pressekonferenzen ausgestrahlte Optimismus vorsichtig wieder zurückgenommen werden, damit die Wissenschaftler das Gesicht wahren konnten. Kaum wartete aber die Konkurrenz mit einem angeblich neuen Tumorvirus auf, bestand die Forschungsarbeit hauptsächlich darin, den vermeintlichen Erreger von Geschwülsten des Menschen als simple Verunreinigung der Zellkultur mit «tierischen» Viren zu disqualifizieren. Noch Anfang der siebziger Jahre wurden vom Etat des Nationalen Krebsinstituts in Bethesda, Maryland, jährlich 50 Millionen Mark für ein spezielles Krebsvirus-Programm bereitgestellt.

Doch genützt hat es allenfalls den auf diesem Gebiet tätigen Forschern, wie in zahlreichen Fachzeitschriften und Büchern nachzulesen ist. Denn die Experten, dem selbstgeschaffenen Zwang zur Publicity gehorchend, haben alle ihre Irrtümer der Nachwelt überliefert. Schon bevor die Zehn-Jahres-Frist ablief, war den meisten Beteiligten klar, daß der Countdown mit einem Desaster enden würde. Da es aber nicht nur um die Lösung eines wissenschaftlichen Problems ging, sondern das Ansehen der Nation auf dem Spiel stand, mochte niemand eingestehen, daß man bei der Suche nach den Ursachen des Krebses keinen Schritt weitergekommen war. So glaubte US-Präsident Richard Nixon, kurz bevor er in der Versenkung verschwand, «die Zeit ist gekommen für einen Sieg» – den Sieg über den Krebs. Wissenschaftler, die sich nicht am Gerangel um Karriere und Geld beteiligten, hätten den glücklosen Watergate-Präsidenten eines Besseren belehren können. Zum Beispiel James Watson, der für die Aufklärung der Struktur des Erbmaterials im Zellkern, der Doppelspirale der Nukleinsäurestränge, mit dem Nobelpreis ausgezeichnet wurde. Sein Urteil über die amerikanische Krebsforschung: «Wissenschaftlich bankrott, therapeutisch ineffektiv und außerdem verschwenderisch.» Und Macfarlane Burnet, auch er Nobel-Laureat, äußerte 1970 den Verdacht: Wer «die Krebsforschung einer umfassenden und unvoreingenommenen Prüfung» unterzöge, müsse zu dem Schluß kommen, daß das alles nutzlos sei. Der Professor hatte auch die Maxime des «American Way of Science», die hiesiger Wissenschaft immer noch leuchtendes Vorbild ist, als Milliarden-Dollar-Mißverständnis entlarvt: «daß das, was eine Erkrankung bei einer Maus oder einem Hund heilen kann, bei der entsprechenden Aufwendung an Geld, Mühe und Intelligenz auf die Humanmedizin angewendet werden kann».

Unter Insidern wird das amerikanische National Cancer Institute in Bethesda seit langem als «National Mouse Institute» verspottet. Die kurzlebigen Nager reagieren auf alle nur denkbaren Noxen mit bösartigen Neubildungen und geben rasch Antwort auf viele Fragen. Da die Industrie ständig neue Produkte in die Umwelt entläßt, die Krebs erzeugen könnten, blüht dieser Forschungszweig prächtig und trägt, je mehr Tiere dahinsiechen und sterben, um so reichere Früchte. So gilt heute erst recht, was ein amerikanischer Forscher spöttisch schon 1964 notierte, «daß mehr Menschen vom Krebs leben als an Krebs sterben». Die Wissenschaftler werden schwerlich den Ast absägen, auf dem sie sich's bequem gemacht haben. Indes ist ihre Position bedroht, weil es ihnen nicht mehr recht gelingen will, den Blick des krebsfürchtigen Volkes von der Tatsache abzulenken, daß zwar die Sterblichkeit an bösartigen Tumoren insgesamt während der letzten Jahrzehnte gestiegen ist, aber trotz der gleichzeitig registrierten Zunahme von Umweltfaktoren mit vermuteter karzinogener Wirkung die Zahl der Krebstoten in bestimmten Altersgruppen nahezu konstant blieb.

Zwischen 1933 und 1977, so entnahm Professor Oeser der Statistik, hat sich die Krebssterblichkeit je 100000 Einwohner fast verdoppelt. Aber entgegen der offiziellen Deutung kommt der Berliner zu dem Schluß: Zugenommen hat nicht das Risiko, vorzeitig an Krebs zu sterben, sondern die Chance, den Krebs noch zu erleben. Der Anstieg der Todesfälle durch bösartige Neubildungen lasse sich «allein aus der Zunahme der durchschnittlichen Lebenserwartung» erklären. Bis zum 60. Lebensjahr sei die Krebssterblichkeit für beide

Geschlechter seit hundert Jahren «praktisch unverändert», zeige «eher eine Tendenz zum Rückgang». Magenkrebs nimmt zum Beispiel seit langem ab. 1979 starben daran erneut drei Prozent weniger Bundesbürger als im Vorjahr, obwohl doch, wie Professor Krokowski anmerkt, «Desinfektions-, Konservierungs- und Farbstoffe, also krebsauslösende Schadstoffe, in den vergangenen Jahrzehnten überaus häufig Verwendung fanden. «Rückläufig sind auch die Sterbeziffern an Gebärmutterhalskrebs, hierzulande wie in den meisten westlichen Ländern. Der Trend setzte schon in den fünfziger Jahren ein, völlig unabhängig von Vorsorgeprogrammen und trotz wachsender Promiskuität. Ernest Wynder von der American Health Foundation in New York, einer der Meisterdetektive der Karzinogen-Aufklärung, hatte aber bereits 1954 einen Zusammenhang vermutet zwischen Gebärmutterhalskrebs und Geschlechtsverkehr. Mit ihm

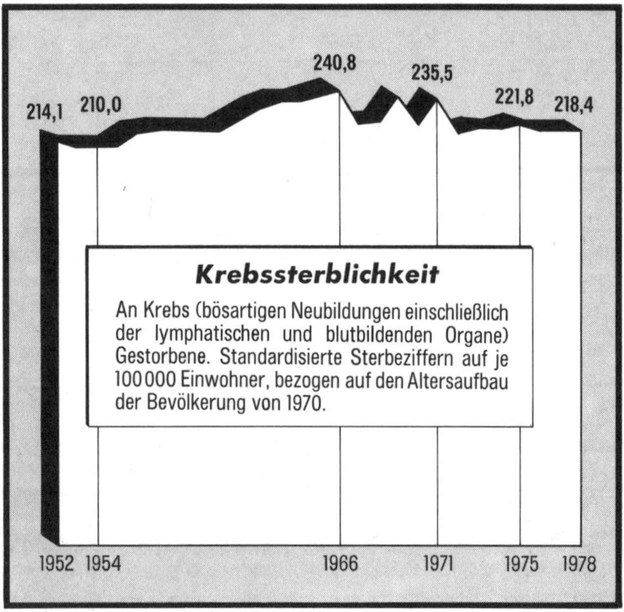

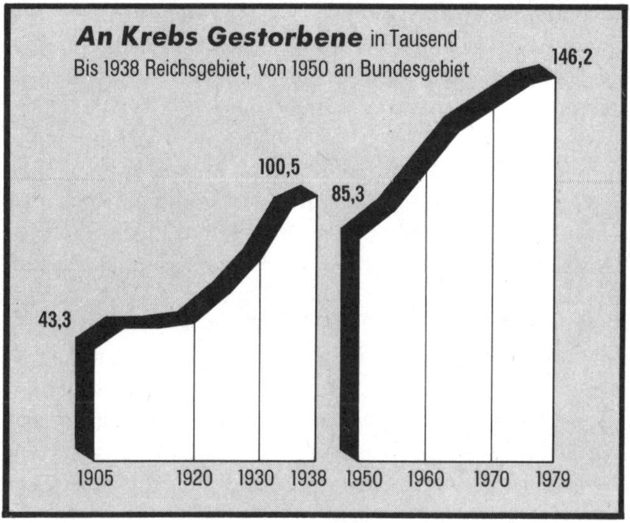

glaubten auch viele andere Experten, die heiße Spur führe unter die männliche Vorhaut, wo sich bei mangelnder Hygiene Absonderungen bestimmter Drüsen ansammeln. Diese «Schmiere» (griechisch: Smegma) gilt seitdem als karzinogen. Das neue Reinheitsgebot verlangte, daß Männer, bevor sie Kinder und Krebs (er)zeugen konnten, Buße taten. Vorsorglich wurde etwa 80 Prozent der Nordamerikaner die Vorhaut beschnitten, wie es in Israel seit biblischer Zeit allgemeiner Brauch ist. Das Ritual ist hinsichtlich des Gebärmutterkrebses überflüssig, denn er wird auch dort seltener, wo die meisten jungen Männer weder aus religiösen noch aus medizinischen Gründen ein Stück Haut verlieren.

Für die Karzinome des Magens und der Gebärmutter gilt: Nicht die Medizin, sondern ein «natürlicher Trend» bewahrt zunehmend mehr Menschen vor diesen Krebsformen. Was der unbekannte Wohltäter mit einer Hand gibt, scheint er freilich mit der anderen wieder zurückzufordern. Bösartige Neubildungen in Lunge, Brustdrüse und Darm sind während der letzten Jahrzehnte häufiger geworden. Unter dem Strich ist aber das Ergebnis stets ungefähr gleich; die Zahl der Krebstoten, bezogen auf eine Bevölkerungsgruppe gleichen Alters, bleibt unverändert.

«Krebs kommt überall vor, doch nirgends im Übermaß», formulieren Manu Kothari und Lopa Mehta, zwei indische Ärzte, die 1979 in einem brillanten Pamphlet den über Krebs verbreiteten Mythen die Realitäten entgegenhielten. Die erstaunliche Konstanz der Karzinom-Häufigkeit in allen Ländern und zu allen Zeiten bringt die Inder zu der Einsicht, daß Krebs ein wesentlicher Bestandteil der Gattung Mensch sei. Wenn in Indien beispielsweise Karzinome im Mund und Kehlkopf weit häufiger vorkämen als in allen anderen Ländern, so werde das «ausgeglichen» durch eine wesentlich niedrigere Rate anderer Krebsarten. Oder: Die vor Jahrhunderten aus Persien eingewanderten Parsen leben in Bombay unter ganz ähnlichen Umweltbedingungen wie die Angehörigen der Hindu-Kaste. Deren Frauen erkranken bevorzugt an Gebärmutterkrebs, während bei den Parsen die am weitesten verbreitete Krebsart des weiblichen Geschlechts das Mammakarzinom ist. Das wird jedoch kompensiert durch ein ungewöhnlich seltenes Vorkommen bösartiger Neubildungen in anderen Organen. Gehört Krebs nicht zum «Entwicklungsprogramm» eines Individuums, folgern Kothari und Mehta, «kann nichts ihn verursachen; gehört er aber dazu, kann nichts ihn verhüten».

Wer der indischen Weisheit mißtraut, kann sich von Professor Krokowski an eine deutsche Studie aus dem Jahr 1973 erinnern lassen: Frauen, denen der in die Scheide vorragende Teil des Gebärmutterhalses (Zervix) amputiert wurde, bekamen zwar, wie zu erwarten, keinen Zervixkrebs, dafür aber «entsprechend häufiger ein Mammakarzinom». Das müßte selbst den Hannoveraner Anatomie-Professor Herbert Lippert nachdenklich stimmen. Der machte nämlich allen Ernstes den Vorschlag, die dank moderner Kindernahrung doch eigentlich überflüssig gewordene weibliche Brustdrüse «zur Vorbeugung gegen Brustkrebs schon vorsorglich beim Mädchen» zu entfernen. Lippert: «In der Bundesrepublik Deutschland könnte man auf diese Weise etwa 10000 Brustkrebstodesfälle pro Jahr verhindern, müßte allerdings die Sterblichkeit der Vorsorgeoperationen dagegen aufrechnen.»

Doch nicht nur dieser Doktor Eisenbarth hat sich verrechnet. Auch seine weniger radikalen Kollegen kämpfen, scheint es, gegen Windmühlenflügel. Alle Welt, sofern sie wissenschaftlich aufgeklärt ist, weiß heutzutage, daß Rauchen Lungenkrebs «verursacht». Und dieses Wissen, durch vielerlei Untersuchungen gefestigt, macht immer mehr Menschen so heiß, daß sie dem blauen Dunst entsagen. Ob freilich der Verzicht, was jeder hofft, vor Krebs schützen kann, weiß niemand. Auch Nichtraucher, so zeigten jüngst statistische Erhebungen in den USA, sterben mit zunehmender Häufigkeit an Lungenkrebs. Außerdem bekommen von hundert starken Rauchern höchstens zehn ein solches Karzinom. Und schließlich ist keineswegs bewiesen, daß Raucher insgesamt häufiger an Krebs sterben als ihre Zeitgenossen, die den glimmenden Reiz vermeiden. Womöglich wird eine vorhandene «Krebsbereitschaft», wie auch immer sie zu erklären ist, durch den karzinogenen Qualm, gleichsam in der Lunge konzentriert, ohne daß der Entzug dieser Noxe eine Verlagerung des Krebses auf andere Organe verhindern kann. Vielleicht ist es so, vielleicht aber auch ganz anders.

War also die weltweite «Rasterfahndung» nach mutmaßlichen Attentätern umsonst? Das kommt auf den Standpunkt an. Zwar sind Laien und Experten alle potentielle Opfer. Doch an den einen zehrt, was andere ernährt. Die Bevölkerung lebt in ständiger Angst, immer neue Warnungen verstärken sie zur «Krebsphobie», einer Krankheit, die im angesehenen *New England Journal of Medicine* als ebenso schwerwiegend wie der Krebs selbst diagnostiziert wurde. Den Wissenschaftlern, die solche Meldungen über die Massenmedien und Politiker in Umlauf bringen, dient der

Schrecken aber – vergleichbar der Terroristenhysterie – als Rechtfertigung für die gewaltigen Geldmittel, die angeblich zur Bekämpfung des Krebses notwendig sind. Daß diese Mittel ihren Zweck verfehlt haben, blieb der Öffentlichkeit bisher verborgen.

Sie wurde so lange mit falschen Zahlen das Gruseln gelehrt, bis sie kaum noch nachzufragen wagte, wofür sie eigentlich bezahlen soll. Das liest sich zum Beispiel so: Im Jahre 1900 ist in Deutschland nur jeder 30. Bürger an Krebs gestorben, 1970 war es schon jeder fünfte. Den Fachleuten, die solche Behauptungen zum massenhaften Gebrauch von sich geben, ist natürlich bekannt, daß sich die Krebssterblichkeit seit der Jahrhundertwende nicht versechsfacht hat. Oder wissen sie wirklich so wenig mit der Statistik umzugehen? Ob arglistig oder arglos – eine Täuschung ist es allemal. Denn die Summe sämtlicher Todesfälle ergibt stets hundert Prozent. Da nun in diesem Zeitraum die Infektionskrankheiten, die einst mit weitem Abstand die Rangliste der Todesursachen anführten, drastisch zurückgegangen sind, entstand ein prozentuales Loch. Das füllte, unter anderem, die Krebssterblichkeit. Gleichzeitig rückten aber die Herz- und Kreislaufleiden an die Spitze der Todesursachen. Dadurch verkleinerte sich der Anteil der Krebs-Sterbefälle, ohne daß dies etwas über deren absolute Zahl aussagt.

Wenn aber die «Deutsche Krebshilfe» weitere Millionen für ihr «gemeinnütziges» Wirken eintreibt, dürfen die Werber im Umgang mit der Statistik nicht zimperlich sein: Jeder dritte wird an Krebs erkranken, jeder fünfte an Krebs sterben (so ein Inserat des eingetragenen Vereins). Was der Heidelberger Medizinstatistiker Professor Herbert Immich schon 1975 als «algebraische Spielerei» bezeichnete, die «nur in die Irre führt», verkündete freilich die Politikerin Antje Huber drei Jahre später erneut. Daß «jeder fünfte» Deutsche an Krebs stirbt, war der für Gesundheit zuständigen Bundesministerin offenbar nicht genug. Sie prophezeite zugleich, bald werde jeder vierte an Krebs sterben. Das kann schon sein, nur beweist es nicht, was die ministerielle

Vision demonstrieren soll. Wenn künftig tatsächlich von allen Todesfällen jeder vierte auf eine bösartige Neubildung zurückzuführen ist, so könnte auch einfach die Sterblichkeit infolge Herz- und Gefäßerkrankungen abgenommen haben. Trotz gleichbleibender Zahl von Opfern würde ein Anwachsen der Krebsgefahr vorgetäuscht. Zwar ist eine solche Entwicklung in der Bundesrepublik vorerst nicht in Sicht. An Herz- und Hirngefäßkrankheiten starben 1979 wiederum 2,5 Prozent mehr Menschen als im Vorjahr.

Sollte aber die Medizin wider Erwarten diese «Killer» irgendwann einmal zurückdrängen können, gerieten die Krebs-Bekämpfer ins Hintertreffen, obwohl sie vielleicht gar nicht mehr Niederlagen einstecken mußten als all die Jahre vorher. Sie könnten sogar Erfolge erzielen – ein deutlicher Rückgang der Todesfälle durch Herz- und Gefäßleiden würde ihnen die Schau stehlen. Beides ist jedoch in absehbarer Zeit nicht zu erwarten, so daß die Geschwulstleiden auch weiterhin den zweiten Platz unter den Todesursachen einnehmen werden. 1979 starben in der Bundesrepublik 154600 Menschen an Krebs – knapp halb so viele wie an Kreislaufkrankheiten (354000). Auch in Zukunft werden also die karzinologischen Meinungsmacher schwarz auf weiß Panik verbreiten mit der Behauptung: «Jeder fünfte stirbt an Krebs.» Sie steht, oft wiederholt, wie eine Wahrheit da, wenngleich nur auf dem Papier. In Wirklichkeit können die Verstorbenen, auf die sich diese relative Angabe bezieht, nicht noch einmal sterben. Der logische Unsinn hat gleichwohl Methode. Epidemiologische Daten, klagte der Hannoveraner Professor Manfred Pflanz, werden «mißhandelt», um «den Einfluß der Krebsgesellschaften zu vergrößern, die Ausgabe- und Spendenfreudigkeit des Parlaments oder der Öffentlichkeit anzuregen oder die Wunder des medizinischen Fortschritts dem ungläubigen Publikum zu vermitteln». Denn als Lohn der Angst, die sie im Volke wecken, verheißen die Karzinogen-Fahnder, Vorsorge-Propagandisten und Heil-Prediger unisono, die Chancen, dem tödlichen Leiden lebendig zu entkommen, würden ständig besser.

Doch die Wahrheit lautet anders. Ausgesprochen hat sie hierzulande als einer der ersten Professor Krokowski, der bereits 1965, noch deutlicher 1977 anläßlich des 58. Deutschen Röntgenkongresses, formulierte, was ein Bericht des Nationalen Krebsinstitutes der USA offiziell bestätigte: Trotz aller Bemühungen um frühzeitige Diagnostik und gezielte Therapie hat sich die Heilquote seit 25 Jahren praktisch nicht verbessert. Wenn in Fachzeitschriften und auf medizinischen Kongressen immer wieder das Gegenteil behauptet wird, beruht das, meint Krokowski, entweder auf einer besonderen Auswahl des Patientengutes oder auf «entsprechend angepaßter, bereinigter Statistik». In der Tat ist es immer noch gang und gäbe, daß Ärzte in ihren wissenschaftlichen Publikationen die besonders traurigen Fälle gar nicht erst berücksichtigen. Wer auf Erfolg bedacht ist, setzt

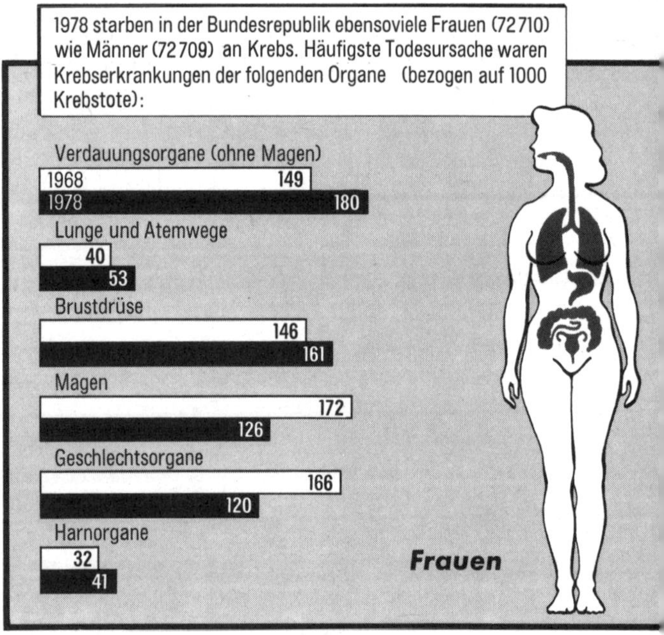

möglichst auch eine Altersgrenze, wenn's geht, schön niedrig. Zum höheren Lob des Klinikchefs und seines jeweiligen Verfahrens wird das Behandlungsergebnis zudem häufig durch Rechenkunststücke geschönt: Wenn der eine Krebskranke schon auf dem Operationstisch gestorben ist, ein anderer die Geschwulst zehn Jahre überlebt, so sind beide Patienten «durchschnittlich» nach fünf Jahren noch am Leben, gelten auf dem geduldigen Papier mithin als «geheilt». Wenn man sich, wie Krokowski, die Mühe macht, die Behandlungsergebnisse jeweils auf die gleiche Ausgangslage zu beziehen, also auf das Erkrankungsstadium oder die Größe des Tumors, bleibt von den Erfolgen kaum noch etwas übrig.

Auf magere zwei Prozent bezifferten die Prüfer des Nationalen Krebsinstitutes den Zuwachs der Fünf-Jahre-Überlebensrate bei allen Krebserkrankungen während eines Vier-

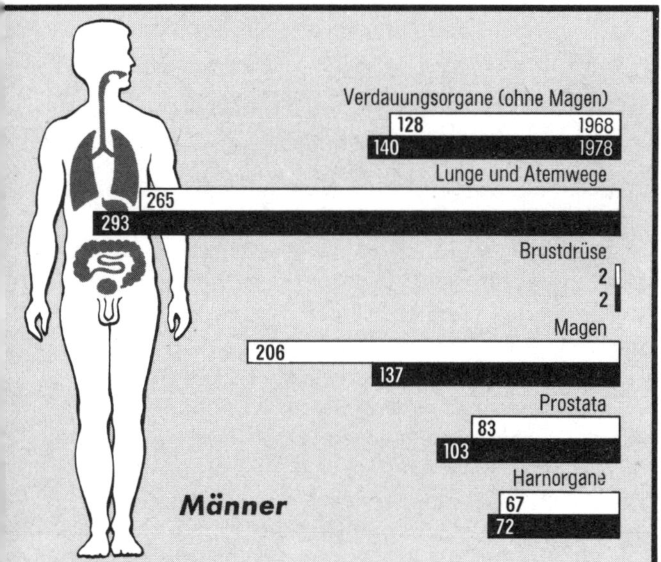

teljahrhunderts, und dieser bescheidene Fortschritt, ergänzt Krokowski, geht vor allem auf das Konto wenig bösartiger Krebsarten des Lymph- und Blutsystems. Bei solchen «In-Anführungsstrichen-Krebsen» sei manchmal tatsächlich durch die Behandlung das Leben zu verlängern, sie machten aber insgesamt kaum fünf Prozent der Tumorerkrankungen aus.

Wie doppelbödig selbst solche Minimalerfolge sind, erläutert der Berliner Sozialmediziner Heinz-Harald Abholz am Beispiel einer Blutkrebsart. Von den Patienten, die im Erwachsenenalter an «akuter myeloischer Leukose» erkranken, reagiert etwa die Hälfte auf eine Behandlung mit zellwachstumshemmenden Mitteln, sogenannten Zytostatika. Diese Patienten leben im Durchschnitt noch elf Monate. Die übrigen, bei denen die Therapie nicht anschlägt, sterben schon nach vier bis acht Wochen. Statistisch betrachtet bleibt den zytostatisch behandelten Leukose-Kranken laut Abholz eine mittlere Lebensfrist von sechs Monaten. Das aber «entspricht in etwa der Lebenserwartung nicht behandelter Patienten». Bei dieser Blutkrebsform könne somit in einigen Fällen zeitweilig geholfen werden – «allerdings auf Kosten derjenigen, die durch die Therapie schneller zu Tode kommen».

Zweischneidig ist der Erfolg der Zytostatika-Behandlung in jedem Fall, wird er doch «oft erkauft mit schweren Nebenwirkungen» (Krokowski). Da die Zellgifte erkranktes wie gesundes Gewebe treffen, kann es zu massiven Organzerstörungen kommen, vor allem zu einem Versagen des Knochenmarks. Dadurch werden die körpereigenen Abwehrkräfte geschwächt, was wiederum die Ausbreitung des Krebses, die Metastasierung, begünstigt. Die Absiedelung von Tochtergeschwülsten ist jedoch, wie Krokowski ermittelte, das «Schicksalsbestimmende». 80 Prozent der Krebskranken stürben infolge der Metastasen, die Primärgeschwulst verursache nur selten Schmerzen, Beschwerden oder gar den Tod. Außerdem hält es der Professor für «eine trostsuchende Fehlbeurteilung», wenn eine vorübergehende Tumorrückbildung für drei Monate oder gar nur vier Wochen als Erfolg der zytostatischen Therapie verbucht wird. Ob sich das Leben verlängern lasse, sei in den meisten Fällen ungewiß. «Sicher dagegen ist, daß die Lebensqualität bei sehr vielen Krebskranken durch die Therapie eher verschlechtert wird.» So galt eine bestimmte Form des Bronchialkrebses, das kleinzellige Karzinom, bis vor kurzem als Paradebeispiel für die Anwendung der chemischen Zellwachstumsbremsen. Doch neuerdings raten immer mehr Krebsspezialisten davon ab. Das Leben wird nicht verlängert, nur die Qual. Das gilt auch für andere Krebsarten, denn zu Zytostatika greifen die Ärzte in der Regel erst, wenn die Erkrankung schon so weit fortgeschritten ist, daß die «klassischen Therapieformen mit Stahl und Strahl» (Krokowski) nichts mehr ausrichten. Aber «die mühevolle Belebung eines leidvollen Schlußakkords» sei vielleicht statistisch ein Erfolg, ärztlich hingegen ein Mißerfolg.

Was der Ketzer aus Kassel seit Jahren predigt und wofür er oft gescholten wurde, findet allmählich auch in den geheiligten Hallen des medizinischen Lehrgebäudes Gehör. Am Ende des Deutschen Krebskongresses 1980 fragte der Kölner Professor Rudolf Gross, ob der Preis für die Erfolge der Zytostatika-Therapie nicht zu hoch sei. Und sein Essener Kollege Carl Gottfried Schmidt gestand, es sei wohl einer der wichtigsten Fortschritte in der Krebsbehandlung, «daß wir endlich gelernt haben ... zu beurteilen, wann bestimmte Maßnahmen nicht mehr ergriffen werden». Gelernt haben das freilich noch längst nicht alle Krebsbekämpfer – es sei denn, sie sind selbst betroffen. «Ärzte», weiß das Medizinerblatt *Selecta*, «bei denen die Diagnose Krebs gestellt wurde, weisen häufig jede aggressive Therapie strikt von sich.» Mit gutem Grund: Der Verzicht auf verstümmelnde Operationen, hochdosierte Strahlentherapie und Zytostatika verlängert häufig nicht nur die Lebenserwartung. Die Kranken fühlen sich auch «wohler, sind in ihrer Arbeitsfähigkeit weniger beeinträchtigt und haben keine Ausfallerscheinungen» (*Selecta*). Als das *British Medical Journal* vor einiger Zeit Ärzte befragte, wie sie es mit der Krebsbehandlung am eigenen Leib halten würden, antwortete der Chef-Chirurg des St. Mary's Hospital in London, er sei «absolut sicher – und das wird mir den Zorn der meisten Darmchirurgen einbringen, aber das macht nichts –», daß er sich im Fall eines Mastdarmkrebses nicht unters Messer begeben werde. «Wie sehr wir uns auch selbst täuschen», bekannte der Chirurg, «ein künstlicher Darmausgang ist eine schwer zu ertragende Schmach, so daß ich darüber staune, warum wir und unsere Patienten das so lange geduldet haben.» Ihren Patienten gegenüber fühlen sich aber die Ärzte von Berufs wegen zum Helfen oder doch zumindest zum Handeln verpflichtet. So fällt es ihnen schwer, nichts zu tun, obwohl es oft das Beste wäre, was sie für Krebskranke tun könnten. Werden zum Beispiel Frauen, die im fortgeschrittenen Alter an Brustkrebs erkranken, nicht behandelt, leben sie länger als gleichaltrige Patientinnen, deren Mammakarzinom mehr oder weniger radikal operiert wurde. Ohnehin hat sich «die Überlebenskurve für Brustkrebspatienten», so schrieb jüngst das *New England Journal of Medicine*, seit 1955 «praktisch nicht verändert». Inzwischen sei sicher, so die Zeitschrift weiter, daß schonende und weniger entstellende Eingriffe «mindestens ebenso effektiv sind» wie die lange Zeit übliche Radikaloperationen. Dabei sollte das Übel mit der Wurzel (lateinisch: radix) ausgerottet werden, indem nicht nur der Krebsknoten entfernt wurde, sondern die ganze Brustdrüse, teilweise mitsamt der unter dem Busen liegenden Muskulatur und drei bis vier Rippenstücken. «Ausgeräumt» wurden in jedem Fall auch die Lymphknoten in der Achselhöhle. Der Erfolg hängt aber weniger von der Art der Operation ab als vielmehr von der Ausdehnung der Erkrankung, und selbst das könnten nur Scheinerfolge sein. Zwar belegen zahlreiche Statistiken aus verschiedenen Ländern, daß Brustkrebs-Patientinnen um so länger überleben, je kleiner der Tumor zum Zeitpunkt des chirurgischen Eingriffs ist. Ob diese Gleichung immer aufgeht, bezweifeln indes viele Experten heute. Durch den vorverlegten Behandlungsbeginn, gibt Professor Krokowski zu bedenken, kann sich unter Umständen die Überlebensspanne deutlich verlängern, ohne daß die Kranken wirklich länger leben, «ja, es kann sogar der paradoxe Fall eintreten, daß infolge der früher eingeleiteten Therapie und der dadurch ausgelösten Metastasierung der Tod früher eintritt.» Die Überlebensspanne verlängere sich trotzdem gegenüber den Fällen mit später erkanntem Krebs. Die Bewertungsstatistik weise den individuellen Verlust an tatsächlicher Lebenszeit als Gewinn aus.

Diesem Bilanzschwindel kam man in Kassel auf die Spur, als die «Wachstumskurven» von nahezu 3000 verschiedenen Tumoren analysiert wurden. Dabei stellte sich heraus, daß die Metastasen «in ganz überwiegender Zahl zu eben dem Zeitpunkt entstanden, als der Krebskranke das erste Mal wegen seines Leidens ärztlich behandelt wurde». Operatio-

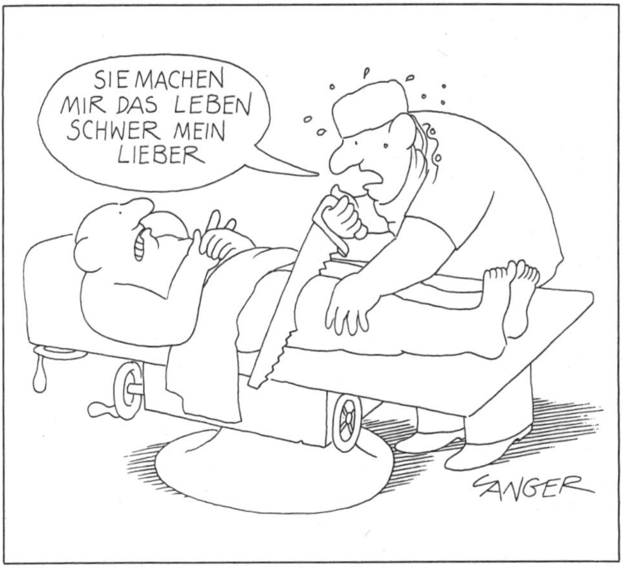

nen, aber auch die zu diagnostischen Zwecken vorgenommenen Probeschnitte und Punktionen können Tochtergeschwülste provozieren. Selbst das Betasten des Tumors löst «Krebszellschauer» aus. Damit kann freilich die lokale und allgemeine Abwehr, das körpereigene Immunsystem, im allgemeinen fertig werden. Dessen Schlagkraft entscheidet demnach darüber, ob sich die ins Blut abgegebenen Tumorzellen an anderen Stellen ansiedeln. Ab einer gewissen Menge ist jedoch das Immunsystem überfordert. Je umfangreicher das Reservoir an Krebszellen in der Primärgeschwulst ist, desto mehr können als Folge medizinischer Manipulationen ausgeschwemmt werden. Um so größer ist auch die Gefahr, daß sich die «Ausreißer» zusammenrotten und mit weißen Blutkörperchen einen «Pfropf» bilden. Bleibt dieser Embolus irgendwo im Lymph- und Blutgefäßsystem stecken, geht dort die böse Saat auf – Tochtergeschwülste wachsen heran. Der Sieg der Metastasen über den Körper und mithin der Tod des Krebskranken ist dann nur noch eine Frage der Zeit. Für Krokowski und seine Mitstreiter steht mittlerweile fest, daß «durch die Therapie unter Umständen der Mißerfolg der therapeutischen Bemühungen programmiert» wird. Die Entstehung von Tochtergeschwülsten zu verhindern, müsse daher das vordringliche Ziel der Krebstherapie sein. Chirurgische Eingriffe dürften nur noch unter «Metastasenschutz» vorgenommen werden. Konzentrierte Röntgenbestrahlung vor der Operation sei hierzu ebenso zu empfehlen wie die Gabe von Medikamenten, die dem Zusammenklumpen, der «Aggregation», ausgeschwemmter Krebszellen vorbeugen. Im übrigen, fordert Krokowski, müsse jede unnötige «Feindberührung» vermieden werden. Daß «bioptische Maßnahmen», also die Gewebsentnahme durch Anstechen oder Herausschneiden einer Krebsgeschwulst, die Aussaat bösartiger Tochterzellen begünstigt, will neuerdings auch der «Wissenschaftliche Beirat der Bundesärztekammer» nicht ausschließen. Eine Sachverständigen-Kommission ließ verlauten, man gehe «von der grundsätzlichen Möglichkeit solcher Ereignisse» aus.

Dieselben Professoren hatten das jahrelang lauthals bestritten. Aber da mußten sie sich noch gegen die Attacken ihres Kollegen Julius Hackethal zur Wehr setzen. Inzwischen ist es ruhiger geworden um den tapferen Aufklärer, doch das Mißtrauen gegen die Krebsbekämpfung blieb. Hackethals Skepsis hätte im Volk auch gar nicht so krebsartig wuchern können, wäre in seinem Buch «Auf Messers Schneide» nur ein Scheingefecht vorgeführt worden. Sein Verdacht, daß die diagnostischen Manipulationen an der Vorsteherdrüse einen harmlosen «Haustierkrebs» in einen bösartigen «Raubtierkrebs» verwandeln können, traf offensichtlich den verlogenen Kern der Vorsorge-Propaganda: Obgleich rund 1,6 Millionen Männer (17 Prozent der Aufgeforderten) einmal jährlich ihre Vorsteherdrüse von hinten befingern lassen, hat sich an der Prostatakarzinom-Sterblichkeit bislang nichts geändert. Das seit 1966 im Saarland geführte Register läßt nach Einführung der Krebsfrüherkennungsmaßnahmen keine verbesserten Behandlungsergebnisse erkennen. Aber das sollte man wohl erwarten dürfen, wenn die Devise stimmt, früh erkannt sei halb geheilt. Bis 1978 wurde von prominenten Urologen empfohlen, bei einem im frühen Stadium entdeckten Prostatakrebs müsse die Vorsteherdrüse möglichst rasch und radikal operativ entfernt werden. Dann begannen auch Mitglieder des «Wissenschaftlichen Beirats» einzugestehen, daß dadurch das Leben nicht verlängert wird. Sorgfältige Recherchen einer urologischen Forschergruppe in Madison, Wisconsin, und des Nationalen Krebsinstitutes der USA bescheinigten der radikalen Prostataentfernung eine geringe therapeutische Wirksamkeit, so daß nunmehr auch bundesdeutsche Urologen mit dem Griff zum Messer zögern. Mindestens zwei Prozent der Kranken, schätzte Hackethal, überleben nicht einmal den Eingriff. Den restlichen Patienten verderben die flinken Operateure zumindest den Spaß am Leben. Als Lohn der Früherkennung ist ihnen lediglich die Impotenz gewiß. Je gründlicher der Chirurg den Krebsherd ausschneidet, desto häufiger können die Operierten anschließend auch nicht mehr das

Wasser halten. Und wer nicht zum Dauernässer wird, bekommt wenigstens eine chronische Blaseninfektion mit auf den weiteren Lebensweg. Solche Nebenwirkungen wären zur Not in Kauf zu nehmen, hätte das frühzeitige Eingreifen die erhoffte Wirkung. Indes verschlechtert sich die Lebenserwartung nicht, wenn man erst einmal abwartet, allenfalls, wie der Beirat der Bundesärztekammer 1978 verlauten ließ, eine gezielte Hochvoltbestrahlung der Prostata vornimmt. Das Leben wird dadurch wahrscheinlich auch nicht verlängert, diese Therapie ist jedoch weniger einschneidend als die Radikaloperation. Sie macht aus Männern, die von ihrem Krebs im allgemeinen kaum etwas spüren, im Handumdrehen «Blasen- und Potenzkrüppel» (Hackethal). Die Rechnung der Früherkenner kann schon deswegen nicht aufgeben, weil mindestens 4000 anscheinend Gesunde untersucht werden müssen, um ein «operables» Prostatakarzinom aufzuspüren, und auch dann hat die «Vorsorge» keine therapeutische Konsequenz. Ob der Tumor zwei oder fünf Zentimeter im Durchmesser mißt, also «früh» oder «spät» erkannt wird – die Behandlung bleibt stets die gleiche, falls sie überhaupt nötig ist. Bei längerem Zuschauen entpuppt sich nämlich so mancher «böse Keim», vor dem der Pathologe warnt, als harmlose Pflanze, die nicht weiterwächst. Die Unsicherheit der mikroskopischen Diagnostik hat Julius Hackethal mit der ihm eigenen Bildgewalt dem Publikum verdeutlicht: Die Momentaufnahme eines Autos vor einer Hauswand lasse nicht erkennen, ob der Wagen dort geparkt sei oder auf die Wand zurase. Die Ärzte würden jedoch stets das Schlimmste vermuten – als Rechtfertigung für den «totalen Krebskrieg».

Hätten die medizinischen Autoritäten der Bevölkerung die Wahrheit gesagt, anstatt sie mit kostenlosen Ablaßbriefen zur Teilnahme an Krebs-Vorsorgeprogrammen zu lokken, wäre durch Hackethals rabiate Thesen kaum eine Reformation ausgelöst worden. Sie wurde unlängst offiziell besiegelt, als die oberste Aufsichtsbehörde der kassenärztlichen Versorgung, das Bundesministerium für Arbeit und

Sozialordnung, die Sitzung einer Fachbereichskommission anberaumte. Dabei wurde unter anderem auch die Früherkennung des Gebärmutterhalskrebses als Etikettenschwindel decouvriert. Das Zervixkarzinom galt als ideales Objekt der ärztlichen Vorsorgebemühungen. Da seine Häufigkeit aus ungeklärten Gründen ohnehin rückläufig war, bestanden beste Aussichten, Erfolge melden zu können. Der von dem Griechen George Nicholas Papanicolaou in Amerika entwickelte Zellabstrich-Test schien überdies zuverlässig genug, um bereits früheste Stadien des Muttermundkrebses zu entdecken, so daß die Entfernung des gesamten Uterus einer weiteren Ausbreitung dieser Karzinome vorbeugen und damit eine endgültige Heilung ermöglichen konnte. Nun aber wird offenbar: Viele dieser «Heilungen» sind gar keine. Denn weniger als die Hälfte der durch den Zellabstrich entdeckten Schleimhaut-Veränderungen entwickelt sich, wie es in den Lehrbüchern steht, weiter zum «eindringenden» Karzinom. In den übrigen Fällen bleibt das angebliche «Vorstadium» auf die oberste Zellschicht beschränkt oder bildet sich zurück, ist demnach keineswegs der Anfang vom schlimmen Ende, dem die Radikaloperation zuvorkommen soll. Zahlreiche junge Frauen, die furchtsam dem Ruf der «Deutschen Krebshilfe» folgten und alljährlich («dem Leben zuliebe») zur Vorsorge pilgerten, wurden unnötigerweise verstümmelt, mußten auf Kinder verzichten, um «geheilt» zu werden von einem «Krebs», der keiner war.

Auch beim Mammakarzinom, dem häufigsten Krebs der Frau, fürchtet Professor Krokowski ähnliche «Erfolge». Allerdings werden derzeit kleinste Tumoren oder gar vermeintliche Karzinom-Vorstadien in der Brustdrüse sowieso selten entdeckt. Es sind Zufallsbefunde, die nicht einmal fünf Prozent aller erstmals behandelten Brustkrebs-Fälle ausmachen. Was die Vorsorge-Apostel ärgert, könnte die geheime Freude vieler Frauen sein. Haben die Karzinom-Fahnder nämlich erst einmal etwas aufgespürt, was wie Krebs aussieht, wollen sie möglichst umgehend den Finderlohn kassieren. Ob eine früh entfernte Gewebsveränderung sich später zum Karzinom ausgewachsen hätte, kann hinterher niemand mehr feststellen. Aber die Patientin wurde «mit Erfolg» behandelt, auch wenn die Operation überflüssig war. Der rasche Eingriff läßt sich zudem damit rechtfertigen, daß kostbare Zeit verlorengeht, wenn man abwartet, was aus einem winzigen Krebsherd wird.

Immerhin hat Professor Kurt Brunner, Karzinom-Experte des Berner Insel-Spitals, errechnet, daß ein Gramm Tumorgewebe bereits mehr als eine Million bösartiger Zellen enthält. Dann ist die Geschwulst kaum erbsengroß. Andererseits vergehen im Durchschnitt acht Jahre, bis der Brustkrebs einen Durchmesser von einem Zentimeter erreicht hat. Frühestens in diesem Stadium kann der Tumor mit viel Glück und Fingerspitzengefühl getastet werden. Da er aber nach seiner Entdeckung, falls überhaupt, nicht schneller wächst als zuvor, schadet blinder Eifer nur. Die Gefahr einer operativ ausgelösten Metastasierung erscheint vielen Fachleuten heute größer als das Risiko, daß ein Krebs, während er beobachtet wird, spontan seine bösartigen Fühler in die Lymphknoten und andere Organe ausstreckt. Voraussetzung ist jedoch, daß der Tumor nicht «gereizt» wird, indem man den verdächtigen Bezirk herausschneidet oder mit einer Nadel ansticht, um in dem entnommenen Gewebe nach Krebszellen zu suchen. «Nur jede dritte oder vierte Biopsie», konzediert das Ärzteblatt *Medical Tribune*, erweise sich rückblickend als erforderlich. Um nichts zu übersehen, was man ihnen später vorhalten könnte, stimmen die Gewebsbegutachter freilich im Zweifel wohl meist gegen die Angeklagten, so daß im dunkeln bleibt, wie viele Unschuldige aufgrund des mikroskopischen Urteils verstümmelt werden. Selbst wenn aber durch Probeschnitt oder Punktion nicht bloß blinder Alarm ausgelöst wurde, wiegt der mögliche Schaden einer diagnostischen Gewebsentnahme den Nutzen oft nicht auf. Der Eingriff kann schlafende Hunde wecken, da in jedem Fall vermehrt Tumorzellen ins Blut ausgeschwemmt werden. Ob sie dort vernichtet werden oder zu Tochtergeschwülsten heranwachsen, läßt sich nicht vorhersagen. Der «Wissenschaftliche Beirat der Bundesärztekammer» glaubt zwar – einerseits – nicht, daß «bioptische Maßnahmen» die Metastasierung fördern, hält es aber – andererseits – grundsätzlich doch für möglich. In der 1980 veröffentlichten Stellungnahme wird aus der ausgewogenen Zwiespältigkeit die Konsequenz gezogen, bei Brustkrebsverdacht auf die Gewebsentnahme zu verzichten. Die mikroskopische Untersuchung, so ergänzt die ministerielle «Fachbereichskommission», vermittelt ohnehin kein eindeutiges Bild von der Bösartigkeit des entnommenen Gewebes. Damit ist nun auf höchster Ebene bestätigt, was Hackethal, so Krokowski, «vulgär formuliert» hat, was aber auch «wissenschaftlich ausgewiesene Mediziner» (so die Bundesärztekammer über die Biopsie-Gegner) jahrelang nur unter dem wütenden Protest ihrer Kollegen aussprechen durften. Kommt Zeit, kommt eben auch der Beirat zur Einsicht. Womöglich überrascht das offizielle Ärztegremium demnächst die Öffentlichkeit mit der Empfehlung, man solle «die systematische Krebsvorsorge-Untersuchungen» einstellen. Diesen Rat gab unlängst Professor Krokowski. Früherkennung, erläutert der unermüdliche Kämpfer für eine «Neuorientierung» der Krebsbekämpfung, sei selbstverständlich anzustreben, mit den bisherigen Programmen aber kaum zu realisieren. Obwohl es rund 70 verschiedene Krebsarten gebe, werde nur nach wenigen gefahndet, und das seien obendrein «nicht die häufigsten und nicht die gefährlichsten». Außerdem beschränke sich die Suche nach Brustkrebs beispielsweise immer noch auf Betrachten und Betasten, das leistungsfähige Röntgenverfahren, die Mammographie, gehöre nicht zum Routine-Programm.

Diese Technik wird freilich von den Experten unterschiedlich bewertet – je nachdem, aus welchen fachlichen Blickwinkeln sie die Röntgenaufnahmen der Brustdrüse betrachten. Der Kasseler Strahlenmediziner hält sie für eine «zuverlässige diagnostische Maßnahme». Ebenso der Kölner Mammographie-Pionier Professor Walter Hoeffken. Er macht geltend, daß mit diesem Verfahren bereits kleinste Karzinome, die sich noch dem tastenden Zugriff entziehen, geortet werden können. Nur bei einem Viertel der Frauen, die zur jährlichen «Vorsorgeuntersuchung» kommen, nehmen die bundesdeutschen Ärzte jedoch nach den Erhebungen Hoeffkens die technische Diagnose-Hilfe in Anspruch. Der Brustkrebs werde daher meist spät entdeckt, nämlich zu 80 Prozent von den Frauen selbst.

Wenn ein Knoten fühlbar ist, hat er aber in der Regel schon einen Durchmesser von zwei Zentimeter. In zwei Drittel dieser Fälle liegen dann bereits Tochtergeschwülste in den Achsellymphknoten vor; viele dieser Tumoren haben zudem an anderen Stellen des Körpers nicht nachweisbare Krebs-Stützpunkte errichtet. Gegen solche Fernmetastasen kann keine noch so radikale Therapie etwas ausrichten. Dem wollen die Röntgen-Spezialisten durch regelmäßig wiederholte Mammographie zuvorkommen. Damit lassen sich in der Tat noch nicht tastbare Karzinome aufspüren. Winzige Verkalkungen und haarfeine strahlenförmige Krebsausläufer gelten als schwarzgraue Indizien der Wucherung. Beweise sind es freilich nicht, und auch die Verdachtszeichen muß der Doktor lesen können. Nur wenige Mammographiker haben so lange geübt, daß sie das schwierige Metier meistern. Außerdem ist selbst der Erfahrenste nicht vor Überraschungen sicher. Von Professor Hoeffken wird zum Beispiel berichtet, daß er schon in manchem Fall geschworen hat, er mache seinen Laden dicht, «wenn das kein Karzinom ist». Bisher hat niemand den Ordinarius beim Wort genommen, zumal die Strahlendiagnostiker, wenn sie öffentlich Rechenschaft über ihr Tun ablegen, meist stolze Erfolge melden.

Den publizierten Bilanzen ist zu entnehmen, daß die internationalen Spitzenreiter der Mammographie mit dieser Technik über 90 Prozent der Karzinome einschließlich noch nicht tastbarer Frühstadien erkennen. Auf den zweiten Blick verblaßt allerdings der Glanz. Zwei Drittel der Frauen, die aufgrund des Röntgenbefundes operiert wurden, hatten nämlich gar keinen Krebs. Die imponierende Trefferquote, so müssen sich die Radiologen neuerdings von Dissidenten aus den eigenen Reihen vorhalten lassen, kommt dadurch zustande, daß schon der Schatten eines Verdachts genügt, um das Gewebe unter die Lupe zu nehmen. So wird zwar kaum ein Krebsherd übersehen, oft aber eine harmlose Gewebsverdichtung als Karzinom beschuldigt – bis der Pathologe das Gegenteil beweist.

In vielen Kliniken wird dabei jedesmal der Ernstfall geprobt. Bevor sie Gewebe entnehmen, verlangen die Chirurgen von den Frauen eine Blankovollmacht für eine eventuell notwendige Brustamputation. Während die Patientin noch in Narkose liegt, wird ein sogenannter Schnellschnitt angefertigt. Innerhalb von zehn Minuten kann das Ergebnis der feingeweblichen Untersuchung vorliegen. Bestätigt sich der Verdacht, wird sofort weiteroperiert. Wie häufig Pathologen irren, läßt sich nur vermuten. Daß aber der Mammographie-Verdacht zu häufig falsch ist, steht für einige Experten außer Zweifel. Sie glauben in der Ultraschall-Darstellung der Brustdrüse ein Verfahren gefunden zu haben, um die Grenze zwischen gutartigen und bösartigen Veränderungen deutlicher sichtbar zu machen. Noch proben nur wenige Radiologen den Aufstand, indem sie dem Röntgenbild die Ultraschall-Ansicht gegenüberstellen. Sie kann erhellen, was die Mammographie verschleiert. Kleinste Karzinome, behaupten erfahrene Untersucher, lassen sich mindestens ebenso zuverlässig erfassen, harmlose Veränderungen werden jedoch weniger oft zu Unrecht verdächtigt.

Vorerst brauchen aber die Hersteller und Nutzer von Mammographie-Geräten die Konkurrenz auf dem Markt der Brustkrebs-Vorsorge nicht zu fürchten. Denn die Ultraschall-Abbildung erfordert noch so viel Geschick und Zeit, daß die Technik im Routinebetrieb derzeit keine Chance hat. Der Münchner Wolfgang Igl, einer der Mammographie-Bilderstürmer, untersucht nach eigener Aussage nur drei bis vier Frauen pro Tag, da die Aufnahme nicht, wie bei anderen Röntgenverfahren, einer Hilfskraft überlassen werden kann. In den USA und vor allem in Japan bastelt die Industrie fleißig an automatisierten Geräten. Vermutlich werden auch deutsche Firmen die neue Technik forcieren, sobald die radiologischen Ordinarien, die als Klinik-Chefs zugleich Herren über Millionen-Investitionen für einen ständig erneuerungsbedürftigen Apparatepark sind, der Ultraschall-Diagnostik der Brustdrüse ihren wissenschaftlichen Segen erteilen. Sie dürften kaum darum herumkommen. Das Verfahren empfiehlt sich nämlich als «sanfte Alternative» zur Röntgen-Mammographie.

Diese war vor einigen Jahren ins Zwielicht geraten, als Strahlenbiologen öffentlich vorrechneten, daß Reihenuntersuchungen, wie sie in den USA damals schon praktiziert, in der Bundesrepublik nachdrücklich gefordert wurden, wahrscheinlich mehr schaden als nützen. Eine vom Nationalen Krebsinstitut der Vereinigten Staaten berufene Expertenkommission kam 1976 zu dem Schluß, vor dem 50. Lebensjahr solle auf die alljährliche Mammographie bei unverdächtigen Frauen verzichtet werden. Ähnliche Überlegungen hatte fast gleichzeitig der Gießener Strahlenkundler Professor Ludwig Rausch vorgetragen. Er ging davon aus, daß selbst kleinste Strahlendosen Krebs auslösen können. Das war zwar auch von Röntgendiagnostikern grundsätzlich anerkannt worden, doch als Rausch die Erkenntnis auf die Mammographie anwandte, taten deren Propagandisten die Risikokalkulation als theoretische Spielerei ab. Um die weibliche Kundschaft nicht zu verunsichern, strahlten die Brustkrebs-Fahnder Optimismus aus. Der Nutzen mammographischer Reihenuntersuchungen, so verlautete 1977 im *Deutschen Ärzteblatt*, überwiege bei weitem das damit eventuell verbundene Risiko. Dem hielt der Strahlenschützer entgegen: Da die Brustkrebs-Häufigkeit mit dem Alter ansteige, sei die Wahrscheinlichkeit, in jungen Jahren «fündig» zu werden, gering. Wenn man jede Frau über 30 alle Jahre wieder einer Mammographie unterziehe, müsse man schätzungsweise 10000 Vorsorgewillige unnötig den Strahlen aussetzen, um ein Karzinom zu entdecken. Um so größer sei aber die Chance, daß solche Frauen den dadurch möglicherweise provozierten Krebs noch erleben. Im höheren Alter nehme dagegen der Nutzen zu, während sich das Risiko vermindere, denn der krebsauslösende Effekt der wiederholten Strahlenbelastung schlage erst in 10 bis 20 Jahren zu Buch. Der Verdacht kann sich freilich nur auf statistische Berechnungen stützen, und dabei gilt die Erkenntnis des 1966 verstorbenen Berliner Mathematikers und Medizinprofessors Karl Friedrich Freudenberg: «Die Wahrscheinlichkeit fängt jedesmal wieder von neuem an» – soll heißen: Keine noch so exakte Statistik kann das Schicksal eines einzelnen Patienten voraussagen. Und sie erlaubt auch keine zwingende Verknüpfung von Wirkung und Ursache. Weil die Strahlenbiologen den Beweis schuldig bleiben mußten, wurden sie von den Radiologen der grundlosen Panikmache beschuldigt. Diese konnten freilich ebenfalls nur vermuten, daß die Mammographie der Brustkrebs-Entstehung nicht Vorschub leistet. Gleichwohl hielt es etwa Professor Hoeffken für erwiesen, die Warnungen würden viele Frauen von der notwendigen Untersuchung abhalten und dadurch die bei Früherkennung mögliche Heilung vereiteln. So schoben sich beide Seiten abwechselnd die Verantwortung für den vorzeitigen Tod von Brustkrebs-Patientinnen zu. Doch wenn die Fachleute streiten, können sich die Laien kaum freuen. Was sollen die Frauen nun glauben: daß sie eher an Brustkrebs sterben, wenn sie schon in jungen Jahren mit der mammographischen Vorsorge beginnen? Oder wenn sie die regelmäßigen Röntgenuntersuchungen lange vermeiden?

Ein vorläufiges Ende fand die Kontroverse mit einer «Empfehlung», die ein Expertengremium auf Anregung der «Deutschen Krebshilfe» im April 1979 veröffentlichte. Demnach kann ab dem 30. Lebensjahr als einmalige Untersuchung eine «Basismammographie» vorgenommen werden. Ab 40 darf die gesetzliche Krebsvorsorgeuntersuchung auch ohne verdächtige Veränderungen in der Brust durch eine Röntgenaufnahme ergänzt werden. «Das übliche Intervall soll etwa zwei Jahre betragen.» Ab dem 50. Lebensjahr könne der Abstand verkürzt werden. Im übrigen diene die Mammographie vor allem der Klärung verdächtiger Befunde und der Überwachung besonders gefährdeter Frauen. Wenn eine bestimmte Strahlendosis nicht überschritten wird, hatte die Kommission auch «keine Bedenken gegen Reihenuntersuchungen an wissenschaftlich ausgerichteten Zentren». Was sie tatsächlich nützen, wollten die Experten nicht zu Protokoll geben. Dabei hätte beispielsweise das Kommissionsmitglied Professor Hans-Joachim Frischbier auf eine Langzeitstudie verweisen können. Unter seiner Leitung wurde an der Universitäts-Frauenklinik Hamburg seit 1971 eine Gruppe von 11450 unverdächtigen Frauen in zweijährigem Abstand mammographiert. Schon beim zweiten «Durchlauf» hatte sich der Anteil früh entdeckter Karzinome mit einem Durchmesser unter zwei Zentimeter von 64 auf 92 Prozent erhöht, ein Viertel dieser Geschwülste war sogar kleiner als ein Zentimeter. Mit solchen «spektakulären Diagnoseziffern», kritisierte Professor Rausch, ebenfalls Mitglied der Expertenkommission, wird freilich «die schlichte Wahrheit verdrängt, daß Reihenuntersuchungen auf längere Sicht nicht mehr Krebs aufdecken können, als in der Bevölkerung nachwächst». Es werden also Karzinome entdeckt, die ohne Mammographie noch verborgen geblieben wären. Die daraus resultierende verlängerte Überlebenszeit ist ein Scheinerfolg. Verlängert wird ja nicht die Lebenszeit, sondern nur die Frist, in der der Kranke weiß, daß er Krebs hat. Außerdem entwickeln sich nicht alle Brustkrebse mit der gleichen Geschwindigkeit. Die mammographische Momentaufnahme, wenn sie alljährlich wiederholt wird, erfaßt häufiger langsam wachsende Karzinome im Frühstadium. Deren ohnehin günstigere Überlebensrate täuscht einen Erfolg der Früherkennung vor. Ein ähnlicher Trugschluß kommt dadurch zustande, daß an Vorsorgeprogrammen bevorzugt Bevölkerungsgruppen teilnehmen, die am wenigsten krebsgefährdet sind, jedoch ein besonders ausgeprägtes «Gesundheitsbewußtsein» haben.

Sämtliche Früherkennungsmaßnahmen, resümiert Professor Krokowski, konnten bisher die Heilungsquoten bei Tumorleiden nicht wesentlich verbessern. Mithin werden lediglich «mehr Gesunde von einem harmlosen Krebs befreit».

Der ernüchternden Bilanz zum Trotz suchen die Vorsorge-Fans bereits nach neuen Betätigungsfeldern. So wird seit zehn Jahren in den USA mit einem Riesenaufwand die Möglichkeit der Lungenkrebs-Früherkennung geprüft. Die Testgruppe besteht aus 30000 männlichen Rauchern über 45 Jahre, bei denen die gängige Lehrmeinung ein erhöhtes Risiko annimmt. Sie werden an drei der berühmtesten amerikanischen Kliniken jährlich gründlich untersucht, einschließlich Röntgenaufnahme und Zellabstrich aus den Luftwegen. Jedes Jahr wurden einige Lungenkarzinome entdeckt, die noch operiert werden konnten. Über dieses Ergebnis, so ließen die US-Forscher wissen, sei man schon «sehr glücklich». Doch die Lebenserwartung der «Risikogruppe» hat die medizinische Überwachung bisher nicht verbessert. Konsequenzen, das ist den Untersuchern inzwischen klar, wird die kostspielige Studie nicht haben. Doch die Natur, so scheint es, läßt die Heilzunft nicht im Stich. Die Lungenkrebs-Sterblichkeit, die seit der Jahrhundertwende stetig stieg, nimmt ab. Das Statistische Bundesamt meldet für 1979 einen Rückgang der Lungenkrebs-Toten um 1,6 Prozent gegenüber dem Vorjahr. Das ist nicht viel. Nachdem es aber jahrzehntelang nur aufwärts ging, berechtigt der Knick in der Todeskurve immerhin zu vorsichtiger Hoffnung. Die Ursache ist unbekannt, was den Vorteil hat, daß jeder sich als Lebensretter fühlen kann, die Zigarettenfeinde wie die Umweltschützer und natürlich auch die Medizin. Daß Rauchverzicht dem Herz und den Gefäßen, ebenso der Lunge nützt, vielleicht sogar vor frühzeitigem Sterben schützt, daß eine Verminderung des Schadstoffgehalts in der Luft die Schleimhaut der Bronchien schont, daß schließlich verbesserte Diagnosetechniken manchen Lungenkrebs aufspüren, bevor er sich durch Husten, blutigen Auswurf oder Schmerz bemerkbar macht, und daß in solchen Fällen eine Operation das Leben verlängern kann – niemand bestreitet es. Ob aber die Abnahme der Sterblichkeit an Bronchialkarzinom, falls sie anhält, durch diese oder jene Maßnahme ausgelöst wurde, ob alles zusammen Gutes bewirkte oder nichts von allem, ob vielmehr ein biologisches Prinzip am Werk ist, das in diesem Jahrhundert die Lunge zum bevorzugten Krebsorgan der Männer erkor, ob also das Bronchialkarzinom der «Mohr» ist, der seine Arbeit getan hat und – ähnlich wie im vorigen Jahrhundert der Magenkrebs – nun gehen kann, um vielleicht dem Dickdarmkrebs Platz zu machen – niemand weiß es. Zwar wird emsig weiter nach allen möglichen Ursachen geforscht, doch jede Spur, die bisher verfolgt wurde, führte die Wissenschaft nur noch tiefer ins Dunkel. Das oft versprochene Licht am Ende des Tunnels – es ist nicht zu sehen.

Manchem Forscher dämmert allmählich, daß es den strahlenden Ausweg nicht gibt. So eindeutig die Beziehungen zwischen bestimmten Umwelteinflüssen und gewissen Tumorarten zu sein scheinen, so vielfältig sind die in Frage kommenden Krebsverursacher. Im Labyrinth des «multifaktoriellen Geschehens» hilft kein Ariadnefaden weiter. Nicht einmal auf die Kardinalfrage gibt es eine Antwort. «Was ist Krebs?» rätselt der Tübinger Kinderarzt Dietrich Niethammer, der mit Interferon experimentiert. «Wir wären viel weiter, wenn wir das endlich wüßten.» Eine Virusinfektion? Ein programmierter Fehler im Bauplan der Zellen? Ein Versagen des Immunsystems? Der körperliche Ausdruck unbewußter Seelenqual und sozialer Kränkung? Durch allerlei Umweltgifte ausgelöst, also Verschulden? Vornehmlich ein Altersleiden, also Schicksal? Soviel Wissenschaftler, soviel Antworten. Da niemand weiß, woher er kommt, läßt sich Krebs auch nicht verhüten. Die Früherkennung, als erster Schritt zum Heilerfolg gepriesen, tritt auf der Stelle. Und trotz intensiver Therapie, so mußte jüngst der Heidelberger Professor Dietrich Schmähl gestehen, überleben nur 32 Prozent der Krebskranken die ersten fünf Jahre nach der Diagnose. Auch sie sind nicht geheilt. Zwei Drittel der Patienten sterben aber schon vor dieser Zeit, so daß nicht einmal statistisch das Versagen von ärztlicher Kunst, Pharmazie und medizinischer Technik beschönigt wird. Daran vermochten die 100 Millionen Mark der «Deutschen Krebshilfe» ebenso wenig zu ändern wie die allerorten gegründeten «Tumorzentren». Und auch die von der Bundesregierung einberufene «Große Krebskommission» ist bestenfalls ein Strohfeuer aus alten Theorien und Praktiken, um neue Hoffnungen zu wecken. Daß sie enttäuscht werden wie eh und je, wissen die Heilkundigen längst. Doch sie wollen das Feld nicht endgültig jenen cleveren Heilskündern überlassen, die ein «Leben ohne Krebs» (Köhnlechner) versprechen.

Was der Jurist der «Schulmedizin» ins Stammbuch schreibt, können die Ärzte kaum verschweigen – zu viele Patienten müssen es am eigenen Leib erfahren. «Bei dem Versuch, Krebs zu heilen, stehen wir vor einer Mauer.» Die sie riefen, die Geister, werden die medizinischen Zauberlehrlinge nicht mehr los. Sie haben so oft die Schrecken des Krebses beschworen, daß das Volk nun nach «machbaren Wundern» lechzt. Die von Köhnlechner angebotene «Alternative zum heutigen Zeitpunkt» ist zudem bequem und billig. Täglich eine «Pille gegen den Krebs», bestehend aus ein bis zwei Gramm Vitamin C, einem Gemisch von Vitamin A und E in Form des Präparates «A-E-Mulsin» (zweimal 15 Tropfen) sowie zweimal fünf Dragees «Wobe-Mugos», einer «dünndarmlöslichen Mischung eiweißspaltender Enzyme». Das alles koste nicht mehr als eine Schachtel Zigaretten. Wenn man auf die auch noch verzichte, so behauptet «Deutschlands führender Heilpraktiker» (Verlagswerbung), sei man bereits «auf dem sichersten Weg zum Ziel», könne «sein persönliches Krebsrisiko auf ein unvermeidbares Minimum herabsetzen». Ganz «ohne Krebs» geht's offenbar auch mit dem Rezept des Manfred Köhnlechner nicht.

Wer an einem bösartigen Tumor erkrankt, darf auch auf

Frau Dr. med. Veronica Carstens vertrauen. Anders als ihre Vorgängerin, die «Krebshilfe»-Initiatorin Dr. Mildred Scheel, die als Röntgen-Fachärztin das Heil von Mammographie-Wagen, Computer-Tomographen und derlei teuren Diagnostik-Gerät erhoffte, verläßt sich die derzeitige Bundespräsidenten-Gattin mehr auf die «Ärzte mit Erfahrungsheilkunde». Als deren Gesellschaft zum 49. Mal in Baden-Baden tagte, hielt die First Lady der Bundesrepublik ihren – im Schatten der Schulmedizin praktizierenden – Kollegen eine lobende Ansprache, wobei sie unter anderem «Schröpfköpfe, Lymphdrainage, Reflexzonentherapie, Thymusmedikation» und, für «Krebspatienten, die nach der Operation von ihrem Hausarzt weiter betreut werden», die «Misteltherapie» würdigte. Seit «über 40 Jahren» hätten «viele Ärzte (damit) gute Erfahrungen» gemacht. Das hat sich inzwischen auch bei den medizinischen Lehrmeistern an den Universitäten herumgesprochen. Die Wirksamkeit der Mistelextrakte, klagte der Kölner Professor Rudolf Gross während des Deutschen Krebskongresses im Frühjahr 1980, sei zwar nicht erwiesen, ihre Unwirksamkeit könne man aber ebensowenig beweisen. Und weil die wissenschaftlichen Krebsbekämpfer auch nichts Besseres zu bieten haben, nehmen eben, wie auf demselben Kongreß zu erfahren war, schätzungsweise 60 Prozent aller Tumorkranken die dubiosen Mistelpräparate.

In den USA hat sich die Arzneimittelbehörde FDA sogar herabgelassen, ein nicht weniger zweifelhaftes «Anti-Krebsmittel» offiziell zu testen. Für etliche Millionen Dollar wird das aus Aprikosenkernen gewonnene «Laetrile» in klinischen Versuchsreihen geprüft, ob es mehr bewirken kann als gelegentlich eine Vergiftung infolge des Blausäuregehalts. Mit dem Mut der Verzweiflung forciert gegenwärtig auch das Nationale Krebsinstitut in Bethesda ein Testprogramm, das die Wirkung der körpereigenen Abwehrsubstanz Interferon erkunden soll. 10,4 Millionen Dollar will das Institut in nächster Zeit dafür aufwenden. Es ist der größte Betrag, der je für die Erprobung eines Heilmittels bereitgestellt wurde. Die Manager der amerikanischen Forschungsorganisationen machten das Geld erst locker, als sie fürchten mußten, ein anderes Land könne den USA den ersten Rang im vergeblichen Ringen um die Krebsbekämpfung streitig machen. 1977 war aus Stockholm die Nachricht gekommen, daß Interferon, damals schon seit genau 20 Jahren bekannt, gegen bestimmte Knochentumoren bislang unerreichte Erfolge erzielen könne. Das alarmierte die Amerikanische Krebsgesellschaft (ACS), später auch das Nationale Krebsinstitut. Doch schon macht sich erneut die Enttäuschung breit. Bei den bisherigen klinischen Versuchen, so räumte die ACS ein, habe Interferon in einigen Fällen «eine Wirksamkeit gegen Krebs» gezeigt, die Resultate seien je-

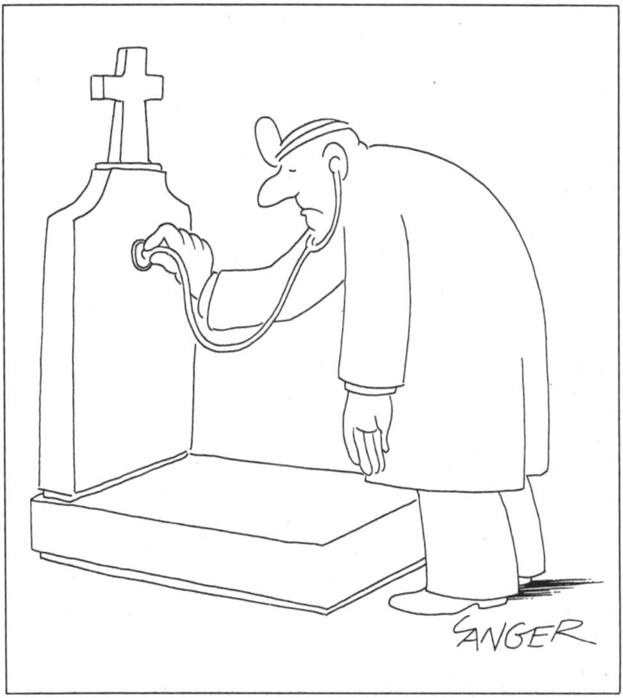

doch den mit anderen Therapiemethoden erzielten Ergebnissen nicht wirklich überlegen. «Die Glocken wurden zu früh geläutet», schrieb Professor Holger Kirchner, Virusspezialist am Deutschen Krebsforschungszentrum Heidelberg, in der *Medical Tribune*. Aber auch zu Begräbnissen werden die Glocken geläutet. Sowenig die Medizin den Tod abschaffen kann, so aussichtslos ist der Versuch, den Krebs zu besiegen. Doch vielleicht erinnern sich einige Ärzte wieder an die Anfänge ihres Lateins. In der gelehrten Sprache ihres Faches bedeutet Heilung nicht Befreiung von Krankheit oder Lebensverlängerung um jeden Preis. Die «curatio» hat vielmehr mit Fürsorge und Pflege zu tun. Das sind für manchen modernen Medizin-Strategen längst Fremdworte, ihren Sinn haben sie freilich nicht verloren.

5

«Unser Leben währet siebzig Jahr»

Chronische Krankheiten widerstehen jeder Therapie

Henrietta Lacks starb 1951 in Baltimore. Aber die Zellen, die sie töteten, leben weiter. George O. Gey von der Johns Hopkins Universität hatte aus dem Gebärmutterhalskrebs von Henrietta Lacks Gewebe entnommen, um es in einer Nährlösung zu «kultivieren». Seitdem vermehren sich die Krebszellen unermüdlich. Als «Hela-Stamm», mit den Initialen der Patientin versehen, ist ein Stück von ihr unsterblich. In zahlreichen Laboratorien der ganzen Welt zeugen die Nachkommen jener «Keimzellen» aus dem Karzinom der toten Amerikanerin ständig neue Generationen. Das verdanken sie allerdings ausschließlich den Forschern, die sie üppig mit Nahrung versorgen und alle Belastungen des normalen Lebens von ihnen fernhalten. Nur unter den künstlich geschaffenen Bedingungen der Gewebekultur können Krebszellen ungestraft die «Grenzen des Wachstums» überschreiten. Im Körper eines Patienten ist ihre ungebremste Teilungsfähigkeit ein Selbstmordprogramm. Früher oder später bringen sie den Organismus, von dem sie leben, um. Ist also die potentielle Unsterblichkeit von Tumorzellen ein Fehlgriff der Natur, den sie nur durch den Tod wiedergutmachen kann?

Als das Hela-Experiment begann, glaubten die Biologen noch, daß auch gesunde Zellen von Tieren und Menschen «im Prinzip» unbegrenzt lebensfähig seien – ausgenommen einige Super-Spezialisten im Gehirn und im Herz, die im Fall ihres Absterbens nicht ersetzt werden können. Allen anderen Gewebszellen höherer Organismen ist aber – nicht anders als primitiven Einzellern, etwa Bakterien – die Fähigkeit eigen, sich durch Teilung zu vervielfältigen. Demnach müßten sie, wenn man ihnen eine geeignete Umgebung schafft, außerhalb des Körpers praktisch endlos am Leben gehalten werden können. Als Beweis galt ein Versuch, der 1912 mit dem Nobelpreis ausgezeichnet, ein halbes Jahrhundert später jedoch als folgenschwerer Irrtum erkannt wurde. Der in Frankreich geborene Chirurg Professor Alexis Carrel hatte 1909 am Rockefeller-Institut in den USA ein winziges Stück Kükengewebe in eine Flasche gesteckt, die mit einer Speziallösung aus frischen Hühnerembryonen gefüllt war. Darin vermehrten sich die Zellen scheinbar unablässig – man brauchte nur die Nährlösung immer wieder zu erneuern. Insgesamt 36 Jahre lang ließ Carrel sein Lebenswerk sorgsam hüten, und je berühmter er wurde, desto mehr verwandelte sich die Pflege der wunderbaren Zellkultur in einen Kult. Die Erneuerung der Nährflüssigkeit war für die Laborhelfer feierliche Pflicht, der sie in wallenden schwarzen Roben mit Kapuzen nachkommen mußten – ein Schauspiel, das etliche Kollegen des ersten wissenschaftlichen Zellzüchters mit Abscheu verfolgten, ohne daß sie die ungebrochene Vitalität der Geflügelzellen, die Carrels «Kunst» weit über die natürliche Lebenserwartung von Hühnern hinaus zu erhalten schien, als faulen Zauber entlarven konnten.

Das Dogma von der Unsterblichkeit kultivierter Zellen wurde indes von vielen bereitwillig geglaubt, gab es doch einer alten Hoffnung neue Nahrung: Wenn die Zellen, aus denen der Körper besteht, unter optimalen Bedingungen nicht zu sterben brauchten, konnten Altern, Siechtum und Tod einem Verschleiß der Lebenskraft durch ungünstige Umwelteinflüsse angelastet werden. Dann aber müßte es grundsätzlich möglich sein, diesem Prozeß entgegenzuwirken, das Sterben vielleicht nicht ganz abzuschaffen, aber erheblich hinauszuzögern – der biblischen Weisheit zum Trotz, «unser Leben währet siebzig Jahr, und wenn's hoch kommt, so sind's achtzig Jahre». Carrel selbst brachte es auch nicht weiter. Er starb 71jährig, kurz vor dem Ende des Zweiten Weltkrieges. Doch insgeheim glaubte er wohl bis zum Schluß, daß «Der Mensch, das unbekannte Wesen» (so der Titel seines 1936 auf deutsch erschienenen Buches) eines Tages in jugendlicher Frische so alt werden könnte wie Methusalem, der alttestamentarische Urvater, dem sagenhafte 969 Jahre zugeschrieben werden.

Inzwischen ist freilich der Stoff, aus dem solche Träume sind, brüchiger denn je. Zwar melden die Gazetten mit schöner Regelmäßigkeit, daß irgendwo im fernen Aserbeidschan oder in einem entlegenen Andenhochtal wieder ein Lebensrekord aufgestellt worden sei. Unter 120 Jahren tun's die modernen Methusalems kaum, sollen gar 150 oder 160 Lenze erlebt haben. Solche Berichte kann man jedoch getrost als «unbewiesen», wenn nicht als «glatten Schwindel» abtun. Das meint jedenfall der heute in Kalifornien tätige Professor Leonard Hayflick – ein Mann, der es wissen muß. Denn er hat vor zwanzig Jahren, damals noch am renommierten Wistar-Institut in Philadelphia, den experimentellen Beweis angetreten, daß die Hoffnung auf ein beliebig zu verlängerndes Leben – auch mit Carrels wissenschaftlicher Verbrämung – ein Aberglaube ist. Hayflick konnte machen, was er wollte: Die von ihm gezüchteten Zellen menschlichen Bindegewebes stellten nach durchschnittlich 50 Teilungen ihr Wachstum ein. Die Lebensgeister von Säugetierzellen verlöschen demnach auch in der Flasche, und zwar nach einem mit erstaunlicher Präzision eingehaltenen Zeitplan, der offenbar angeboren ist. Beim Menschen sieht das genetische Programm vor, daß sich embryonale Zellen außerhalb des Körpers zwischen 40- und 60mal verdoppeln. Mehr ist nicht drin, wovon sich Hayflick in unzähligen Experimenten immer wieder überzeugen konnte. Der Programmschalter funktioniert auch noch, wenn die Zellen zwischendurch einige Jahre eingefroren werden. Stoppt man das Wachstum nach der 20. Generation, teilen sich die Zellen nach dem Auftauen weitere 30mal. Haben sie bereits 30 Teilungen hinter sich, folgen eben nur noch 20 – genau nach Plan, der für «unverbrauchte» Körperzellen einen Mittelwert von 50 plus/minus 10 vorsieht. Stammen die Zellen von 20jährigen, verfügen sie in der Regel über eine größere Teilungskapazität als die Gewebsproben von 70jährigen. Selbst bei Greisen findet man aber immer noch einige Zellen, die sich vermehren. Bevor die Gewebszellen ihre Teilungsreserven «ausgelebt» haben, schwinden die Körperkräfte, zumal im Organismus die mit unterschiedlicher Geschwindigkeit wachsenden Zelltypen sich aufeinander abstimmen müssen. Einige hochspezialisierte Gewebe, wie Nervenzellen, stellen ihre Vermehrung schon im Säuglingsalter ein. Das allmähliche Nachlassen ihrer Funktionsfähigkeit bremst den Stoffwechsel der übrigen Zellen. Die Organfunktionen verlangsamen sich, auch wenn noch nicht alle Zellen am Ende ihrer zugemessenen Teilungskapazität sind. Die einzige Ausnahme von dieser Regel: Krebszellen kennen solche Rücksichten nicht. Um biologisch unsterblich zu werden, müssen daher Körperzellen von Säugetieren erst entarten. Nur dann lassen sie sich in einem künstlichen Milieu endlos weiterzüchten. Die Lebenszeit aller anderen Gewebszellen ist dagegen auch unter den idealen Bedingungen der Laborkultur begrenzt.

Die gegenteilige Beobachtung von Carrel beruhte auf einer unfreiwilligen «Verjüngungskur»: Die Nährlösung, mit der seine Züchtung ständig versorgt werden mußte, wurde aus Hühnerembryonen hergestellt. Dabei schmuggelten sich jedesmal einige neue Zellen in die Kultur. Sie wuchsen, bis sie das später von Hayflick entdeckte Limit erreichten. Da aber die «Frischzellentherapie» laufend wiederholt wurde, konnte der Meister den Eindruck haben, es vermehrten sich immer noch dieselben Zellen, die er einst in die Flasche «gepflanzt» hatte. Das Eingeständnis seines Irrtums blieb Carrel erspart. Eine seiner Mitarbeiterinnen hatte zwar schon während des Unsterblichkeitskultes den Schwindel bemerkt, jedoch, wie sie erst viele Jahre nach seinem Tod gestand, «nicht gewagt, etwas zu sagen, weil so viel auf dem Spiel stand». Auch die zahlreichen wissenschaftlichen Nachbeter des Nobelpreisträgers kostete es einige Überwindung, das Dogma zu widerrufen. Hayflicks Bericht über seine Experimente wurde von mehreren Fachzeitschriften abgelehnt. Indes sind auch Irrlehren nicht unsterblich, so daß sich die neuen Ansichten schließlich doch durchsetzten.

Zellkulturen sind für Hayflick ein Modell des biologischen Alterns, das im Reagenzglas gleichsam im Zeitraffer abläuft. Das nach ihm benannte Phänomen der begrenzten Teilungskapazität von Körperzellen gilt vielen Gerontologen* heute als Indiz dafür, daß eine Art innerer Uhr bestimmt, wann einem Menschen die letzte Stunde schlägt. Der Tod wäre demnach von Anfang an beschlossene Sache, für den einzelnen wie für die Gattung. Selbst unter günstigsten Voraussetzungen, schätzt der Gießener Altersforscher Professor Dieter Platt, könne man als maximale Lebensdauer des Menschen kaum mehr als 110, allenfalls 120 Jahre veranschlagen. Krankheiten und Unfälle führen oft vorzeitig zum Tod, verhindern läßt er sich nicht.

Das äußerstenfalls erreichbare Alter scheint individuell vorgegeben. Verbesserte Ernährung und Hygiene, ein bißchen wohl auch die Fortschritte der Medizin, haben dazu beigetragen, daß sich heute mehr Menschen als um die Jahrhundertwende der Grenze ihrer Lebenszeit nähern. Doch die Zeitspanne, die ein 65jähriger noch vor sich hat, ist gegenüber der eines Gleichaltrigen im Jahre 1900 nur um vier Jahre angewachsen. Robert Kohn von der Case Western Reserve University in Cleveland (Ohio) hat errechnet, daß die Pensionisten höchstens noch ein Plus der mittleren Lebenserwartung von zweieinhalb Jahren erwarten dürfen, wenn künftig die drei führenden Todesursachen – Herzinfarkt, Schlaganfall und Krebs – ausgemerzt werden. Das wagt allerdings kaum noch jemand zu hoffen, zumindest spricht es niemand mehr öffentlich aus. Die Zukunft, die im fünften, mehr noch im sechsten Dezennium dieses Jahrhunderts von medizinischen Propheten aller Art vorhergesagt wurde, hat begonnen. Doch der Blick auf die triste Gegen-

* Gerontologie: Lehre von den Alterungsvorgängen. Von griechisch: geron = Greis.

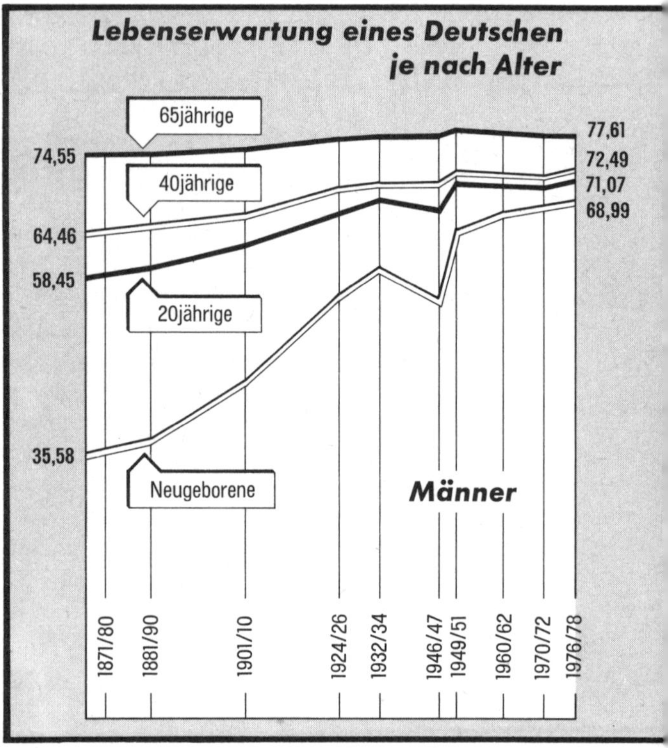

wart mahnt zur Vorsicht, denn alles deutet darauf hin, daß die wissenschaftlichen Wahrsager von gestern morgen als Träumer dastehen.

Da hatte zum Beispiel August Kinzel, zeitweilig Präsident des amerikanischen Salk-Instituts für die Schutzimpfung gegen Kinderlähmung, verkündet: «Wir werden alle Probleme des Alterns vollständig erledigen.» Er wird sich wohl um die Jahrhundertwende immer noch an sein Versprechen erinnern lassen müssen. Ebenso Professor Robert Sinsheimer vom kalifornischen Institut für Technologie, der Anfang der siebziger Jahre behauptete: «Wir kennen keine Grenzen un-

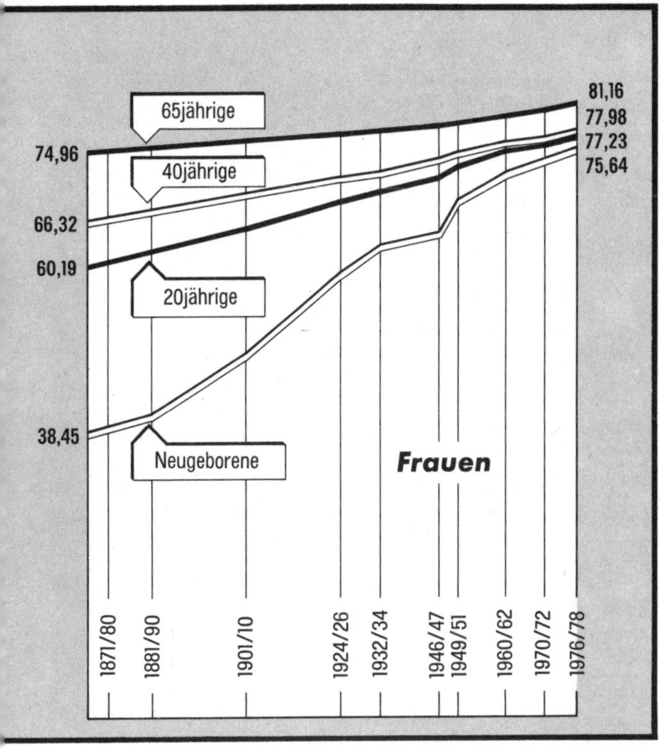

serer Lebensdauer. Wie alt wollen Sie werden?» Selbst wenn die Computer-Programme manches zu schwarz malten, so fiel doch ein langer Schatten auf den grenzenlosen Optimismus, der das Nationale Institut für Gesundheit im US-Staat Maryland bis dahin erhellt hatte. Spätestens 1980, so war den Wissenschaftsgläubigen der westlichen Welt gepredigt worden, seien die «Killerkrankheiten» ausgemerzt. Wer nicht durch Unfall, Selbstmord oder Totschlag vor der Zeit auf der Strecke bleibe, könne gut und gern auf hundert Jahre hoffen. Doch damit nicht genug. Das solcherart verlängerte Leben sollte auch von allen lästigen Gebrechen des

Alters befreit werden. Glaubte man den Visionen, so konnten die Greise des ausgehenden 20. Jahrhunderts allesamt unbeschwert und rüstig, notfalls mit künstlichen Gelenken und Ersatzorganen, dem späten, aber sanften Ende entgegenschreiten – jeder einzelne, bis zum Schluß das Haupt erhoben, ein stolzer Zeuge des unablässigen Forschritts der Heilwissenschaften. Daß die Wirklichkeit bis auf weiteres anders aussieht, blieb auch den medizinischen Mondflug-Strategen nicht verborgen. Der Start ins neue Zeitalter wurde verschoben – auf ungewisse Zeit.

Zwar sind inzwischen mehr als zehn Prozent der US-Bürger über 65 Jahre alt, aber 86 Prozent von ihnen leiden an chronisch degenerativen Krankheiten. Und niemand weiß, ob die restlichen 14 Prozent tatsächlich, wie's statistisch scheint, verschont sind von den Blessuren des Alters oder, fast wahrscheinlicher, bloß den Doktor meiden. Denn die Zeit, auch wenn's der Volksmund seit 1500 Jahren den «Bekenntnissen» des Kirchenlehrers Augustinus nachplappert, sie heilt nicht nur alle Wunden, sondern fügt dem Leib und auch der Seele ständig welche zu. Wenn der Arzt einen alten Körper nur richtig untersucht, findet er in jedem Fall etwas, dem er einen «Krankheitswert» zuschreiben kann, verläßt doch schon ein 35jähriger, der nur mal «vorsorglich» oder weil er keine andere Erklärung weiß für seine «Midlife Crisis», einen Medicus konsultiert, die Praxis selten ohne «Befund» mit passendem Rezept. Doch erst das Alter ist des Doktors Lust. Da kann er seine Gunst so recht erweisen.

In der Bundesrepublik beträgt der Anteil der über 65jährigen etwa 15 Prozent. In Westberlin macht diese medizinisch ergiebigste Altersgruppe gar 22 Prozent aus. Die Klientel einer Allgemeinpraxis, so berichtete jüngst das Ärztemagazin *Selecta*, ist denn auch schon bis zu einem Drittel «den höheren Altersgruppen zuzurechnen». Dabei falle den Praktikern die Aufgabe zu, diese Patienten «periodisch zu untersuchen». Er müsse «Geschwülste früh erfassen, Risikofaktoren für Herz- und Kreislauf-Leiden ermitteln», aber auch nach Lungenkrankheiten «fahnden» sowie «gezielte Glaukom-Diagnostik betreiben», soll heißen: den Augendruck messen, um Anzeichen des «grünen Stars» rechtzeitig zu erkennen. Und natürlich, so *Selecta*, müsse der Arzt auch jedesmal «den Urin auf Eiweiß, Zucker und Blut hin analysieren». Mit diesem Programm, das zudem ausbaufähig ist, können die praktizierenden Medizinmänner und -frauen der «Ärzteschwemme», vor der die Standesführung neuerdings warnt, gelassen entgegensehen. Wenn sich schon die Anzahl der Patienten nicht beliebig vermehren läßt, so kann doch jeder einzelne noch viel intensiver untersucht werden. Was nämlich heutzutage die Gesundheit bedroht, so resümierte unlängst Dr. James F. Fries von der medizinischen Fakultät der kalifornischen Stanford-Universität, beginnt meist schon in jungen Jahren, entwickelt sich zwar langsam, aber unaufhaltsam. Heimtückisch seien diese Leiden, klagt der kalifornische Doktor, weil sie sich lange Zeit der Aufmerksamkeit von Patient und Arzt entzögen. Wenn sie entdeckt würden, sei das Ende nicht mehr abzuwenden, doch hinausschieben lasse es sich mit medizinischer Hilfe immerhin. Mehr als 80 Prozent aller Todesfälle, so Fries, gehen bereits auf das Konto solcher chronischen Erkrankungen.

Die Patienten sterben jedoch dem Doktor nicht gleich weg; er muß sie nur rechtzeitig als solche erkennen, dann bleiben sie ihm über Jahre oder Jahrzehnte erhalten, bedürfen ständiger Wachsamkeit und Pflege aller Art. Der Wechsel von den akuten zu den chronischen Krankheiten, das erkennt der Mann aus Stanford klar, habe einen massiven Bedarf an zusätzlichen medizinischen Dienstleistungen geschaffen. Nun aber «scheint das Ende dieser Ära gekommen», weil es kaum noch akute Krankheiten gebe, die gegen chronische «ausgetauscht» werden könnten. Dennoch bleibt der weißen Zunft auch künftig noch genug zu tun. Kennzeichen der chronischen Erkrankungen ist ja, daß sie sich über lange Zeit hinziehen. Und für alle gilt, was im Lehrbuch der Lungenheilkunde über die chronische Bronchitis steht: «Sie ist, wie ihr Name zum Ausdruck bringt, ein chronisches, das heißt: ein unheilbares Leiden.» Wenn sich der Doktor das vor

Augen hält, braucht er zumindest im Hinblick auf den geschäftlichen Erfolg seiner Bemühungen nicht schwarzzusehen. Die moderne Gesellschaft sorgt ständig für Nachschub. Die medizinische Wissenschaft teilt zwar nicht mehr die Ansicht der alten Römer, daß das Altern an sich schon eine Krankheit sei («Senectus ipsa morbus»). Aber, so weiß der emeritierte Würzburger Gerontologe Professor Hans Franke, mit steigendem Alter «nehmen nicht nur die Krankheitshäufigkeit, sondern auch die Leidensdauer und die Länge der Rekonvaleszentenperiode zu». Vor allem aber: Ein Leiden kommt selten allein. Bei 80jährigen, die nach dem Tod seziert wurden, fanden die Pathologen im Durchschnitt neun verschiedene Krankheiten, die zum Ende des langen Lebens beigetragen haben. Bis zum 40. Lebensjahr ist dagegen jeweils nur eine Erkrankung als Todesursache auszumachen.

Mit dem Alter, das läßt sich aus zahlreichen Statistiken ablesen, nimmt die Anzahl der ärztlichen Diagnosen ständig zu. Die Geriatrie, jene für den medizinischen Sektor der Altersforschung zuständige Disziplin, hat dafür auch einen gelehrten Namen: Multimorbidität. Frei ins Deutsche übersetzt: Viele Leiden sind des Alten Tod. Der läßt allerdings – ob trotz, ob wegen der medizinischen Anstrengungen, ist nicht immer eindeutig festzustellen – oft auf sich warten. Selbst erhebliche «Organveränderungen und Funktionsstörungen», wundert sich Franke, können «erstaunlich lange, sogar Jahrzehnte hindurch, mit einem durchaus erträglichen Leben vereinbar sein». Freilich, ohne «Gesundheitsüberwachung» will auch der Würzburger niemand alt werden lassen. Da mit den Jahren, wie sein Kollege Fries notiert, die Wahrscheinlichkeit chronischer Krankheiten zunimmt, haben die Wächter alle Hände voll zu tun, daß ihnen keins der vielen Leiden entgeht, die es zu hegen gilt. Und weil sie nicht zu heilen sind, werden es laufend mehr, je länger der Patient mit ihnen lebt. Manche begleiten ihn von Jugend an bis ins hohe Alter. Eine Bronchitis zum Beispiel kann überaus anhänglich sein. Die Geriater sprechen in einem solchen

Fall von einer «alternden» Krankheit; der Volksmund sagt: Wer lange hustet, lebt lang. Als chronisch gilt die Entzündung des Bronchialsystems, wenn die Erkrankung wenigstens seit zwei Jahren andauert und während dieser Zeit in jedem Jahr mindestens drei Monate hindurch an den meisten Tagen der Woche mit Husten und Auswurf einhergeht.

Nach dieser umständlichen Beschreibung, die von der Weltgesundheitsorganisation vorgeschlagen wurde, ist der Doktor auch nicht klüger. Zahlreiche dicke Bücher lehren ihn ebenfalls nur, daß die Ursachen «nicht genügend geklärt» seien. Es darf also, wie überall, wo die Wissenschaft im Dunkel irrt, Erbliches vermutet werden. Ist diese «anlagemäßige Prädisposition» vorhanden, kann alles, was heute in der Luft liegt, die Schleimhaut der Atemwege schädigen: Zigarettenrauch vor allem, aber auch Staub, Dämpfe und Gase, die an bestimmten Arbeitsplätzen eingeatmet werden, die allgemeine Luftverschmutzung, insbesondere in Großstädten, schließlich Nebel und feuchtkaltes Klima. Eine Überempfindlichkeit des Bronchialsystems, die vornehmlich in jüngeren Jahren die als Asthma bekannten allergischen Reaktionen mit Hustenanfällen und Atemnot auslösen kann, ist mitunter ebenfalls der Anfang des chronischen Übels, das «mit zunehmendem Alter immer häufiger wird». So der Bochumer Lungenspezialist Professor Wolfgang Ulmer, der herausgefunden hat, daß jenseits des 50. Lebensjahres zehn Prozent der Bevölkerung eine «Atemwegsobstruktion» aufweisen.

Diese «Verstopfung» der Bronchien ist die schlimme Folge der chronischen Entzündung. Schwellung und zäher Schleim, der sich als Reaktion auf Infektionserreger in Eiter verwandelt, behindern den Luftstrom in den Bronchien. Fast unvermeidlich ist dann auch die Lungenblähung («Emphysem»). Je mehr sich die Bronchien verengen, desto stärker ist der Widerstand, der bei der Ausatmung überwunden werden muß. Die Lufträume am Ende des fein verästelten Röhrensystems der Bronchien sind schließlich irreversibel erweitert. Dadurch gelangt immer weniger frische Luft in diesen Bereich, wo normalerweise Sauerstoff gegen Stoffwechsel-Schlacken aus dem Blut ausgetauscht wird. Der Patient gerät zunehmend in Atemnot. Der Tod ist dann nur noch eine Frage der Zeit. Die Lungenblähung widersetzt sich jedenfalls «der Therapie im positiven wie im negativen Sinn», wie der Sozialmediziner Hans Schaefer emotionslos mitteilt. «Ein Nutzen der Behandlung ist unwahrscheinlich.»

Auch bei den übrigen Erkrankungen der Atemwege ist medizinisch zwar vieles zu machen, aber am zielstrebigen Verlauf des Leidens meist wenig zu ändern. Allenfalls bremsen läßt sich der Verschleiß. Am ehesten vermag des Doktors Kunst noch etwas gegen die allergisch bedingte Bronchitis, wenn es gelingt, den auslösenden Reiz zu beseitigen und die überschießende Reaktion der Schleimhäute zu dämpfen. Erleichterung verschaffen die zahlreichen Mittel, die verkrampfte Bronchien bis zu einem gewissen Grad wieder öffnen. Umstritten ist der Nutzen der medikamentösen Verflüssigung des zähen Schleims, doch der Patient hat das Gefühl, es ginge ihm dadurch besser. Objektivieren, schreibt *Selecta*, lasse sich der Wert dieser Therapie nicht, doch «subjektive Kriterien» sprächen für sie. Gleiches gilt für Antibiotika und andere keimtötende Arzneien, obwohl für diese Behandlung mehr die subjektiven Kriterien des Arztes sprechen. Er weiß, daß mit solchen Mitteln Bakterien wirksam bekämpft werden können, und da auch bei der chronischen Bronchitis immer wieder fieberhafte Infektionen aufflackern, glaubt er, durch Antibiotika auch gegen die Entzündung der Atemwege etwas bewirken zu können. Nur: Infektionen sind meistens nicht Ursache, sondern Folge der chronischen Bronchitis. Ist die Lungenfunktion schon massiv beeinträchtigt, kann eine solche Therapie jedoch eine lebensbedrohliche Verschlechterung während der Infektion verhindern.

Auf Krankheiten der Atmungsorgane, einschließlich Lungenentzündung, Bronchitis, Emphysem und Asthma, entfallen in der Bundesrepublik rund sechs Prozent aller «natürlichen» Todesursachen. Sie beanspruchen damit nach Kreislaufleiden und Krebs den dritten Platz in der Rangliste der Sterbefälle. Wenn auch viele Patienten heute selbst mit schweren Bronchialleiden «bei sorgfältiger Therapie», wie Professor Ulmer hofft, «fast die normale Lebenserwartung erreichen», so werden sie doch im Durchschnitt annähernd zehn Jahre vor der Zeit erwerbsunfähig. In der Rentenversicherung der Arbeiter ist die chronische Bronchitis bei den Männern die vierthäufigste Ursache der Invalidität. Bemerkenswert findet es Professor Rudolf Ferlinz, Verfasser eines Lehrbuchs für Lungenheilkunde, daß «Personen aus niedriger sozialer Stellung häufiger an chronischer Bronchitis erkranken» als solche aus oberen Kreisen. Er muß zwar anerkennen, daß die Arbeit im Freien oder in staubigen Werkshallen ein höheres Risiko für die unteren Sozialschichten mit sich bringt, andererseits vermutet der Lehrbuch-Autor aber, seiner gehobenen Stellung gemäß, daß der im doppelten Sinn arme Bronchitis-Kranke «infolge seines niedrigen Intelligenzniveaus wahrscheinlich weniger Krankheitseinsicht und therapeutische Disziplin» aufbringt, also selber schuld ist, wenn er früher stirbt. Daß ein rechtzeitiger Arbeitsplatz- oder Ortswechsel dem Hustenden weit mehr als alle Säfte, Salben, Sprays und Spritzen oder Pillen helfen, ihn sogar dauerhaft kurieren kann, ob sein Intelligenzniveau vermeintlich niedrig ist oder sich der Höhe des Doktors nähert – das paßt nicht ins Krankheitsbild.

Vergeblich sucht man in den meisten Schriften zum Thema Bronchialerkrankungen auch einen anderen Aspekt: Daß nämlich viele Patienten nicht nur wegen chronischer Reizung ihrer Schleimhäute unter Atemnot leiden, sondern weil sie selbst in Nöten sind, psychisch und sozial, oft schon verkrampft von Kindheit an und gesellschaftlich eingeengt. Wenn nun ein Doktor irgendwann eine Bronchitis diagnostiziert und nach den gelehrten Regeln seiner Kunst mit Medikamenten aller Art traktiert oder gar einer Kur für würdig befindet, dann hat des Kranken Seelenqual endlich ein Substrat. Was die Entzündung alleine nicht vermag, besorgt der

Krampf, der die empfindlichen Luftwege befällt, sie viel stärker einengt, als die Medizin aufgrund der Meßwerte für möglich hält. Daß die «Atemfunktion» ein «hervorragendes Projektionsgebiet menschlichen Ausdrucks» ist, blieb auch dem Asthma-Papst von Bad Reichenhall nicht ganz verborgen. Für Dr. Otto-Peter Schmidt ist es aber kaum der Rede wert. In seinem reich bebilderten Werk «Das bronchitische Syndrom» geht der Leitende Medizinaldirektor auf diese Seite seines Spezialgebiets nur in einem winzigen Abschnitt ein. Die Aufklärungsfibel ist freilich für die Pharma-Industrie ein hervorragendes Projektionsfeld werblichen Ausdrucks. Sie wird großzügig verschenkt, und auch sonst sind die Lehren des Dr. Schmidt für die Arzneimittelhersteller Gold wert.

Immerhin werden alljährlich ein Drittel aller gemeldeten Fälle von Arbeitsunfähigkeit in der Rubrik Atemwegsleiden vermerkt. Die Rezepte, die der Medizinbetrieb dagegen weiß, kosten die gesetzlichen Krankenkassen jedes Jahr viele Milliarden Mark. Hinzu kommen noch die allseits beliebten «Heilverfahren», die zwar nichts und niemand heilen, aber dem Seelenheil, beispielsweise eines Asthmakranken, in Ermangelung anderer Hilfe durchaus dienlich sind. Zudem kann auch ein halbes Hundert «Kurorte» auf diese medizinisch sanktionierten Rituale nicht verzichten. Blieben die keuchenden Kranken plötzlich aus, so hat ein Kurdirektor freimütig kalkuliert, hätte der bundesdeutsche Bäderbetrieb ein jährliches Minus von Hunderten von Millionen Mark zu verzeichnen.

Billiger und langfristig einzig erfolgversprechend sind vorbeugende Maßnahmen, wie das Beispiel Großbritannien demonstriert. Dort hatten die Ärzte jahrzehntelang eine ständige Zunahme der Todesfälle, Arbeitsunfähigkeitsmeldungen und Krankenhauseinweisungen aufgrund chronischer Bronchitis beobachtet. Anfang der siebziger Jahre begann sich jedoch der bedrohliche Trend umzukehren, obwohl die Heilkunde im königlichen Inselreich auch keine wirksamere Hilfe anzubieten hatte als anderswo und Nebel, Regen sowie kalte Winde die Briten heimsuchten wie eh und je. Aber die Luft, die sie in den industriellen Ballungsgebieten atmeten, war seit 1960 nachweislich sauberer geworden. Damals hatte die Regierung mit dem sogenannten «Clean-air-act» offenes Feuer in privaten und gewerblichen Einrichtungen untersagt und mit erheblichen Strafen bedroht. Wenn man den Schadstoffgehalt der Luft um die Hälfte vermindert, errechneten Experten, würde die Zahl der Erkrankungen und Todesfälle infolge chronischer Bronchitis nach 10 bis 15 Jahren vermutlich um 25 bis 50 Prozent sinken. Ein solcher Reinigungsakt sei durchaus machbar, zudem mit geringen Kosten. In London habe zum Beispiel jeder Bürger für die notwendigen Umbaumaßnahmen 1965 lediglich 15 Pence (70 Pfennige) pro Jahr bezahlt.

Nur für den medizinisch-industriellen Komplex ginge die Rechnung wohl nicht auf. Es müßte mit einem «Verlust» an chronischen Bronchitikern gerechnet werden. Bei weiterhin steigenden Arztzahlen könnte sich mancher Heilkundige wieder an die Tradition seines Standes erinnern, die nachzulesen ist in einem Anfang der dreißiger Jahre beim Münchner Lehmann-Verlag erschienenen Buch von Professor Fritz Lenz. «Auch auf diesem Gebiet stehen freilich der Gesundung schwerwiegende wirtschaftliche Interessen entgegen.» Lenz bezog sich, da er zeitgemäß über «Rassenhygiene» schrieb, auf Geschlechtskrankheiten, deren «wirklich ernsthafte Bekämpfung» er zwar für erfolgversprechend, aber nicht für zumutbar hielt. «Es wäre ungerecht, wenn man von den Ärzten die Aufopferung ihrer Existenz im Interesse der Volksgesundheit verlangen würde.»

Dem einzelnen Doktor sind solche Erwägungen fremd, und auch die Standesvertreter werden sie, zumindest öffentlich, weit von sich weisen. Der «Sachzwang», der da waltet, bleibt anonym. Chronische Krankheiten stellen die Medizin vor Probleme, denen sie mit den bisherigen Methoden und Mitteln nicht beikommen kann. Indem sie es aber versucht – oder doch so tut, als ob –, wird die vermeintliche Lösung des

Problems zunehmend selbst zum Problem. Wenn sie unter sich sind, gestehen die Helfer ihre Hilflosigkeit häufig ein, freilich nie, ohne zugleich den Schwarzen Peter weiterzuschieben. «Kümmern müßten» sich, fordert die Mediziner-Zeitung *Ärztliche Praxis*, «die Gesellschaft und der Staat», um in «geeigneter Weise für die Eindämmung des Alkoholkonsums zu sorgen.» Der stehe nämlich «in enger Beziehung» zu den «toxischen Leberkrankheiten». Da die Leber, die den alten Ärzten noch als Sitz der Seele galt, nahezu alles, was Gift für den Körper ist, unschädlich zu machen versucht, hinterläßt des Lebens Freud wie Leid in diesem Organ nicht selten Spuren. Wenn sie der Arzt entdeckt, sind sie der Leber allzuoft schon unauslöschlich eingeprägt. Die drei Pfund schwere Drüse leistet Enormes und wehrt meist lange Zeit erfolgreich Schäden durch einverleibte Gifte ab. Das gilt für toxische Beimengungen der Nahrung wie für Medikamente aller Art, vor allem aber für den Alkohol. Sieben Gramm des Genußgiftes zerlegt eine gesunde Leber während einer Stunde in ungefährliche Bestandteile – mehr schafft sie nicht. «Training» durch Belastung – bei Muskelzellen hilfreich – bringt die Leberzellen nur noch schneller in Not. Ihr Stoffwechsel entgleist, giftige Abbauprodukte bleiben liegen und ruinieren die Zellen. Der Weg in den Untergang führt über Verfettung zur «Zirrhose»: das einstmals lebensvolle Organ schrumpft, wird höckerig und hart. Zum Schluß besteht die Leber fast nur noch aus nutzlosem Bindegewebe. Das kann auch hin und wieder Folge infektiöser Entzündung sein, Endstation einer Virushepatitis, die chronisch wurde und die Leberzellen zerstörte. Doch weit häufiger, darin sind sich die Heilkünstler ausnahmsweise ganz sicher und ganz einig, steht am Anfang des «Leberschadens» König Alkohol.

Ob Bier, Wein oder Whisky, ob mit Ölsardinen vorher oder einem Steak dazu – der Leber ist es einerlei. Für sie zählt nur, wie häufig und wieviel sie zu entgiften hat. Die alkoholische Leberzirrhose ist nichts anderes als das Produkt von Menge mal Zeit. Die einzige Unbekannte in dieser

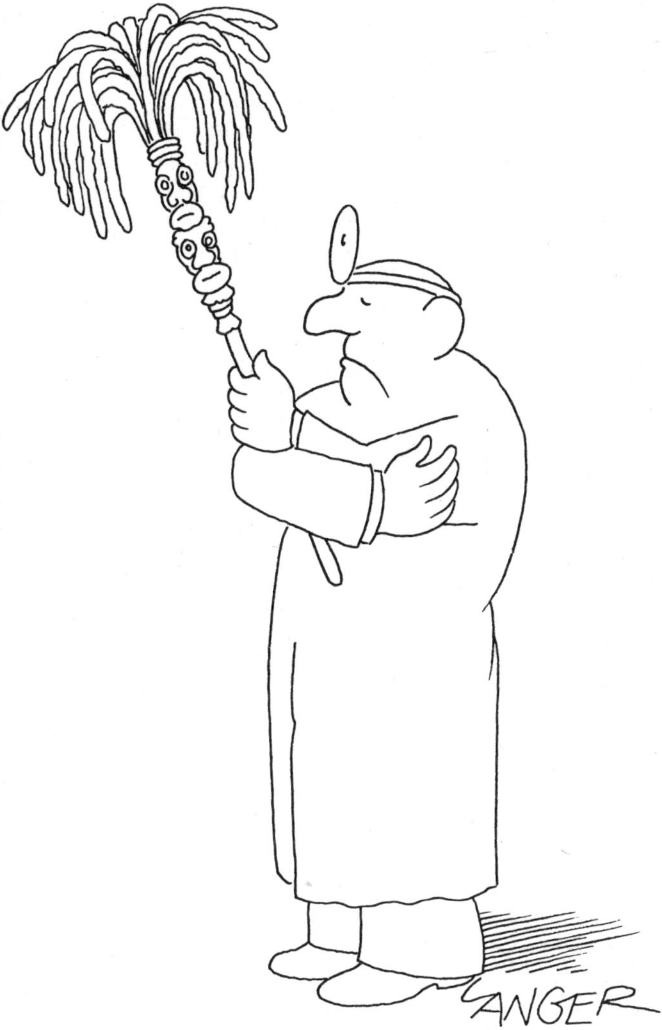

Gleichung: die Lebergifte, die von Ärzten, meist ohne es zu wissen, zusätzlich verordnet werden, insbesondere Beruhigungs- und Schlafmittel, aus denen mancher stille Zecher mit Hochprozentigem eine explosive Mischung braut. Das schafft, wenn es zur Gewohnheit wird, die Leber noch schneller, als es Alkohol allein vermag. Doch ohne Reue bleibt der Genuß, wenn er das Maß verliert, auf Dauer nie. Das Ende naht auf leisen Sohlen und ist gemeinhin ohne Schrecken. Die Alternativen des Zirrhose-Kranken brachte der Ärzte-Jargon auf die fatalistische Formel: «Verbluten oder verblöden». Entweder kommt es zum plötzlichen Blutsturz aus geplatzten Venen der Speiseröhre, oder die nicht mehr bewältigten Stoffwechselgifte trüben das Bewußtsein. Rund 17000 Bundesbürger starben 1978 an Leberzirrhose. Auf sie entfielen demnach 65 Prozent der Sterbefälle an Krankheiten der Verdauungsorgane, die an vierter Stelle unter den «natürlichen» Todesursachen stehen. Männer erliegen etwa doppelt so häufig wie Frauen der Leberzirrhose.

Männer konnten sich bislang noch damit brüsten, daß sie schadlos bis zu zwei Liter Bier oder eine Flasche Wein oder zwölf einfache Schnäpse pro Tag vertragen. Frauen hingegen, so lehrten angesehene Leberspezialisten, dürften der lebenswichtigen Drüse täglich nicht 80 Gramm Alkohol zumuten, sondern höchstens 20 Gramm, entsprechend einem halben Liter Bier, einem Viertel Wein oder drei kleinen Klaren. Die Stammtisch-Weisheit des starken Geschlechts, jahrelang von wissenschaftlichen Autoritäten bestärkt, wankt aber nun. Als scheinbar solide Erkenntnisquelle diente den Ärzten eine Statistik, in der ein französischer Forscher den Zusammenhang zwischen der Häufigkeit von Leberzirrhose und täglich einverleibter Alkoholmenge aufgelistet hat. Aus dieser Tabelle geht zunächst hervor, kommentiert der Frankfurter Biochemie-Professor Harald Förster, «daß Männer starke Trinker sein können, während der Alkoholkonsum bei Frauen offenbar verhältnismäßig begrenzt ist». Mehr als 80 Gramm pro Tag, so weist das Zahlenwerk aus, mutet sich keine Frau zu, schon ab 20 Gramm täglich stieg aber die Zirrhose-Häufigkeit des weiblichen Geschlechts sprunghaft an. Bei Männern dagegen streikte die Leber dieser Statistik zufolge erst, wenn sie mehr als 80 Gramm Alkohol am Tag konsumierten. Der Franzose setzte indes das Zahlenspiel fort – bis hinauf zu einem täglichen Quantum von 560 Gramm reinem Alkohol, was ungefähr zwei Flaschen Whisky, Cognac oder Korn entspricht. Daß kein Mann, auch der stärkste nicht, einen solchen Sprit-Verzehr verkraften kann, war bis dahin keinem Gelehrten aufgefallen – obwohl experimentell nachgewiesen ist, daß über längere Zeit, so Förster, «ein durchschnittlicher Alkoholkonsum ... von mehr als 100 bis 140 g pro Tag beim normalen Menschen aus physiologischen Gründen kaum möglich ist». Im Klartext: Wer mehr trinkt, erkrankt nicht an Leberzirrhose, sondern sinkt ins Koma oder stirbt, bevor er zur nächsten Flasche greifen kann. Förster: «Die ‹Statistik› ist dementsprechend natürlich völlig unsinnig.» Der «grobe Unfug» sei ausschließlich psychologisch zu erklären – mit der Renommiersucht der Männer und der verschämten Untertreibung der Frauen.

Die Wahrheit liegt mithin wohl etwa in der Mitte einer Liter-Flasche Wein. Da ungefähr 20 Jahre vergehen, ehe die Hälfte der Überdosierer mit einer Leberschrumpfung darniederliegt, steht der weibliche Erkrankungsgipfel noch bevor. Denn Frauen greifen erst neuerdings vermehrt zur Flasche. Sie tun dies allerdings, fürchtet Dr. Marijke Mantek, Referentin in der Bundeszentrale für gesundheitliche Aufklärung, meist heimlich. Die Diplom-Psychologin fand in ihrer Studie über «Frauen-Alkoholismus» unter den 1,5 Millionen alkoholkranken Bundesbürgern nur 12,5 Prozent weibliche Trinker. Die «Dunkelziffer» dürfte jedoch weit höher liegen. Sieben Millionen Westdeutsche werden von den Experten des Bundesgesundheitsamtes als «deutlich gefährdet» eingestuft. Sie trinken mehr, als ihrem Geist und ihrem Körper auf Dauer zuträglich ist. Daß die Leberzirrhose – ein schlecht Ding, das Weile haben will – nur zu verhüten, aber nicht zu heilen ist, wissen die Ärzte wohl. Wenn sich die bindegewebige Schrumpfung ankündigt, hilft nichts mehr – allenfalls die Abstinenz, ob mit, ob ohne Quark und warme Wickel. Ist der Prozeß noch nicht zu weit fortgeschritten, läßt sich durch strikten Verzicht das Schlimmste verhüten. Doch dieser Rat ist den Ärzten gar zu billig. Den Erkenntnissen ihrer Wissenschaft zum Trotz, verordnen sie nach wie vor fleißig dubiose «Leberschutzpräparate». Die «Rote Liste» weist mehr als 200 verschiedene Mixturen aus, sie enthalten Leberextrakte, Vitamine, «essentielle» Phospholipide und eine Unzahl anderer Substanzen, einzeln oder in vielfältiger Kombination. Für keines dieser Mittel konnte bisher irgendein medizinischer Nutzen nachgewiesen werden – außer daß schon 1973 mit solchen Präparaten ein Jahresumsatz von 68 Millionen Mark erzielt wurde, was den Herstellern zweifellos genützt hat. Sie sind denn auch, wo immer ein «Leber-Symposium» stattfindet, stets als «Sponsor» mit von der Partie, was in den Kongreßberichten der Ärzteblätter dann in Fußnoten vermerkt wird – ein dankbarer Wink für die Anzeigenkunden, das aufmerksame Blatt beim nächsten Inserate-Auftrag nicht zu vergessen.

Nutznießer der ärztlichen Ohnmacht ist die Pharma-Industrie auch bei den «rheumatischen Erkrankungen», an denen unmittelbar zwar kaum jemand stirbt, aber sehr viele Menschen sehr lange leiden. Jeder dritte Bundesbürger soll rheumakrank sein. Selbst der Präsident der «Deutschen Rheuma-Liga», Professor Hartwig Mathies, mißtraut jedoch den offiziellen Angaben. Rheuma sei ein Sammelbegriff für einige hundert verschiedene Erkrankungen des «Bewegungsapparates», entzündliche Reaktionen würden ebenso dazu gerechnet wie degenerative Veränderungen. Betroffen seien Gelenke, Knorpel, Knochen, Sehnen oder Muskeln, gelegentlich würden auch andere Organe in Mitleidenschaft gezogen. In einem von Mathies mißverfaßten Bericht des Robert-Koch-Instituts des Bundesgesundheitsamtes heißt es denn auch lapidar, Daten zur Verbreitung der

«Erkrankungen des rheumatischen Formenkreises» seien «in der Bundesrepublik Deutschland ... schwer zu erhalten». Wenn sie über ihr Fachgebiet einigermaßen Fundiertes aussagen wollen, greifen westdeutsche Experten daher gern auf epidemiologische Statistiken aus anderen Ländern zurück.

So belegt Professor Trude Behrend, Rheumatologin an der Medizinischen Hochschule Hannover, einen der wenigen Erfolge, den diese Disziplin bislang zu verzeichnen hat, mit einer tschechischen Studie: Zwischen 1961 und 1976 ging die Zahl der Erkrankungen an rheumatischem Fieber von 60 auf 6 je 100000 Einwohner zurück. Die Ursache dieses Leidens ist freilich, im Gegensatz zu den übrigen Erkrankungen des «rheumatischen Formenkreises», weitgehend geklärt. Ausgelöst wird das Fieber durch eine Infektion mit bestimmten Bakterien («Streptokokken»), die bei dafür disponierten Menschen, am häufigsten zwischen dem 5. und 15. Lebensjahr, eine Überempfindlichkeitsreaktion des Gewebes hervorruft. Die Krankheit, so zitiert Frau Behrend einen französischen Kollegen, «beleckt die Gelenke, aber sie beißt ins Herz». Die gefürchteten «Bisse», nämlich die Entzündung der Herzinnenhaut («Endokarditis»), sind aber heute selten. Das rheumatische Fieber nimmt infolge der antibiotischen Behandlung der vorausgehenden Streptokokken-Infektion allgemein ab. Bei allen übrigen rheumatischen Erkrankungen ist hingegen eine gezielte Behandlung nicht möglich, da ihre Entstehungsgeschichte, wie der Züricher Rheumatologie-Professor Franz J. Wagenhäuser bekennt, nach wie vor «weitgehend im Dunkel» liegt, so daß sie «auch heute noch zu einem großen Teil schicksalsmäßig verlaufen».

Die häufigste Form des entzündlichen Rheumatismus, an der ein bis drei Prozent der Bundesbürger leiden sollen, ist die chronische Polyarthritis. Sie zerstört langsam, aber sicher und stets schmerzhaft die Gelenke, bis sie, deformiert und steif, nicht mehr zu bewegen sind. Die «konventionelle Therapie», so merken die vom Robert-Koch-Institut beauftragten Berichterstatter an, könne diesen Prozeß «nicht ausreichend beherrschen». Das ist kaum verwunderlich, wenn selbst Wagenhäuser, einer der führenden Experten auf diesem Gebiet, nur gelehrt spekulieren kann. «Eine erbliche Disposition sowie physische und psychische Stress-Situationen als auslösende Momente müssen als sehr wahrscheinlich angenommen werden», glaubt er.

Etwas klarer sehen die Rheumatologen bei degenerativen Veränderungen an der Wirbelsäule. Mit dem Alter, so Frau Behrend, nimmt die Häufigkeit solcher Erkrankungen ständig zu, wobei allerdings umstritten ist, ob derartige Verschleißerscheinungen etwas mit Rheuma zu tun haben. Was als Bandscheibenschaden allgemein bekannt ist, findet man nach den Ermittlungen der Hannoveraner Professorin bei 21 Prozent der Männer und bei 15 Prozent der Frauen. Die stärksten Beschwerden verursacht die Läsion der knorpeligen Verbindung zwischen den Wirbelkörpern zu Beginn, wenn auf dem Röntgenbild noch wenig zu sehen ist. Doch nicht nur das Altern macht die Bandscheiben mürbe. Oft werden sie schon lange vor dem «natürlichen» Ruin durch übermäßige Belastung bei der Arbeit verbraucht. Beispielsweise deckte eine epidemiologische Studie bei Bergleuten zu 40 Prozent degenerative Schäden an mehr als drei Bandscheiben auf. Dagegen waren nur vier Prozent der gleichaltrigen Büroangestellten derart gehandikapt. Auch der Gelenkverschleiß, etwa an Knie und Hüfte, schreitet mit dem Alter unerbittlich fort, kann freilich durch Schwerarbeit und Hochleistungssport beschleunigt werden. Wer sich – nach jahrelanger Bequemlichkeit – im mittleren Alter plötzlich aufrafft und dem Sog der Jogger folgt, dabei sein tägliches Pensum womöglich auf hartem Asphalt absolviert, regt vermutlich den Schrumpfprozeß der Knorpelschicht in den Gelenken gleichfalls an. Ohnehin lassen sich degenerative Gelenkveränderungen bereits ab dem 30. Lebensjahr nachweisen. Bei einem Drittel aller 40jährigen, konstatiert der Chefarzt der Rheumaklinik Oberammergau, Dr. Hans Jürgen Albrecht, liegt eine Arthrose der Kniegelenke vor. Danach nimmt die Häufigkeit laufend zu. Über 70 hat praktisch niemand mehr intakte Kniegelenke, und spätestens in diesem Alter hapert es meist auch mit der Hüfte. Danach folgen hinsichtlich der Verbreitung des Gelenkverschleißes: Zehen, Finger, Ellbogen, Schulter und Hand.

Der Abbau, von den Ärzten als Arthrose diagnostiziert, beginnt am Knorpel, der eine glatte und geschmeidige Schutzschicht bilden soll für das reibungslose Zusammenspiel der beiden Gelenkteile. Später greift der Prozeß auch den Knochen an und erfaßt die Gelenkkapsel sowie die umgebenden Muskeln und Sehnen. Erst dann wird dem Betroffenen im allgemeinen schmerzlich bewußt, daß er an Arthrose leidet, besonders frühmorgens, wenn er aufstehen muß. Zumal im Winter ist das Gelenk dann steif und muß erst warmgelaufen werden – aber nicht zu ausgiebig, denn das malträtierte Gelenk hält nicht mehr lange durch. Die Strecke, die der Arthrose-Geplagte gehen kann, bis erneut Schmerz auftritt, wird im Laufe der Leidenszeit immer kürzer, schließlich gibt das Gelenk auch im Sitzen oder Liegen keine Ruhe mehr. Wenn es freilich nachts an der großen Zehe plötzlich heftig zieht und sticht, dann weiß der alte Sünder, daß er zuviel Fleisch oder Wurst gegessen und wahrscheinlich mehr Alkohol getrunken hat, als ein Gicht-Kranker verträgt. Die Strafe folgt meist auf dem Fuß. Der akute Anfall kündigt sich am häufigsten mit einer Entzündung des Großzehgelenkes an. Die Gicht plagt auch die Jungen, die den Stoffwechseldefekt von ihren Vorfahren erbten, aber die Folgen der abgelagerten harnsauren Salze machen meist erst im fortgeschrittenen Alter arge Pein. Die Gelenke werden, wenn Diät oder Medikamente der Harnsäurebildung nicht konsequent entgegenwirken, deformiert und nicht selten steif.

Im «rheumatischen Formenkreis» hat noch so manches andere Platz. Mag sein, daß jene Internisten oder Orthopäden, die sich auf Rheumabehandlung spezialisiert haben, auf diagnostische Genauigkeit achten. Doch im medizinischen Alltag gilt nach wie vor: «Was man nicht erklären kann, das sieht man gern als Rheuma an.» Fest steht nur, daß die ärztlichen Bescheinigungen der Arbeitsunfähigkeit großzügig mit solchen Etiketten geschmückt werden. Legt man die Krankmeldungen der Ortskrankenkassen zugrunde, so können die bundesdeutschen Arbeiter und Angestellten jährlich an 12 Millionen Arbeitstagen wegen rheumatischer Erkrankungen ihren beruflichen Pflichten nicht nachkommen. Rund 16 Prozent aller neuen Invalidisierungen erfolgen aufgrund von Leiden des Bewegungsapparats, wobei die Rheumatiker durchschnittlich zehn Jahre vor dem Erreichen der Altersgrenze aus dem Erwerbsleben ausscheiden.

Rheuma ist auch die häufigste Begründung für ein «Heilverfahren». Rund 30 Prozent aller «medizinischen Rehabilitationsmaßnahmen» dienen dazu, den rheumatisch festgefahrenen «Bewegungsapparat» wieder in Schwung zu bringen. Doch Massagen, Bäder, Packungen, Kurzwelle, Gymnastik und was diverse Kurkliniken und Sanatorien sonst noch an «physikalischer Therapie» zu bieten haben – die chronische Entzündung oder Entartung des Gewebes hält das alles nicht auf, wenn es auch zeitweise Erleichterung verschafft. Daß es sich überwiegend um psychologische Effekte handelt, spricht nicht gegen den Kurbetrieb. Die chronische Polyarthritis beispielsweise deformiert nicht nur die Gelenke, sondern oft auch die Persönlichkeit. Depression, Hypochondrie, Hysterie und derlei psychodiagnostische Merkmale sind eher Konsequenz als Voraussetzung des Gelenkrheumatismus. Solche «neurotischen» Züge lassen sich auch bei anderen chronisch Kranken nachweisen. Um so wichtiger ist für den Rheumatiker, daß er mit seinem Leiden nicht allein gelassen wird, und ein «Heilverfahren» vermittelt dem Kranken doch wenigstens vorübergehend das Gefühl, daß man sich um ihn kümmert, es hält die Hoffnung wach, daß noch etwas zu tun ist. Das ist allemal besser, als wenn ein rabiater Doktor zur «Herdsanierung» rät. Falls vereiterte Mandeln, Zahnwurzeln oder Kieferhöhlen nicht sowieso behandlungsbedürftig seien, mahnt Dr. Peter

Heimstädt vom Rheumazentrum in Bad Abbach, «sind derartige Maßnahmen als sinnlos verstümmelnde Eingriffe strikt abzulehnen». Auf den Verlauf eines chronischen Gelenkrheumatismus hätten sie ebensowenig Einfluß wie «die so häufig geübte Antibiotikagabe».

Auch vor «kritikloser Verordnung entsprechend angepriesener Rheumamittel», warnt der Fachmann mit gutem Grund. Die Industrie offeriert ein wirres Potpourri von Pillen, Zäpfchen oder Spritzen, die schmerzstillend (analgetisch), entzündungshemmend (antiphlogistisch) oder antirheumatisch wirken sollen. Am beliebtesten sind jene Präparate, die alle drei Eigenschaften in sich vereinigen, zumindest in den Werbeprospekten, die auf die «diagnostische Unsicherheit» (Heimstädt) der Ärzte spekulieren. So brauchen sich die Hersteller nicht festzulegen, ob der Adressat der pharmazeutischen Beglückung an einer entzündlichen oder einer degenerativen rheumatischen Erkrankung leidet oder nur an «Hexenschuß», Muskelverspannungen oder diversen «Nervenschmerzen». Die «Rote Liste» führt, jeweils in mehreren Zubereitungsformen, jedoch ohne Präparate zur äußeren Anwendung, weit über 400 «Analgetika/Antirheumatika» an. Fast 80 Prozent von diesen «Spezialitäten» sind Kombinationen mehrerer Substanzen, wovon jedoch, wie Heimstädt vermerkt, «keine entscheidende Wirkungssteigerung zu erwarten» sei. Vielmehr dürfte es zu einer «überproportionalen Zunahme» der unerwünschten Nebeneffekte kommen. Manche sind relativ harmlos, wie die Unverträglichkeit von seiten des Magens oder Darms, andere dagegen, wie die Schädigung der Blutbildung, können tödlich sein.

Das gilt erst recht für die sogenannte «Basistherapie» entzündlicher Rheumaerkrankungen. Die hierfür verwendeten Medikamente sollen nicht nur die Symptome beeinflussen, sondern «immunpathologische Prozesse unterbrechen». Heimstädt gibt zu, daß niemand genau weiß, wie der Effekt zustande kommt. Sicher aber sei, daß er «mit einer hohen und schweren Nebenwirkungsrate erkauft werden» muß. So haben die Rheumatologen, gesteht Professor Hans Georg Fassbender, Leiter des Mainzer Zentrums für Rheuma-Pathologie, nur noch «bescheidene Ziele». Sie bemühen sich, «mit Hilfe des unzulänglichen medikamentösen Arsenals» ihren Patienten, «deren jahrzehntelanges Leiden sich ständig schubweise verschlimmert», einige Schmerzen zu lindern und ihnen «den Lebensmut zu erhalten».

In dieser Situation der Ratlosigkeit sucht die «Deutsche Rheuma-Liga», wie der SPD-Bundestagsabgeordnete Klaus Immer beobachtet hat, Zuflucht in einem «allgemeinen Lamento gegen Gott und alle Welt». Die Pharma-Industrie aber, meint Immer, fürchtet «offenbar nichts mehr als Fortschritte in der sachgerechten Behandlung von Rheumakranken». Die sind freilich nirgendwo in Sicht. Und wie überall, wo die offizielle Heilwissenschaft wenig Erhellendes zu bieten hat, gedeiht Obskures aller Art. Im Auftrag des Pharma-Konzerns Ciba-Geigy untersucht die Baseler Prognos-AG seit 1979 die «Selbstmedikation» von Rheumatikern. 61 Prozent, so fanden die Schweizer heraus, greifen mehr oder weniger regelmäßig zu Salben, Linimenten und ähnlichen Einreibungen, von denen allein die «Rote Liste» an die 200 empfiehlt, darunter auch aparte Kombinationen mit Bienen- oder Schlangengift. Außerdem gibt es da noch Rheuma-Tees und -bäder, Pflanzen- und Organextrakte sowie homöopathische Antirheumatika.

Wenn der Doktor aber mit dem industriellen Pharma-Handbuch nicht mehr weiterkommt, versuchen es, laut Prognos-AG, 15 Prozent der Rheumatiker gelegentlich nach Großväterart mit Katzenfellen. Sechs bis neun Prozent erhoffen gar Linderung von Eicheln oder Kastanien, die sie einfach in der Tasche bei sich tragen. Versagt auch diese Art der Selbsthilfe, steht das 1978 gegründete «Rheuma-Hilfswerk Deutschland e. V.» den Leidtragenden der «medizinischen Ignoranz» (so ein Hilfswerk-Prospekt) zu treuen Diensten. In seinen Reihen finden sich glaubensstarke Männer wie Dr. Max Otto Bruker, Chefarzt des Krankenhauses für biologische Heilweisen in Lahnhöhe. Er weiß nicht nur genau, woher das Rheuma kommt, sondern auch, wie man sein Fortschreiten aufhalten kann. Denn, so Bruker, Schuld trifft allein die zivilisationsbedingte Fehlernährung: zuviel «Industriezucker», zuwenig Vitamine. Wer die Ernährung entsprechend umstelle, sich notfalls rein vegetarisch ernähre, dürfe auf Hilfe hoffen. Die bereits entstandenen Schäden könnten zwar nicht mehr rückgängig gemacht werden, Erleichterung und ein Ende der Gewebszerstörung seien indes «weitgehend» ohne die symptomatischen Mittel der Schulmedizin mit allen ihren Nebenwirkungen möglich.

Die Naturheilkunde stimmt mittlerweile schon etwa 70000 «Laien»-Mitglieder des Hilfswerks frohgemut. Daß Rheumakranke zu «Eigeninitiativen» angeregt werden sollen, ist bestimmt nicht das Schlechteste, was sich zur Linderung ihres Leidens tun läßt. Schon vor Jahren hatte der Berliner Pharmakologie-Professor Hans Kewitz die Rheumatologen ermahnt, daß man nicht alles, was man behandeln könne, auch behandeln müsse. Denn Rheuma bedrohe das Leben nicht, die Therapie mit Antirheumatika dagegen wohl. Überdies ist auch hinsichtlich der Wirksamkeit nicht alles Gold, was seit einem halben Jahrhundert als «Basistherapeutikum» glänzende Erfolge verspricht. Eine sorgfältige Doppelblindstudie an vier holländischen Rheumazentren ergab, daß die allgemein empfohlene Langzeitbehandlung mit Goldsalzen den Verlauf einer chronischen Polyarthritis nicht nachweisbar günstiger beeinflussen kann als die Injektion eines unwirksamen Scheinpräparates. Auch höhere Dosierung verbesserte die Resultate nicht, steigerte aber die Häufigkeit schwerwiegender Nebenwirkungen.

Das ist keine Ausnahme, sondern längst die traurige Regel. Fünfzig Prozent aller Krankheiten in den entwickelten Ländern, so schätzt Professor Thure von Uexküll, emeritierter Psychosomatik-Ordinarius, seien mittlerweile «iatrogene Krankheiten», die durch Maßnahmen der Ärzte erst hervorgerufen werden. Die Gefahr ist um so größer, je weniger ein Leiden mit den Mitteln und Techniken der modernen Medizin zu heilen ist. Weder die Patienten noch die

Ärzte wollen sich damit abfinden. Die einen fordern immer wieder von neuem die Hilfe, die ihnen versprochen wird. Die anderen ahnen zwar, daß sie die Versprechen nicht einlösen können, wahren aber weiterhin den Krankenschein. Mit dem Griff zum Rezeptblock verschleiert der Doktor seine Hilflosigkeit. Indem er ein anderes oder – je länger sich die Krankheit hinzieht, desto häufiger – noch ein neues «Pipapolon» verordnet, tut er so, als wisse er, was zu tun sei. Wenn der Kranke auf die stummen Ratschläge nicht «anspricht» – wie der Medizin-Jargon das Versagen der medikamentösen Therapie beschönigt –, wird das riskante Ritual fortgesetzt, bis es der Tod beendet – oder sich der kranke Gast mit Grausen wendet.

Das geht nicht nur in der Bundesrepublik so. Ärzte und Patienten in der DDR sind nicht besser dran. Wie bei uns steigt dort, anscheinend unaufhaltsam, der Verbrauch an Schmerzmitteln, Psychodrogen und anderen Medikamenten. Die «Neue Klasse» ist vom «Leiterschicksal» Herzinfarkt bedroht, die Arbeiter von den Berufskrankheiten. Dreißig Jahre Gesundheitserziehung haben das Bewußtsein nicht verändern können – jeder zweite Bürger der Republik raucht, jeder dritte hat beträchtliches Übergewicht. Alle zusammen trinken immer mehr Alkohol. Dem staatlich dirigierten Zugriff der Ärzte suchen sich viele Patienten zu entziehen.

Hier wie dort gelingt dies freilich gerade alten Menschen selten. In der langen Reihe der chronisch Kranken sind sie die letzten, die die Hunde beißen, zumal sie nicht nur an Krankheiten laborieren, die mit ihnen gealtert sind. Das Alter bringt auch unvermeidlich neue Leiden mit, eine Vergrößerung der Vorsteherdrüse zum Beispiel, das Prostataadenom, das jenseits des 60. Lebensjahres mehr als der Hälfte aller Männer zu schaffen macht. Die Zuckerkrankheit kann zwar auch schon in der Jugend auftreten. Damit wird freilich selten jemand uralt. Die Entgleisung des Zuckerstoffwechsels hat nämlich vor allem für die Blutgefäße verheerende

Apothekers Hitparade

Die umsatzstärksten Arzneimittelgruppen in der Bundesrepublik
Umsätze in Millionen Mark

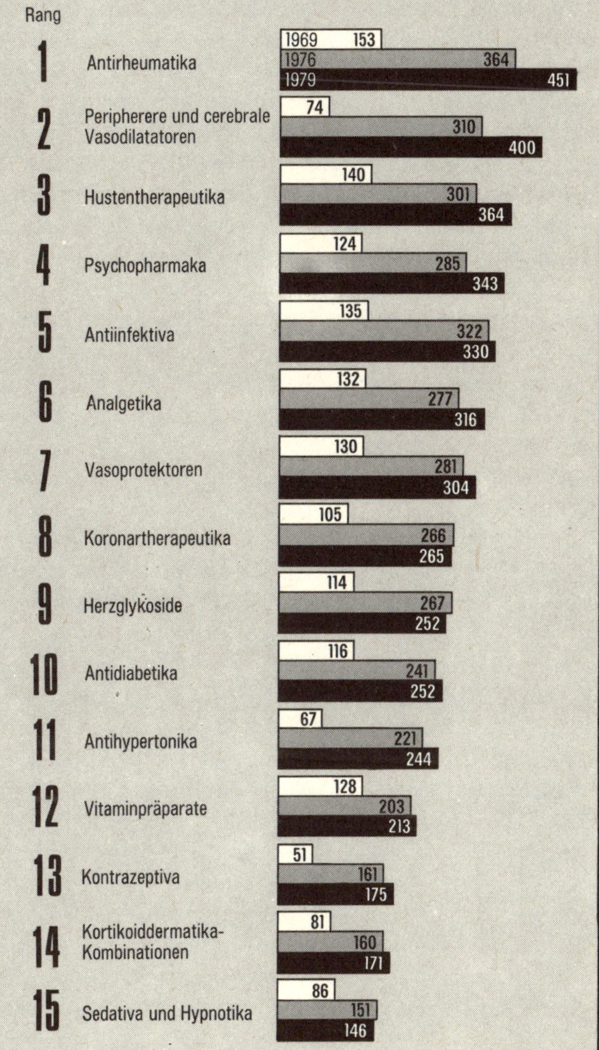

Folgen, so daß der Diabetes mellitus, wie der Doktor sagt, bei Senioren nur ausnahmsweise eine alternde Krankheit ist. In der Regel handelt es sich vielmehr um einen – auch so genannten – «Altersdiabetes». Von Zucker bis Arthrose, Herzmuskelschwäche, Krampfadern, Kropf oder Krebs – fast alles, was von Übel ist, häuft sich im Alter an.

Und als sei die Not der späten Jahre nicht schon groß genug, fordern auch die quasi zeitlosen Erkrankungen im fortgeschrittenen Alter noch ihren Tribut. Sie tun dies oft besonders heimtückisch, jedenfalls selten so, wie es in den Lehrbüchern steht. Die Lungenentzündung im hohen Alter, Greisen-Pneumonie genannt, doch kaum als solche rechtzeitig erkannt, da charakteristische Symptome fehlen, endet denn auch häufig tödlich. Ebenso kommen Hochbetagte meist zu spät in Behandlung, wenn sich ihr Wurmfortsatz akut entzündet. In der Hälfte der Fälle ist der «Blinddarm» schon durchgebrochen, oder die Entzündung hat bereits das Bauchfell erfaßt. Doch nicht nur die Diagnostik ist im Alter erschwert, auch die Therapie.

Operationen werden immer gefährlicher, und «Schäden können leider auch durch medikamentöse Maßnahmen entstehen». Die nicht ganz neue, aber allemal nützliche Erkenntnis stammt von Ärzten der Würzburger Medizinischen Poliklinik. In der *Münchner Medizinischen Wochenzeitschrift* schärften sie ihren Kollegen kürzlich ein, «daß man bei sehr alten Patienten vorsichtig therapieren soll». Die altersbedingten Veränderungen der Organe und Stoffwechselvorgänge hätten «oft unvorhersehbare Reaktionen auf Arzneimittel zur Folge. Die Nichtbeachtung führt leider immer häufiger zu iatrogenen Krankheiten im Alter.» Nicht nur dann. Doch bei den «Senioren» nehmen die unerwünschten Nebeneffekte derart zu, daß die Würzburger Doktoren darauf («leider») öffentlich hinweisen müssen. Über 60jährige, so berichtete das Ärzteblatt *Selecta*, haben «rund dreimal öfter mit Nebenwirkungen zu rechnen als jüngere Patienten». Kein Wunder. Erstens, so gesteht Dr. Ingo Füsgen vom Institut für Gerontologie der Universität

Erlangen-Nürnberg, befinde sich die Erforschung der speziellen Arzneimittel-Wirkungen bei alten Menschen «erst in ihren Anfängen». Zweitens aber wollen viele Ärzte auch bei ihren greisen Patienten nicht ohne Not vom bewährten Brauch abweichen, daß es gegen jede Krankheit (mindestens) ein Mittel geben muß. Sie haben die Wahl zwischen mehr als 30000 «Spezialitäten», die sie gegen alle Angriffe auf «Therapiefreiheit» verteidigen. Die Qual bleibt den Patienten überlassen. Selbst wenn der Doktor die geriatrische Empfehlung beherzigt, daß bei der Behandlung alter Menschen «Schwerpunkte» zu setzen seien, wenn er also nicht für jede seiner drei, fünf oder neun verschiedenen Diagnosen ein Rezept parathält, wird dem senilen Organismus doch meist zu vieles einverleibt, was wenig nutzt, doch oft beträchtlich schaden kann. Denn fast 80 Prozent der auf dem hiesigen Markt feilgebotenen Pharmazeutika sind Kombinationen mehrerer Substanzen.

Unter den Präparaten, die beispielsweise einen geschwächten Herzmuskel stärken sollen, befinden sich 500 Mixturen, die zum Teil bis zu acht Stoffe enthalten. Nicht einmal zehn Prozent dieser Mittel bestehen, wie in anderen Ländern üblich, aus einem Wirkstoff, nämlich Digitalis, der allein dem alten Herz wieder auf die Sprünge helfen kann. Die Kombinationen, von zwei Drittel der bundesdeutschen Kassenärzte bevorzugt, sind nicht nur um durchschnittlich acht Mark teurer als die reinen Digitalis-Zubereitungen. Sie können auch kaum zuverlässig dosiert werden, so daß sie entweder gar nicht wirken oder schwerwiegende Nebeneffekte hervorrufen. Das rechte Maß zu finden ist bei dieser Behandlung schwierig genug, zumal im Alter, wenn der Wirkstoff infolge der nachlassenden Nierentätigkeit verzögert ausgeschieden wird. Bei mehr als 20 Prozent aller Patienten, denen der Arzt die pharmakologische Stütze verordnet, gerät das Herz aus dem Takt, weil ihm zuviel des Guten zugemutet wird. Daß die Ärzte hierzulande viele Patienten unnötig dieser Gefahr aussetzen, vermutet Professor Klaus Donat, Internist am Allgemeinen Krankenhaus Harburg in

Hamburg. Vier Millionen Bundesbürger werden alljährlich mit Digitalis behandelt; in den Vereinigten Staaten sind es dagegen – bei rund viermal soviel Einwohnern – nur zwei Millionen Patienten pro Jahr. Außerdem verweist Donat auf eine kürzlich abgeschlossene Studie in einem schwedischen Altersheim: Von 141 Insassen, die meist schon jahrelang Digitalis einnahmen, litten nur 22 an Herzmuskelschwäche. Bei den übrigen konnten die Mittel abgesetzt werden, ohne daß sich ihre Leistungsfähigkeit verschlechterte.

Wie oft der Gesundheitszustand alter Menschen allein dadurch verbessert wird, daß sie, hinter dem Rücken des Doktors oder gar mit seiner Hilfe, auf etliche der bunten Verheißungen aus der medizinischen Trickkiste verzichten – das läßt sich nur ahnen. Gewiß ist aber, daß Pillen und Prothesen nicht ersetzen, was der Sozialmediziner Hans Schaefer auf seine alten Tage als «beste Lebensversicherung» empfiehlt: «Gelassenheit und Anpassung.» Bisher ist jedenfalls von Ärzten wenig Beistand zu erwarten, um sich dem Ziel zu nähern, das der verstorbene Professor René Schubert vom ersten bundesdeutschen Lehrstuhl für Gerontologie in Nürnberg verkündete: «Möglichst spät jung sterben.» Daß am Ende nur noch der Glaube hilft, sah auch der Meister klar, als er dafür plädierte, «dem alten Menschen sein Geriatrikum zu lassen». Denn die pharmazeutischen Altersbremsen hätten immerhin bei etwa einem Drittel der Patienten einen «Placebo-Effekt». Gleiches ließe sich zwar auch mit Zuckerpillen erreichen, denen aber der Name und der Nimbus fehlt, den geschickte Werbung zaubert. «Die Wahrscheinlichkeit», lehrt Schubert-Schüler Erich Lang, daß ein solches Präparat «zu Therapieerfolgen führt, wächst mit zunehmendem Alter. Und es ist nicht verwunderlich, daß eine Besserung irgendwelcher Beschwerden und Symptome den Patienten in seinem Glauben an die ‹Alterskapsel› bestärkt.» Man dürfe, so formulierte Lang die geriatrischen «Grundlagen für die Praxis», nicht abraten, wenn ein Patient «glaubt, das Elixier des Lebens gefunden zu haben».

Die ärztlich sanktionierte Glaubenslehre ist ein fruchtbarer Boden für das Geschäft mit Geriatrika. Es blüht üppiger von Jahr zu Jahr, auch wenn die Wissenschaft nichts sieht als «Augenwischerei», so der Berliner Neuropharmakologe Professor Helmut Coper. Gegen das natürliche Altern ist heute wie vor 100 Jahren kein Kraut gewachsen. Doch älter ist der Traum von ewiger Jugend. Zu König Davids Zeiten sollte der Atem schöner junger Mädchen den Greisen neues Leben einhauchen. Später versuchten es reiche alte Männer mit eingepflanztem Hodengewebe junger Schimpansen. Dann galt der Lebenssaft einer Bienenkönigin als populäre Verjüngungskur. Und nun ist Procain, als Mittel zur lokalen Betäubung altbekannt, der Favorit unter den handlich verpackten Jungbrunnen aus der Apotheke. Die rumänische Altersforscherin Ana Aslan, die seit fast 30 Jahren procainhaltige Pillen schluckt, bürgt mit jeder Runzel im Gesicht für die Qualität dieses Wirkstoffes. Daß er nur in minimalen Mengen ins Blut gelangt, tut dem Effekt keinen Abbruch. Der ist ohnehin nicht nachweisbar – es sei denn als «Prinzip Hoffnung».

Das ist auch bei allen anderen Inhaltsstoffen der rund 70 Geriatrika, die in der «Roten Liste» aufgeführt werden, am Werk. Es bleibe jedenfalls, so Coper, stets beim «reinen Wortgeklingel». Die Pharmakologen-Schelte betrifft nur die versprochenen Wirkungen. Nicht zu überhören sind jedoch neuerdings die Alarmzeichen. Procain, so warnt der Nürnberger Gerontologe Ingo Füsgen, könne allergische Reaktionen auslösen, die mitunter sogar tödlich enden. An diesen Effekt glauben zwar die altersfürchtigen Konsumenten nicht, er ist aber nachweisbar – wie auch Ginseng nach den Beobachtungen Füsgens nicht ganz ohne Wirkung bleibt. Das fernöstliche Wurzelwerk kann Durchfälle und Hautausschläge hervorrufen. Jugend und Potenz stärkt es dagegen nur in der Phantasie der Werber und ihrer treuen Kunden.

Der alte Grieche Sophokles brauchte solch trügerische Hoffnungen nicht. Er hielt das Bett und seine Knochen warm mit der berühmten Hetäre Theoris, der später noch eine gewisse Archippe folgte. Da er in diesem Alter auch noch Kinder zeugte, fürchtete sein Sohn Iophon, enterbt zu werden. Doch sein Versuch, den greisen Vater entmündigen zu lassen, schlug gründlich fehl: Sophokles überzeugte das Gericht von seiner geistigen Frische, indem er einige Chöre aus «Ödipus auf Kolonos» vortrug – ein Drama, das der Dichter, ein Jahr vor seinem Tod, mit 89 Jahren beendete. Kein Arzt konnte ihm dabei helfen, doch es stand ihm auch keiner im Weg.

Die Langlebigen von heute brauchen ihr «nachlassendes Gedächtnis» jedenfalls nicht mit Geriatrika zu vernebeln, um sich der großen Bögen zu erinnern, die sie zeitlebens um Apotheken, Arztpraxen und Hospitäler geschlagen haben. Wer von der Medizin kein Rezept gegen Alter und Tod erhofft, kann auch nicht enttäuscht werden – aber vielleicht länger leben.

6
«Die Phantasie zerschmettern»

Wie die Psychiatrie ihre Patienten ruiniert

«Sie nennt sich Humanmedizin, aber sie weiß vom Menschen nur das, was er mit den Tieren gemeinsam hat, und von diesen wiederum nur so viel, wie wir von Maschinen wissen. Von dem, was Tiere von Maschinen unterscheidet, und von den Unterschieden zwischen Menschen und Tieren weiß sie nichts, und die Studenten der Medizin erfahren während ihres Studiums nicht einmal, daß es solche Probleme gibt.» Das schrieb kein jugendlicher Idealist, der im überquellenden Katalog medizinischer Prüfungsfragen vergeblich nach Antworten suchte, auch kein romantischer Maschinenstürmer, der nach frustrierenden Lehr- und Wanderjahren zwischen Laborautomaten, EKG-Monitoren, Computer-Tomographen und derlei klinischem Medizin-Zubehör die ganze Technik zum Teufel wünscht. Wenn Thure von Uexküll, bis 1978 Leiter der Abteilung für Psychosomatik und Ordinarius für Innere Medizin an der Universität Ulm, nach 30 Jahren Forschung und Lehre seine «Unzufriedenheit mit der Medizin» bekundet, übersieht er nicht, daß sie während seines Lebens «früher undenkbare Erfolge» verbuchen konnte.

Dennoch, so notiert der Sohn des Biologen Jakob von Uexküll im Vorwort zu dessen «Kompositionslehre der Natur», seien «die Kranken nicht weniger geworden. Im Gegenteil, es sind neue Leiden hinzugetreten», denen die Medizin nicht minder «hilflos» gegenüberstehe wie einst den Infektionskrankheiten sowie den Störungen der Organfunktionen, die auf einem Mangel an bestimmten Stoffen wie «Hormonen, Vitaminen und so weiter» oder anatomischen Mängeln beruhen. Solche Krankheiten, formuliert der Gelehrte nobel, aber unnachgiebig, habe man «als Maschinenschaden lokalisieren und behandeln» können, damit aber «nur Techniken zur Bekämpfung einer relativ kleinen Gruppe von Gesundheitsstörungen entwickelt».

Der spezialisierte Reparaturbetrieb für defekte Organe, das weiß der inzwischen 73jährige Arzt aus langer Erfahrung, versagt dagegen vor dem, was heute in erster Linie Wohlbefinden und Leben bedroht. Denn «über den Menschen ist die moderne Medizin nur unzureichend informiert». Sie hat den Organismus bis in die subtilsten Einzelheiten chemischer Formeln und physikalischer Gesetze erforscht, doch die Krankengeschichten der meisten Zeitgenossen bleiben ihr ein Rätsel. Sie kann die Zeichen erst deuten, wenn sie mit Händen zu greifen, zu hören, zu sehen oder im Blut, Harn, Speichel oder anderen Säften zu messen sind. Vom Verhalten des Menschen, solange er scheinbar gesund ist, und von den Verhältnissen, die ihn krank machen, vom Drang und vom Zwang, den Körper Gefährdungen auszusetzen, die ihn schließlich ruinieren, und von den Bedrängnissen der Seele, die lange vorher schon ein Ventil sucht, von all dem braucht der Doktor nichts zu wissen, wenn er, wie es im Buch steht, nach Krankheiten sucht.

Daß Alkohol, Autofahren oder Arbeitshetze, Einsamkeit oder Ehefrust, Lärm, Luftverschmutzung oder Leistungsdruck, Rauchen, Rauschgift, rüde Vorgesetzte oder Wohnungsnot, daß alles, was Menschen sich und anderen antun oder antun lassen, Bedeutung hat für Leib und Seele, bleibt für die Heilkunde, sofern sie sich wissenschaftlich dünkt, Spekulation. Sie nimmt es frühestens zur Kenntnis, wenn die Funktion der Organe irritiert wird, wenn der Körper auf die Seelennöte reagiert, je nach Temperament mit Schmerzen im Kopf oder im Bauch, mit Herzklopfen oder Atemnot, mit Durchfall oder Verstopfung, steifem Hals oder tauben Händen, mit Fettsucht oder Magersucht, Unruhe oder Erschöpfung. Da aber die diagnostische Apparatur keinen alarmierenden Befund liefert, kann der Doktor beruhigt zum Rezeptblock greifen. Er weiß zwar, daß er nicht weiß, woher sie kommen, aber daß solche «funktionellen Störungen» ziemlich häufig vorkommen, das merkt er jeden Tag. Daß 30 bis 50 Prozent aller körperlichen («somatischen») Beschwerden psychischen Ursprungs sind, hat sich inzwischen bis in die entlegenste Landpraxis herumgesprochen. Die Pharma-Industrie bietet auch dafür, wie es dem naturwissenschaftlichen Ideal entspricht, «die narrensichere, das heißt: eine vom Patienten unabhängige Therapie». (So der Medizinsoziologe Professor Christian von Ferber.)

Der Patient schluckt und duckt sich weiterhin, zumindest vor der Autorität des Arztes, der sagt und tut, was gut für seine Kranken ist. Das lernt er vor allem von der Werbung,

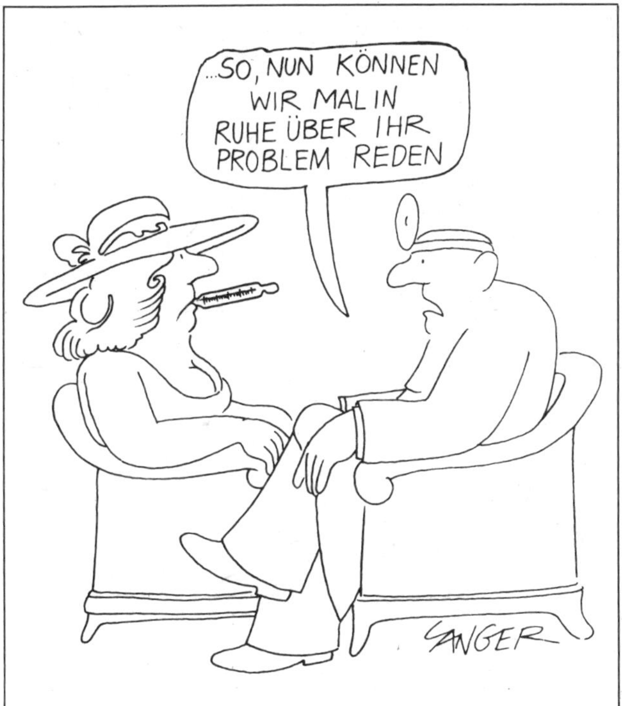
...SO, NUN KÖNNEN WIR MAL IN RUHE ÜBER IHR PROBLEM REDEN
SANGER

die ihm in solchen «Problemfällen» zum Beispiel «Ludiomil», das «breit wirksame Psychosomatikum» empfiehlt. Oder «Adumbran» zur «medikamentösen Psychotherapie». Vor die Therapie haben «die Götter» jedoch, wie die Ärzte aus zahlreichen Kongreß-Predigten wissen, die Diagnose gestellt. Dabei werden sie von ihren Geschäftspartnern ebenfalls nicht im Stich gelassen. Die Pillen-Branche hat für ihr reichhaltiges Sortiment an stimmungsaufhellenden, beruhigenden und entspannenden Seelentröstern eine Auswahl «diagnostischer» Etiketten parat, deren schillernde Beliebigkeit sich jedwedem Bedarf des medizinischen Alltags anpaßt. Das fängt, etwa bei «Adumbran», mit «Störung der Schlafrhythmik» an, geht weiter mit «kardiovaskulären» und «gastrointestinalen Störungen», und nachdem Organsysteme beim gelehrten Namen genannt sind, kommen «vegetative Syndrome der Frau» an die Reihe und «Dentitionsbeschwerden bei Kleinkindern», zu deutsch: Schmerzen beim «Zahnen». Was Hänschen schon lernt, verlernt Hans nimmermehr, denn der «unkomplizierte Tranquilizer»* hilft später unter anderem bei «Angst- und Unruhezuständen, auch vor zahnärztlichen und ärztlichen Eingriffen». Da mag die Beruhigung ja wirklich hilfreich sein, aber für den «notwendigen» Umsatz – die kostspielige Werbung muß schließlich finanziert werden – sorgen erst die «Dauerbrenner», die Bezeichnungen wie «Sexualneurose», «Überforderungssyndrom» oder «Verhaltensstörungen» signalisieren. Daß sich die Anwendung der Psycho-Drogen nicht auf die «Randgebiete» der Organmedizin beschränken muß, spricht ein anderer Hersteller noch deutlicher aus. «Tavor» (Werbeslogan: «stärkt das Ich») wird auch als probates Mittel gegen «aggressives Verhalten, ungenügende soziale Einordnung ..., Affektspannung mit gelegentlichen explosiven Entladungen» propagiert. Der Stimmungsmacher erfreut sich denn auch in Kreisen von Drogenabhängigen besonderer Beliebtheit. Eine «Sucht» mit körperlichen Entzugserschei-

* Tranquilizer: von lateinisch tranquillus = ruhig.

nungen nach Ausbleiben des Stoffes ist bei solchen Mitteln selten, obwohl auch das vorkommt.

Der große Rest der armen Schlucker ist aber deswegen nicht weniger abhängig. Schon vor Jahren hat der – inzwischen verstorbene – Direktor der Klinik und Poliklinik für Psychotherapie in Mainz, Professor Dietrich Langen, von seinen Kollegen gefordert, sie sollten mit Tranquilizern ebenso behutsam umgehen wie mit den opiumähnlichen Betäubungsmitteln. Denn 90 Prozent der in der Mainzer Klinik aufgenommenen Patienten hatten, so Langen, «über längere Zeit hinweg, meist sogar in relativ hoher Dosierung» derartige Beruhigungspillen verordnet bekommen und auch geschluckt. Allein die Präparate der Benzodiazepin-Reihe, zu der auch die Bestseller «Valium» und «Adumbran» gehören, wurden in den letzten Jahren tonnenweise auf ärztliche Empfehlung konsumiert. Inzwischen sind zahlreiche neue Präparate hinzugekommen. 13 Variationen des Benzodiazepin-Erfolgsrezeptes gibt es bereits, ergänzt durch etliche Kombinationen; und, nachdem der Patentschutz für die Wirkstoffe von «Valium» und «Librium» abgelaufen ist, werden diese nun auch noch jeweils unter mehreren Namen angeboten. Ein gutes Dutzend anderer Stoffe mit ähnlicher Wirkung erscheinen vielen praktizierenden Heilkünstlern ebenfalls als Lichtblicke bei «unklaren» Beschwerden aller Art. Der Anwendungsbereich «der tranquillisierenden Substanzen», gesteht Privatdozent Theo R. Payk von der Bonner Universitäts-Nervenklinik, «ist kaum einzugrenzen». Und das soll er auch gar nicht.

Die Hersteller scheuen keine Anstrengung, um ihren Abnehmern immer neue Bereiche zu erschließen. Dabei kann sie offenbar nichts aufhalten. Der Umsatz steigt, obwohl der massenhaft verordnete Gebrauch der «Happy pills» seit langem als gefährlicher Etikettenschwindel entlarvt ist. Den Psychopharmaka-Produzenten kommt freilich nicht zuletzt die Flaute in anderen Wirtschaftszweigen zugute. Arbeitslosigkeit wirft ihre Schatten voraus, und so mancher Familienvater, denkt er an seine Sorgen in der Nacht, wird um den

Schlaf gebracht. Wenn er dann «vielfältige vegetative Beschwerden» verspürt, dürfte er, zumal im fortgeschrittenen Alter, bereitwilliger noch als in den Zeiten der Hochkonjunktur zu «Nobrium» greifen, das den Medizinern in solchen Fällen als «wirksame therapeutische Hilfe für den Berufstätigen» angeraten wird. «Albego» dagegen, von der ruhelosen Konkurrenz kreiert, preist sich schlicht als «Arbeits-Tranquilizer» an. Zudem werden die pharmakologischen Dämpfer auch als «Medikationspartner» bei allen möglichen organischen Leiden empfohlen, und der Doktor greift das Angebot bereitwillig auf, weiß er doch nie genau, ob etwa bei einem Herzkranken nicht auch die Psyche mit im Spiel ist. Daß Magengeschwüre und Asthma mit «ängstlicher Verkrampfung» zu tun haben, wird sogar in den offiziellen Medizin-Schulen gelehrt. Folglich darf auch dabei die Pillen-Zugabe für die Seele nicht fehlen. So bilden Psychopharmaka, wie Rezept-Analysen in Niedersachsen ergaben, die umsatzstärkste Gruppe unter den Verordnungen der Kassenärzte. Dabei deckten Nachkontrollen von Patienten mit nicht organisch bedingten körperlichen Beschwerden auf, daß über 90 Prozent zehn Jahre später immer noch mit wechselnden Symptomen in ärztlicher Behandlung waren, überdurchschnittlich oft krank geschrieben wurden sowie häufiger und länger als die übrige Bevölkerung ins Krankenhaus mußten.

Wer beispielsweise unter chronischen Kopfschmerzen leidet, die trotz Tabletten immer häufiger und stärker werden, kann sich heutzutage, wie Thure von Uexküll an einem alltäglichen Beispiel verdeutlicht, durchaus sieben verschiedene Diagnosen und entsprechende Therapievorschläge einhandeln, ohne von seinen Beschwerden befreit zu werden. Der erste Doktor tippt auf eine Migräne, doch die verordneten Medikamente helfen nicht. Der Patient sucht einen zweiten Allgemeinpraktiker auf, der eine «Neuralgie» des Hinterkopfnervs vermutet und andere Präparate empfiehlt. Als auch das keine Linderung bringt, geht der Mann auf Anraten eines Bekannten zu einem Orthopäden, der nach einer

Röntgenaufnahme völlig klarzusehen meint: Der Patient hat einen Bandscheibenschaden der Halswirbelsäule, muß also mit Massage und Kurzwelle behandelt werden. Nach diesen, wiederum erfolglosen Versuchen, ist ein Hals-Nasen-Ohren-Arzt an der Reihe, der eine Verkrümmung der Nasenscheidewand für dringend operationsbedürftig hält. Doch die Kopfschmerzen gehen davon nicht weg. Danach versucht es ein Zahnarzt mit der Entfernung vereiterter Zahnwurzeln. Die Kopfschmerzen widersetzen sich auch dieser Bemühung. Die nächste Station ist ein Augenarzt. Er entdeckt am Augenhintergrund Veränderungen, die auf einen Bluthochdruck hindeuten, was der daraufhin eingeschaltete Internist bestätigt. Eine Ursache für die «Hypertonie» findet er nicht.

Die verschriebenen Arzneimittel senken zwar den Blutdruck, aber die Kopfschmerzen bleiben. Der Patient nimmt daher die Pillen nicht mehr. Ein halbes Jahr später wird er mit einem leichten Schlaganfall in die Klinik eingeliefert. Der Internist ist entlastet, da seine Anweisungen ja nicht eingehalten wurden. Daß diese «Unfolgsamkeit» mit Autoritätskonflikten des Patienten zu hat, die wiederum eine Folge seiner Schwierigkeiten mit dem Vater sind, daß dieser ihn, jähzornig und streng, von klein auf ungerecht behandelt und seinen jüngeren Bruder vorgezogen hat, obwohl der nach Ansicht des Patienten «viel weniger tüchtig war», daß schließlich dieser Bruder, nachdem der Ältere den väterlichen Betrieb übernommen hat, ihn mit unerfüllbaren Geldforderungen immer mehr in die Enge trieb – das wäre in einer langwierigen Psychoanalyse unter Umständen aufgedeckt worden, falls sich der Patient entschlossen hätte, auch noch einen Seelenspezialisten zu konsultieren. Der hätte die Kopfschmerzen als Ausdruck einer «neurotischen Fehlhaltung» gedeutet; ob sie der Patient dadurch losgeworden wäre, ist fraglich. Sicher hätte der Psychotherapeut jedoch den Bluthochdruck nicht erkannt, ohne sich deswegen den Schlaganfall als Versagen anzurechnen. Der Kranke wäre aus seiner Behandlung gleichsam herausgerissen worden durch etwas, worauf der Psychotherapeut keinen Einfluß hat. Für ihn zählen körperliche Beschwerden nur als Indizien, daß eine Störung im «seelischen Apparat» vorliegt.

Die Fachleute für körperliche Probleme sehen in solchen Symptomen dagegen lediglich Anhaltspunkte dafür, daß die «biologische Maschine» nicht richtig funktioniert. Verstanden wird der Kranke auf beiden Seiten nicht. Jede Fachrichtung übersetzt die stummen Mitteilungen des Körpers in die ihr eigene Fachsprache und formuliert jeweils andere Ratschläge zur Lösung des Problems, ohne dem Patienten damit wirklich helfen zu können. Das bleibt den Experten freilich meist verborgen. Da Kranke von einer Disziplin zur anderen wandern, oft auch abseits der offiziellen Heilkunde Hilfe suchen bei Heilpraktikern und anderen Helfern, kann jeder Doktor das zeitweilige oder endgültige Verschwinden des Patienten aus seinem Gesichtskreis als Erfolg verbuchen. Wenn die jahrelange Irrfahrt schließlich mit vorzeitiger Invalidisierung endet, was den Nachuntersuchungen zufolge bei psychosomatisch Kranken gar nicht selten ist, hat die arme Seele zwar immer noch keine Ruhe, doch einen gesetzlich gesicherten Anspruch auf Schonung und Versorgung der körperlichen Gebrechen zu Lasten der Rentenversicherung.

So stören die chronisch «Gestörten» den Medizinbetrieb nicht im mindesten, sie halten ihn vielmehr ständig in Schwung. Wenn sie schon nicht jedes Quartal den Doktor wechseln, bieten sie dem Arzt wenigstens immer wieder neue Symptome an, die er dann mit jeweils anderen Mitteln behandeln kann. Auf Tranquilizer wird dabei selten verzichtet – damit die Klagen nicht zu laut werden und der Doktor sich den Irrglauben erhalten kann, er habe auch die psychosomatischen Erkrankungen fest im Griff. Immer häufiger werden freilich die Mediziner aller Richtungen aus ihrer professionellen Ruhe gerissen. Schrille Schreie stören die Gewißheit, daß in «Sprechzimmern» und «Krankenstationen» wirklich alles Menschenmögliche getan wird. Spätestens der Selbstmord eines ihrer «treuesten» Patienten erinnert die Ärzte daran, daß sich hinter der oft jahrelang aufrechterhaltenen Fassade funktioneller Beschwerden ein lebensgefährliches Leiden verbergen kann – die Depression. Mindestens 100 Millionen Menschen, so hat die Weltgesundheitsorganisation (WHO) gemeldet, sind an Depression erkrankt. Und wer noch von der «traurigen Verstimmung» verschont ist, muß fürchten, daß auch ihn die «Krankheit der Epoche» (so der Landarzt und Medizinhistoriker Paul Lüth) irgendwann einmal trifft. Medizinstatistiker haben errechnet, daß zehn Prozent der Männer in Deutschland damit rechnen müssen, irgendwann im Leben depressiv zu werden; bei den Frauen sind es sogar 20 Prozent – jede fünfte wird einen depressiven Schub erleben, jede fünfzigste daran sterben. Denn der Tod durch eigene Hand bedroht jeden Depressiven. Der Suizid ist das eigentliche Risiko dieses Leidens – und zugleich seine radikale Lösung: der Tod als Arzt.

Für den Einsamen, der «in gänzlicher Verlassenheit, im Bewußtsein des Nichts», wie der Philosoph und gelernte Psychiater Karl Jaspers formulierte, unfähig ist, den «Kampf mit sich und der Welt fortzuführen», sei es ein «tröstlicher Gedanke», sich das Leben nehmen zu können. Jaspers: «Dem Einsamen ist der freiwillige Untergang wie eine Heimkehr zu sich selbst.» Nur: Kaum ein Selbstmörder nimmt sich, wie es Jaspers vorschwebte, das Leben «ohne Trotz, in Ruhe und Reife». Die meisten gehen in den Tod, gepeinigt von der Depression, die der Basler Suizidforscher Professor Paul Kielholz die «qualvollste aller Krankheiten» nennt. Wer «den Freitod wählt», der ist meist weder frei noch hat er die Wahl. Gewöhnlich ist er ein geschundenes Opfer seiner verhängnisvollen Gemütskrankheit, sich selbst im Todeswunsch ein Fremder.

Dabei werden derzeit schon neun von zehn bewußtlosen Selbstmord-Patienten gerettet, jedenfalls fürs erste. Notarztwagen und Intensivstationen holen auch Halbtote wieder ins Leben zurück – und in die Gemütskrankheit. Denn die steigende Zahl der Selbstmörder signalisiert die stete, offenbar nicht einzudämmende Ausbreitung eines Leidens, das auch die Ärzte meist nicht erkennen. Das «traurige Herabgestimmtsein» (so der Mainzer Psychiatrie-Professor Johann Glatzel) kann oft weitgehend fehlen oder ist «wenigstens nicht auf den ersten Blick erkennbar» – auch für den Kranken nicht. Todtraurig, vielleicht schon sterbenskrank, verschwendet er den letzten Rest an Energie darauf, den depressiven Zustand vor sich und der Umgebung zu verbergen. Kaum ein Symptom, das der Schwermut nicht als Maske dienen könnte: Durchfall, Beklemmungsgefühle, Kopfschmerzen, Herzklopfen, Atemnot, Ischias, Ausfluß, Impotenz, Frigidität – die Liste ist schier endlos. Wer an einer solchen «larvierten» Depression leidet, der klagt seinem Arzt neben den körperlichen Beschwerden meist spontan Reizbarkeit, Arbeitsunlust, Schlafstörungen, Müdigkeit und Appetitverlust. Er verschweigt, jedenfalls zunächst, Schuldgefühle und Hoffnungslosigkeit, seinen Selbsthaß, das Weinen und die Selbstmordideen. So wird, sagt Landarzt Lüth, «immer die diagnostische Mühle der Organpathologie in Betrieb gesetzt».

Rickeracke mit Geknacke wird geröntgt, bestrahlt, durchleuchtet, werden Blut und Urin analysiert, das Innerste nach außen gekehrt. Die larvierte Depression bleibt unsichtbar. Mangels geeigneter biochemischer Tests kommt man ihr nur «per exclusionem», durch Ausschluß aller anderen Leiden, auf die Spur. Lüth: «Für den herkömmlich ausgebildeten, also psychologisch wie psychiatrisch ungeschulten Arzt, gleich welcher Fachgruppe, bietet die Depression erhebliche Irritationen.»

Für die Psychiater freilich auch. Noch immer sind die Seelenkundler uneins, wie man die Depression überhaupt einteilen solle. Der Basler Ordinarius Kielholz, Präsident des «Internationalen Komitees für Prophylaxe und Therapie der Depression», plädiert für eine Dreiteilung, die indes durch eine facettenreiche Ziselierung den vielen Unterformen gerecht werden soll: Körperlich begründete Depressionen sind danach entweder «organisch», durch hirnstrukturelle Veränderungen bedingt oder der Ausdruck körperlicher Krankheiten, etwa einer Kreislaufschwäche («symptomatisch»). Sie stellen sich jedoch auch in der Entziehungsphase bei Alkoholikern ein oder sind die Folge der Dauerverordnung von reserpinhaltigen Blutdrucksenkern, Nebennierenrindenpräparaten («Kortikoiden») oder der Antibabypille – solche Traurigkeit nennt man «pharmakogene Depression».

Die «endogenen» Depressionen kommen hingegen «von innen heraus», wobei eine Störung des Gehirnstoffwechsels angenommen wird. Es soll sich um «vererbbare Leiden mit großer Durchschlagskraft» (Kielholz) handeln, deren Erbgang indes noch unbekannt ist. Sofern das Gemütsleiden («Psychose») phasenhaft («zyklisch») zwischen der depressiven Stimmung des «Zu-Tode-Betrübt» und einem «himmelhoch-jauchzenden» Glücksgefühl pendelt, spricht man von «manisch-depressivem Irresein».

«Psychogene» Depressionen heißt der große Rest: Hierzu zählen erstens die «neurotische» Depression, bedingt durch verdrängte seelische Konflikte in der frühen Kindheit und durch ein aktuelles Drama ausgelöst; zweitens die «Erschöpfungs»-Depression, das traurige Ergebnis einer langanhaltenden körperlichen und seelischen Überlastung; drittens schließlich die «reaktive» Depression, provoziert durch ein schmerzliches Ereignis, etwa den Tod des einziges Kindes. Weil in der Seelenheilkunde nahezu jeder Professor an einem eigenen Lehrgebäude, seiner «Schule» bastelt, wird die Kielholzsche Dreiteilung von den anderen Experten bestenfalls als Gerüst akzeptiert. Dachkammern im Lehrgebäude baut jeder Psychiater nach eigenem Gutdünken aus.

So schärft etwa der Münchner Nervenarzt Professor Heinz Dietrich seinen Studenten als «letzte Hilfe fürs Examen» die «anankastische Depression» ein, Stichwort: «Furcht vor filiziden Impulsen (Aichmophobie)». Nicht einmal mit Hilfe des berühmten «Klinischen Wörterbuchs» von

Pschyrembel kommt der Prüfungskandidat dahinter, welcher Trübsinn damit wohl gemeint sein könnte – die zwanghafte Angst endogen depressiver Frauen nämlich, die eigenen Kinder zu töten.

Während der «biologischen Krisenzeiten» – dazu rechnen die Mediziner Pubertät, Schwangerschaft, Geburt und Wochenbett, aber auch Wechseljahre und Menstruation – sind Depressionen ohnehin häufiger. So klagt jede zweite Frau in den Tagen vor der Blutung über eine «reizbar-depressive Verstimmung», oft kombiniert mit Spannungsgefühlen, Rückenschmerzen, Kopfdruck, großem Durst und Wassereinlagerung im Zellgewebe. Solchen Frauen, selbst den raffiniert geschminkten, sieht man die Verstimmung am Gesicht an. Diese psychische Störung, von den Frauenzeitschriften gern «der Grauschleier» genannt, lichtet sich meist von allein. Das hängt, lehrt Psychiater Professor Paul Kielholz, mit den Hormonen zusammen – womöglich hat die Frau während der depressiven Stunden zuwenig Gelbkörperhormon, womöglich falsch gemischte Wirkstoffe der Hirnanhangdrüse oder zuviel Östrogen im Blut. Sonst aber verbergen die Psychiater hinter der Nebelwand komplizierter Kunstwörter offenbar ein gut Teil Ratlosigkeit.

Wer die Erkenntnis von den Psychoanalytikern erwartet, wird wie eh und je mit einem schillernden Potpourri von Meinungen konfrontiert. Treue Jünger Sigmund Freuds, ganz offiziell «Orthodoxe» genannt, schwören auf den Wiener Altmeister und seine Deutung. Der Entdecker des Unbewußten war selbst mehrmals von larvierten Depressionen heimgesucht worden. Seiner Braut Martha hatte der schöne Sigismund Freud schon 1884 das Rauschgift Kokain als Aufheller empfohlen. Er selbst kokste einige Jahre lang, um seiner Schwermut Flügel zu machen.

Was es mit den Depressionen wirklich auf sich habe, fand der Traumdeuter jedoch erst 30 Jahre später heraus, während des Ersten Weltkrieges. Danach hat jeder Melancholiker in seinen frühen Lebensjahren einen Verlust erlitten, auf den er so reagiert, als habe er nicht sein Liebesobjekt, sondern sich selbst verloren. Wiederholt sich irgendwann im Leben eine Situation, die dieser frühkindlichen Enttäuschung ähnelt, gleitet das Zentrum des Bewußtseins, das «Ich», in tiefe Melancholie. Dunkel mutmaßte Freud, der «Schatten des Objekts» falle auf das Ich.

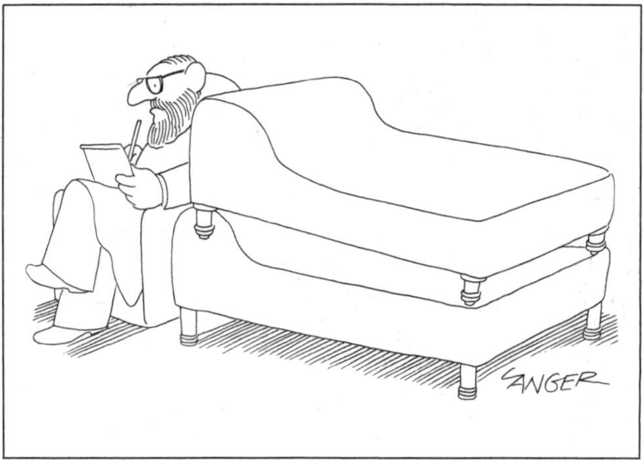

Heutzutage kann man sich die Trübsal jedoch auch einfacher, womöglich zutreffender ausdeuten lassen. So vertritt Martha Eicke-Spengler, Psychoanalytikerin in Zürich, die Ansicht, es gebe eine Menge Leute – «depressiv Disponierte» –, die nur über eingeschränkte Anpassungsfähigkeiten an belastende Lebensumstände verfügten. Solche Menschen erlebten jede Enttäuschung und jeden Konflikt als «Frustration», schlimmer noch: «als Verlust». Die krankhafte Reaktion auf diesen Verlust sei die Depression, die normale hingegen «Trauerarbeit». Nur Trauer, nicht Depression, löse die seelische Bindung zum ohnehin verlorenen Objekt, schütze mithin die geistige Gesundheit.

Die Mehrheit der Ärzte steht solchen psychoanalytischen Gedankenspielen eher reserviert gegenüber. Auch in Wien hat Freud kaum eine Chance. Dort lehrt der Neurologe

Professor Walther Birkmayer, genannt «Nerven-Papst», von keinem Zweifel angekränkelt: «Die depressive Persönlichkeit resultiert aus dem gestörten menschlichen Chemiehaushalt.» Beweis: Im Hirnstamm verstorbener Depressiver fand Chefarzt Birkmayer die «biogenen Amine» auffällig vermindert. Mit dem Fachwort «biogene Amine» wird eine Vielzahl von Eiweißkörpern benannt, die das chemische Substrat jeglicher Nervenaktivität sind. Biogene Amine entstehen in winzigen Mengen – dem millionsten Teil eines milliardstel Gramms –, wenn der bioelektrische Reiz an einem Nervenzellende ankommt und von dort, der «Schaltstelle», zum nächsten Nerv weitergeleitet werden soll.

Beim Depressiven, sagt Birkmayer, klappt das alles nicht richtig. Im Hirnstamm, der das Instinktverhalten und die «Befindlichkeit» steuert, also weitgehend für die «Anpassungsleistungen» verantwortlich ist, fehle es an biogenen Aminen. Es sei diese «Balancestörung, die ganz offensichtlich die Depression auslöst». Die unbestrittene Balancestörung im fein ausgepegelten Haushalt der biogenen Amine muß aber nicht die Ursache der endogenen Depression, sie kann ebensogut deren Folge sein. So ist die für Alkoholiker typische «höchst eigenartige Mischung von Euphorie und Depression, von Angst und scheinbar forschem Draufgängertum», die der Innsbrucker Psychiatrie-Professor Heinz Prokop bei allen seinen Langzeittrinkern beobachtet hat, mit einem nachgewiesenen Mangel an biogenen Aminen im ganzen Gehirn kombiniert. Nur: Das Amine-Defizit entsteht erst durch die chronische Alkoholvergiftung, es ist nicht der Auslöser des großen Durstes.

Unzweifelhaft jedoch ist: Einem Gehirn, dem die Amine fehlen, geht bald auch der Frohsinn verloren. Alkoholabhängige Patienten sind gewöhnlich ebenso ängstlich, verstimmt und unzufrieden wie die Depressiven. Trinkern und Traurigen kommt der rechte Tag-Nacht-Rhythmus abhanden. In den ersten Stunden des Tages beutelt der Mangel an Aminen die Kranken ganz besonders: Sie fühlen sich zerschlagen und reizbar. Ihr «Morgentief» drückt die seelische

Stimmung auf den Nullpunkt und verstärkt alle Beschwerden, auch die körperlichen. Whisky-Trinker Winston Churchill, der außerdem noch lange Perioden tiefer Depression durchlebte, blieb deshalb, wenn möglich, bis Mittag im Bett. Der schwerblütige Ernest Hemingway half sich mit Bourbon oder Rum und erschoß sich erst, als diese Medizin nicht mehr wirkte, morgens um 7 Uhr 30.

Hemingway war allerdings zuvor in die Hände rabiater Ärzte gefallen. Im Dezember 1960 hatten ihn Psychiater der amerikanischen Mayo-Klinik mit elf Elektroschocks, ein Vierteljahr später mit einer weiteren Schock-Serie behandelt. Hemingways Urteil über die Krampftherapie: «Operation gelungen, Patient tot.» Es sei den Ärzten geglückt, schrieb der Autor («Wem die Stunde schlägt»), «meinen Kopf kaputtzumachen und mein Gedächtnis auszuradieren.» Vier Wochen nach der zweiten Schock-Kur brachte sich der Nobelpreisträger um.

Ähnlich erging es der amerikanischen Schriftstellerin Sylvia Plath, die in ihrem Roman «Die Glasglocke» das Schock-Erlebnis anschaulich beschrieben hat: «Ich schloß die Augen. Dann bog sich etwas herunter und griff mich und schüttelte mich wie das Ende der Welt. Wiiiiii schrillte es durch berstende Luft in blauem Licht, und mit jedem Blitz fuhr ein gewaltiger Schlag auf mich nieder, daß ich glaubte, meine Knochen würden brechen und der Saft würde aus mir herausjagen wie aus einer aufgeschlitzten Pflanze.» Auch Sylvia Plath nahm sich das Leben.

Was bei der Fallsucht («Epilepsie») als Symptom der Krankheit gilt und von den Ärzten, wegen der Folgen für das Gehirn, intensiv bekämpft wird, der Krampfanfall, der den Epileptiker niederstreckt, genau das soll, durch Elektro-Impulse künstlich ausgelöst, bei Depression und einigen Formen der Schizophrenie heilsam sein. Auf die Idee war 1938 als erster der römische Nervenarzt Ugo Cerletti gekommen – bei einem Besuch im Schlachthof. Dort wurden, auf Betreiben italienischer Tierschützer, Schweine mit einem Stromstoß betäubt, bevor sie der tödliche Bolzenschuß traf. Cerletti, beeindruckt von dem bewußtlos zappelnden Schlachtvieh, erprobte das Elektro-Verfahren an einem Landstreicher, den die römische Polizei festgenommen und an ihn überstellt hatte; an dessen Schläfen befestigte er zwei Elektroden, dann schickte er, für 0,2 Sekunden, durch das Gehirn der Versuchsperson einen 80-Volt-Impuls. Sowohl auf den Probanden, der weitere Stromschocks entsetzt ablehnte, wie auch auf Cerletti wirkte das Ergebnis des Experiments allzu brutal: «Als ich die erste Reaktion des Patienten sah», so Cerletti später, «dachte ich im stillen: Das müßte verboten werden» – es wurde jedoch ein Welterfolg. Bald gehörten Elektroschock-Apparate zur Standard-Ausrüstung in nahezu allen Psychiatrie-Kliniken.

Daß die Stromstöße massive Gewebeschäden im Gehirn hinterlassen, wußten die Psychiater von Anfang an. Aber sie hatten sich ja auch nicht gescheut, der «Seele» mit dem Skalpell zu Leibe zu rücken. 1935 war in Lissabon erstmals einem «Geisteskranken» das Stirnhirn vom übrigen Gehirn abgetrennt worden. Der Eingriff, «Leukotomie» genannt, verwandelte den Patienten, dessen Aggressivität die Irrenärzte der damaligen Zeit anders nicht zu bändigen wußten, in ein apathisch vor sich hin dämmerndes Wesen, das willig die Anweisungen der Ärzte und Pfleger befolgte. Dieser «Erfolg» wurde begeistert gefeiert als Beginn der «Psychochirurgie». Mit solchen Operationen, technisch vielfach variiert, wurden Zehntausenden von Patienten psychische Auffälligkeiten aller Art einfach «weggeschnitten». Der Erfinder des Verfahrens, der portugiesische Chirurg Egas Moniz, erhielt für seinen kühnen Vorstoß ins Gehirn 1949 sogar den Nobelpreis. «Bald darauf jagte ihm ein früherer Leukotomie-Patient fünf Pistolenkugeln in den Leib.» So läßt der Psychiater und Schriftsteller Heinar Kipphardt in seinem Roman «März» den Irrenarzt Kofler Rückschau halten auf eines der vielen unrühmlichen Kapitel der Psychiatrie.

Die therapeutische Wirkung solcher Eingriffe wurde von namhaften Experten ausdrücklich damit begründet, daß die

«Phantasie zerschmettert» wird – so Walter Freeman, Professor an der George Washington University Medical School. Er erkannte auch die «nachweisbar schädigende Wirkung der Schockmethoden», vertrat aber bis Anfang der siebziger Jahre in zahlreichen Publikationen immer wieder die These, ohne Hirnschädigung sei überhaupt kein therapeutischer Erfolg zu erzielen. Originalton Freeman: «Es heißt, wir könnten nicht richtig denken, weil wir nicht genug Gehirn haben. Vielleicht wird eines Tages nachgewiesen, daß der geisteskranke Patient mit weniger Gehirn klarer und konstruktiver denken kann.»

Das ist nur eine von vielen ähnlichen Äußerungen «wissenschaftlicher» Autoritäten, die der amerikanische Psychiater Peter R. Breggin in einem vor kurzem auch auf deutsch erschienenen Buch zitiert. Provozierender Titel: «Elektroschock ist keine Therapie». Der Autor beläßt es nicht bei dieser Behauptung. Er legt eine Fülle von Beweisen vor, daß der Elektrokrampf dem Gehirn und der Persönlichkeit des so behandelten Patienten schwere Schäden zufügt, aber keinen nachweisbaren Nutzen hat. Unzählige Tierexperimente und Sektionsbefunde am Gehirn von verstorbenen Patienten lassen nicht den geringsten Zweifel, daß die Schocks Nervengewebe und Hirn-Gefäße zerstören. Anhand klinischer Forschungsberichte und mit Fallbeispielen aus seiner eigenen Praxis belegt Breggin, daß die Elektro-Tortur auch in ihrer modernisierten Form, nunmehr als «Heilkrampf» oder «Durchflutungstherapie» in Vollnarkose und mit muskelentspannenden Medikamenten durchgeführt, schwere geistige Störungen hervorrufen kann. Sie betreffen, so der Münchner Psychologie-Professor Johannes Brengelmann, vor allem das Gedächtnis und das Erlernen «neuer Gedächtnisinhalte». Es könne aber auch zu einem «Gefühl der Enthemmung» kommen sowie «ganz besonders oft zu Störungen räumlicher Empfindungen, zum Beispiel: Nach einem Schock fällt es dem Patienten häufig schwer, die richtige Tür zu finden.»

Hatten die Befürworter der Krampfbehandlung lange

Zeit unverhohlen die verheerenden Folgen als erwünschte Wirkung gerühmt, mußten sie angesichts der wachsenden Kritik eine neue Strategie einschlagen. Breggin: «Die unzähligen Beweise für Hirnschädigungen bei Mensch und Tier wurden nun in Übersichtsartikeln und Lehrbüchern nicht mehr erwähnt. Es wurde sogar behauptet, solche Beweise hätten nie existiert.» Das versuchen einige Experten auch heute noch. So verkündete etwa der Psychiater Hermann Erbe aus Sigmaringen unlängst dem deutschen Fernsehpublikum: «Nach meiner festen Überzeugung wird nichts im Gehirn zerstört.» Bei Tausenden von Behandlungen habe er niemals negative Auswirkungen gesehen. Mag schon sein. Fragt sich nur, was der Krampf-Heiler sehen will. Auch wenn sich die Patienten, so Breggin, mit dem therapiebedingten Gedächtnisverlust «nicht wohl fühlen, wirken sie doch auf den zufälligen, unbedarften oder voreingenommenen Beobachter positiv verändert, da sie weniger über ihre unangenehmen Erinnerungen klagen». Viele Depressive wünschten nämlich nichts sehnlicher, als daß sie die Verfehlungen, deretwegen sie sich Vorwürfe machen, und die schmerzlichen Verlusterlebnisse vergessen können. Der Elektroschock befreit sie zwar nicht von ihrer traurigen Verstimmung, löscht aber die quälenden Erinnerungen – ein Zustand, den der Schriftsteller Peter Handke in anderem Zusammenhang «wunschloses Unglück» genannt hat.

Im übrigen erinnert der amerikanische Psychiater seine Kollegen an die jedem Laien vertraute Erfahrung, daß depressive Menschen «auf fast alles, was man ihnen antut», positiv reagieren können – «von harter Arbeit bis zum Stoß ins kalte Wasser». Weil einige Patienten durch solche Ereignisse – zumindest vorübergehend – aus ihrer Melancholie herausgerissen werden, mußten Depressive «schon immer dazu herhalten, die Wirksamkeit verschiedenster psychiatrischer Therapien zu beweisen». Auch das Argument, durch den Verzicht auf die Elektrokrampftherapie (EKT) würde den selbstmordgefährdeten Patienten eine oft lebensrettende «Therapie» vorenthalten, läßt Breggin nicht gelten. Es gebe «überhaupt keinen Beweis dafür, daß die EKT die Suizid-Rate reduziert». Dennoch glaubte der Psychiatrie-Professor Kurt Heinrich, Direktor des Rheinischen Landeskrankenhauses in Düsseldorf, unlängst feststellen zu können: «Die elektrische Heilkrampfbehandlung wird auch in der Bundesrepublik einen Platz im Therapiearsenal der Psychiatrie behalten, die Anwendungshäufigkeit wird wohl eher zunehmen.» Das ist in der Tat zu befürchten. Denn die düstere Kehrseite der Psychopharmaka, die 20 Jahre lang nichts als eitel Freude zu verbreiten schienen, wird immer deutlicher. Bei 10 bis 20 Prozent der Depressiven wirken die chemischen Seelentröster nicht die Spur stimmungsaufhellend, rufen jedoch allerlei unerwünschte Begleiterscheinungen hervor.

Einig sind sich die Neuropharmakologen deshalb darüber, daß der behandelnde Arzt eine beträchtliche Verantwortung trägt. Er sollte durch Erfahrungen geschult die verschiedenen antidepressiven Substanzen möglichst so dosieren, daß die ohnehin unvermeidlichen Nebenwirkungen erträglich bleiben – selbst dann hat es der Kranke noch schwer genug. «Also nicht einfach dreimal täglich dieselbe Dosis», mahnt Depressionsforscher Kielholz seine ärztlichen Kollegen. Alle, wirklich «alle Antidepressiva rufen Symptome wie Trockenheit des Mundes, Schwitzen, Herzjagen, Sehstörungen und ein feinschlägiges Zittern der Hände» hervor. Diese unvermeidlichen Nebenwirkungen sind laut Kielholz, der auf diesem Gebiet als der Größte gilt, «an sich harmlos und verschwinden meist nach kurzer Zeit».

Schon gefährlicher sind die möglichen Nebenwirkungen auf das blutbildende System, die Funktionen von Leber und Bauchspeicheldrüse, die elektrische Erregungsleitung in einem schwachen Herzen, den grünen Star, die vergrößerte Prostata. Kielholz: «Vorsicht! Vorsicht!» In jedem Fall müsse der Doktor seinen Patienten auf die «Nebeneffekte» aufmerksam machen und ihm einschärfen, daß Antidepressiva das Reaktionsvermögen, zum Beispiel beim Autofahren, herabsetzen und dazu auch noch die Alkoholverträglichkeit mindern. Bestimmte Psychodrogen, die sogenannten Monoaminooxidase-Hemmer (MAO-Hemmer), sind gar absolut unverträglich mit tyraminhaltigen Nahrungsmitteln, etwa Käse und Joghurt. Wer auf seinen MAO-Hemmer Bier schüttet, der muß mit einer schweren Hochdruckkrise rechnen. Kein Wunder, daß viele Depressive ihre Pillen nach der ersten Bekanntschaft lieber in den Spülstein werfen. «Zuverlässigkeit und Intelligenz» fordern die Mediziner von solchen Patienten, die sie mit Lithiumsalzen behandeln. Diese «garantieren offenbar in einem recht hohen Prozentsatz der Fälle einen vorsorglichen Schutz» (Glatzel) – vorausgesetzt, die Präparate werden regelmäßig geschluckt und Herz und Nieren sind ganz gesund. Denn Lithium kann bös an die Nieren gehen.

Von dem bedrohlichsten Risiko medikamentöser Depressionsbehandlung ahnen die Kranken freilich nichts – das hat der Doktor ganz allein in seiner Hand. Er muß unter den mehr als 300 verschiedenen Präparaten und ihren verschiedensten Wirkungen – zum Beispiel angstlösend, schlaffördernd, antriebssteigernd oder stimmungsaufhellend – wählen. Verschreibt er etwa einem ängstlich-unruhigen Kranken ein hemmungslösendes Medikament, das auch noch den Antrieb steigert, so werden damit, warnt die *Medical Tribune*, «genau jene Schranken durchbrochen, die den Patienten bisher an der Ausführung des Suizids hinderten». Wenn der Doktor aber sicherheitshalber immer nur dämpft, verurteilt er seinen Patienten zu einem Leben auf Sparflamme, erstickt er die möglicherweise wiederkehrende Lebensfreude in einer chemischen Zwangsjacke.

Mit Psychotherapie, zumal der Freudschen Analyse, ist auch nichts gewonnen. Zwar schätzen viele Depressive das Ritual einer solchen Behandlung, weil es ihnen Schutz gewährt, doch führt dies nur zur Gefahr einer unendlichen Analyse. Die erfolglosen Seelenzergliederer behaupten deshalb gern, daß die Schwermütigen sich nicht auf die Couch legen, um gesund zu werden, sondern nur, um ihre Neurosen zu vervollkommnen. «Allzuoft», sagt der Göttinger Medizinpsychologe Hermann Pohlmeier, leiden Psychotherapeuten außerdem unter der «Angst, einen Patienten durch Selbstmord zu verlieren». So was schade dem «guten Ruf» und könne auch «rechtliche Folgen» haben. Für den Wiener Professor Birkmayer ist der Ruf seiner psychotherapeutischen Kollegen freilich längst ruiniert. Birkmayer: «Wenn jemand glaubt, daß durch Psychotherapie eine Depression geheilt werden könne, gehört er selber in psychotherapeutische Behandlung.»

Die Hilflosigkeit der Heilkunst gegenüber den Depressionen hat dazu geführt, daß ärztliches Nichtstun schon als ordentliche Therapie gelobt wird. Professor Kielholz aus Basel empfiehlt als psychotherapeutischer Weisheit letzten Schluß: «Der Arzt muß ganz einfach neben dem Depressiven stehen, in den Augen des Kranken ruhig und sicher und einsatzbereit.» Was soll er sonst auch tun? Die Schwermut kommt aus Quellen, die auch ein tüchtiger Arzt nicht verstopfen kann. «Wir sind eine Gesellschaft notorisch unglücklicher Menschen», lehrt der Psychoanalytiker Erich Fromm, «einsam, von Ängsten gequält, deprimiert, destruktiv und abhängig.» Genauer: Wir sind eine solche Gesellschaft geworden.

Depression als Krankheit zum Tode ist offenbar, wie die ganz unterschiedlichen Erkrankungsziffern vermuten lassen, vornehmlich ein soziokulturelles Phänomen. «Was für eine Depression Sie auch haben mögen», tröstete der Psychiater Raphael Lenné, «Ihre Umwelt ist mit dafür verantwortlich.» Ein schwacher Trost freilich. Wer nämlich von der «Zeitkrankheit Depression» (so der Titel von Lennés Ratgeber-Buch) ereilt wird, der hat in gesunden Tagen meist kräftig daran mitgewirkt, seine Umwelt lebensfeindlich zu formen. Besonders gefährdet sind jene, denen Leistung und Ordnung über alles gehen. Depressive gelten als ehrgeizig und gewissenhaft. Im Beruf stellen sie höchste Ansprüche an sich selbst wie an andere und sind bereit, ihren ganzen Lebensrhythmus dem Takt der Maschine anzupassen. Im Zweifel gehen ihnen Sicherheit vor Freiheit und Leistung allemal vor Lebensfreude. Das konservative Ärztemagazin *Selecta* bemerkt: «Je mehr Leistung gefordert wird, um so deutlicher wird jedoch die Tendenz zu depressiven Psychosen.» Menschen, die es im Leben zu etwas gebracht haben oder dies wenigstens versuchen, werden häufiger und mit größerer Wucht betroffen.

Der depressive Charakter, schreibt Lenné, spiegele also genau die «Eigenschaften wider, die den ‹Musterdeutschen› des Wirtschaftswunders auszeichnen» – und je mehr Menschen diese Eigenschaften verinnerlicht haben, desto mehr enden irgendwann tieftraurig, zu Tode verzweifelt. Denn naturgemäß ist der Leistungsanspruch mit einer tiefen Angst vor dem Versagen gekoppelt. In persönlichen oder allgemeinen Krisenzeiten ist der Depressive deshalb oft hoffnungslos überfordert. Wenn er krank, alt, impotent oder arbeitslos wird, nimmt er sich, Ordnung muß sein, das Leben.

Jede Gesellschaft hat die Krankheiten, die sie verursacht – und jene, die sie verdient. So gesehen sind die meisten Depressionen und die 38 Selbstmorde pro Tag (Bundesdurchschnitt) der Preis für die Segnungen der westdeutschen Leistungsgesellschaft. Nicht alle zahlen aber gleich viel. Dem protestantischen Abteilungsleiter – erst entlassen, dann geschieden – bleibt wenig mehr als der Suff oder die Schwermut. Ein katholischer Straßenbauarbeiter kann so tief nicht fallen. Trinken tut er ohnehin, und zu Hause warten die dikke Frau und der Nebenerwerb. Lenné: «Die ärmeren Schichten sind weniger depressionsanfällig als die wohlhabenden.» Auch im hohen Alter und bei chronischer Krankheit sind die besseren Leute übler dran. Angesichts ihrer lebenslang verinnerlichten Normen haben sie viel mehr Grund zu verzweifeln.

Andererseits bleibt ihnen das klassische Einlaß-Etikett für psychiatrische Anstalten eher erspart: «Schizophrenie» ist das «Privileg» der untersten Sozialschichten. Das deckten zumindest mehrere epidemiologische Studien unabhängig voneinander auf, wobei allerdings offen bleibt, ob die so genannten Psychosen bei den Ärmsten mit der geringsten Bildung und dem niedrigsten gesellschaftlichen Prestige tatsächlich häufiger vorkommen, oder ob in gehobenen Kreisen nur die Chance größer ist, auch mit Wahnvorstellungen und bizzarem Verhalten die offiziellen Institutionen der Psychiatrie zu vermeiden. Die Umwelt reagiert vielleicht weniger verschreckt, die Familie bemüht sich zumindest, das Gesicht zu wahren, schiebt den Betroffenen nicht sogleich in ein psychiatrisches Krankenhaus ab – und sei es nur aus Furcht vor dem Makel der «Irrenanstalt». Statt dessen wird möglichst unauffällig Hilfe gesucht. Eine Privatklinik gewährt dem Patienten vorübergehend Schutz, wobei ein «Nervenzusammenbruch» als akzeptable Begründung dienen kann. So etwas kommt in den besten Familien vor. Auch ein privat bezahlter Seelendoktor kann hilfreich sein, da er genügend Zeit hat, sich um den Patienten zu kümmern. Die buchstäblich erkaufte Zuwendung und Unterstützung ermöglichen dem Kranken unter Umständen, die beunruhigenden Erlebnisse zu ertragen, den wirren Befehlen fremder Mächte zu widerstehen, sich von den Stimmen, die er hört, nicht ganz verrückt machen zu lassen, das Zersplittern seiner Persönlichkeit aufzuhalten, die Verbindung zu den Mitmenschen nicht völlig abzubrechen. Der im August 1980 verstorbene Psychiatrie-Revolutionär Franco Basaglia, auf dessen Betreiben in Italien 1978 per Gesetz die psychiatrischen Großkliniken aufgelöst wurden, war jedenfalls überzeugt, daß die «Asyle» vor allem Auffangbecken für Patienten aus der Unterschicht sind, während Geld und Einfluß zwar nicht vor schweren Seelennöten schützen, aber das Schlimmste oft verhüten können.

Das nämlich fängt schon mit der Diagnose an. «Ob abnormes Verhalten als gestört, kriminell oder lediglich eigensinnig beurteilt wird, hängt davon ab, wer es betrachtet, und wie er das, was er sieht, bewertet.» So folgern die US-Forscher August Hollingshead und Frederick Redlich, Verfasser eines berühmten Buches, in dem die Ergebnisse einer sozialpsychiatrischen Studie über den Zusammenhang von «Sozialer Klasse und Geisteskrankheit» dargestellt werden. Die Psychiater selbst machen daraus auch gar kein Hehl. So berichtete das Ärztemagazin *Selecta* jüngst über ein Symposium im jugoslawischen Pula, wo «lauter erfahrene Psychiater» versammelt waren. Darunter auch der Wiener Dozent Wilhelm-Solms-Rödelheim, der seine Art des Diagnostizierens erläuterte: «Wenn man einen Patienten sieht, der einem nicht gefällt, so hat er eine Psychopathie ... Gefällt er einem, so hat er eine Neurose.» Ob die Willkür selbstkritisch oder bloß zynisch zugegeben wurde, hat der *Selecta*-Berichterstatter nicht überliefert.

Der feine Unterschied ist aber in jedem Fall der schlechtesten, zumal der deutschen, Psychiatrie-Tradition verpflichtet. Denn die «Psychopathie», so hatte der Heidelberger Professor Kurt Schneider, einer der Erzväter der psychiatrischen Erblichkeitslehre, Anfang der zwanziger Jahre befunden, ist kein seelisches Leiden, sondern eine anlagebedingte Abweichung von der biologischen Durchschnittsnorm. Damit, so der Hannoveraner Sozialpsychiater Professor Erich Wulff, konnten «nahezu alle etwas prononcierten Charaktertypen den Psychopathen zugeschlagen werden» – was dann «zur Zeit des Hitler-Faschismus» auch geschehen sei. Wer nicht dem Nazi-Idealbild entsprach, wurde kurzerhand als genetisch «entartet» klassifiziert, ob Jude, Zigeuner, Zeuge Jehovas, Homosexueller oder Geisteskranker – Schneiders «wissenschaftliche» Vorarbeit diente seinen gelehrigen Schülern als Rechtfertigung für ihre diagnostische «Aussonderung» und die von der herrschenden Ordnungsmacht verordnete «Behandlung». Damit will der «erfahrene Psychiater» aus Wien gewiß nichts zu tun haben. Daß ihm ein Prokurist oder Architekt, der womöglich im selben Villenviertel wie er wohnt, meist besser gefällt als ein Hilfsarbeiter, der seine Fragen oft nicht versteht und kaum zu wortreichen Erklärungen zu bewegen ist – warum sollte es der Doktor bestreiten? Außerdem kann er sein Gewissen damit beruhigen, daß mit der Klassifizierung als «Psychopath» heutzutage «nur eine Schwerpunktbetonung gegeben werden» soll, jedoch, wie das «Klinische Wörterbuch» von Pschyrembel betont, «kein Werturteil!». Gegenüber den Neurosen sei aber «die geringe psychotherapeutische Beeinflussungsmöglichkeit zu beachten». Was also tut der Doktor Pillermann mit der «abnormen» Persönlichkeit? Er schickt den Psychopathen mit einem Rezept nach Hause und möglichst schnell wieder zur Arbeit. Dagegen darf sich der Neurotiker auf die Couch legen oder dem Seelendoktor während der «Gesprächstherapie» sogar in die Augen blicken. Der Fortschritt ist unverkennbar, denn Kurt Schneider hatte auch neurotisch oder psychosomatisch Gestörte nicht für behandlungsbedürftig gehalten, sondern zu besserer «Arbeitsdisziplin» erziehen wollen. Wären ihre Leiden als «krankhaft» anerkannt worden, hätten sie nur die Kranken- und Rentenversicherung, mithin die seinerzeit ohnehin darniederliegende Volkswirtschaft belastet. Die aber konnte schon die – im Sinne der damals herrschenden psychiatrischen Lehre – «richtig» Kranken kaum verkraften.

Da deren Geist, wie der deutsche Altmeister Emil Kraepelin (1856–1926) und sein Schweizer Kollege Eugen Bleuler (1857–1939) beschworen hatten, durch eine «endogene», vermeintlich «von innen heraus» entstandene Psychose verwirrt war, die auf «schlechten» Erbanlagen beruhen sollte, war auch von einer Therapie wenig Besserung zu erhoffen. Die Gründerzeit-Psychiater konnten mit jenen Patienten, bei denen – zunftgerecht mit griechisch-lateinischen Begriffen – ein «manisch-depressives Irresein» oder eine «Schizophrenie» festgestellt war, nicht viel mehr tun als sie zu «verwahren». Die erzwungene Isolation, in der die Kranken bestenfalls gepflegt, meistens aber mit allerlei «therapeutischen» Torturen drangsaliert wurden, brachte selten Licht in ihre umnachteten Seelen, sondern verdüsterte sie nur noch mehr, so daß der überwiegende Teil der Geisteskranken zeitlebens in psychiatrischem Gewahrsam blieb.

Auf den Holzweg in die medizinisch verbrämte Disziplinierung war die Psychiatrie – als Examensfach erst seit 1903 anerkannt – schon um die Mitte des 19. Jahrhunderts geraten. Damals nämlich stieg die Zahl der Patienten in den deutschen Heilanstalten zwischen 1877 und 1913 von 40000 auf fast 240000 Personen – Folge offenbar der industriellen Revolution: Die mit ihr verbundenen gesellschaftlichen Umwälzungen (Landflucht, Auflösung der Großfamilie, Zunahme der stupiden Lohnarbeit in den Fabriken) bürdeten vielen Deutschen Belastungen auf, denen sie nicht gewachsen waren. In dieser Epoche gelang es den Seelenärzten, die Psychiatrie zu einer «mächtigen Ideologie und Institution» zu machen, wie der aus Ungarn stammende, heute in New York tätige Psychiatrie-Professor Thomas S. Szasz erkannte. Als eine Art oberstes Normen-Gericht übte sie wachsende und nahezu unkontrollierte Macht aus, etwa mit Gerichtsgutachten oder auch durch Zwangseinweisungen, die jeweils mit der angeblichen «Gemeingefährlichkeit» der Patienten begründet wurden. Wo immer sich im Wilhelminischen Reich Nonkonformisten oder Polit-Abweichler regten, hielten die Psychiater notfalls schnell erfundene diagnostische Verwünschungsformeln bereit – vom allgemeinen «Querulantenwahnsinn» bis zum «Suffragettenwahn» oder zur «Paranoia reformatoria s. politica», einer Schöpfung des prominenten Psychiaters Richard von Krafft-Ebing (1840–1903). Stets auf der Höhe der Zeit, entdeckten die Seelendoktoren, etwa während des Ersten Weltkrieges, bei Hamsterern eine gefährliche «Verproviantierungspsychose», bei ängstlichen Patrioten die «pathologische Spionenfurcht». Zustatten kamen den Psycho-Richtern dabei die überaus dehnbaren «Ziehharmonika-Begriffe» (so US-Soziologe David Mechanic) ihrer Wissenschaft. Und daran hat sich bis heute nichts geändert. Besonders traurigen Ruhm erwarben sich im letzten Jahrzehnt staatstreue Sowjet-Psychiater, die Dissidenten mit Warmwasserbädern von kritischen Ideen zu kurieren trachteten. Dieser psychiatrische Archipel Gulag ist durch die Proteste der Weltöffentlichkeit mittlerweile kleiner geworden, jedoch keineswegs verschwunden.

Mit Leichtigkeit gelang es vor einigen Jahren auch dem amerikanischen Psychologen David L. Rosenhan, die Urteilsschwäche der Diagnostiker zu entlarven. Rosenhan und sieben seiner Mitarbeiter begaben sich in verschiedene Nervenkliniken, wo sie allerlei seelische Beschwerden vortäuschten. Das Ergebnis: Alle acht Simulanten wurden für krank erklärt, mit Tabletten vollgestopft und nach geraumer Zeit als «vorübergehend symptomfreie Schizophrene» wieder entlassen. Und auch die Gegenprobe klappte: Als Rosenhan anschließend einer Nervenklinik mitteilte, er werde sein Experiment dort wiederholen, reagierten die verunsicherten Ärzte in dieser Anstalt genau umgekehrt – innerhalb der nächsten drei Monate wiesen sie von 193 neu aufgenommenen Kranken 23 als Pseudo-Patienten zurück. Für den Häretiker Szasz steht fest, daß «im allgemeinen die sogenannten Irren nicht so sehr gestört als vielmehr störend sind» und die Schizophrenie, als Krankheit verstanden, nichts weiter ist als eine «Erfindung der Ärzte» – die, der öffentlichen Ordnung zuliebe, im Umgang mit den Störenfrieden «lieber die Rolle des Polizisten als die des Arztes spielen». Die Szasz-Kritik, so überzogen sie sein mag, rührt gleichwohl an einen empfindlichen Nerv der Psychiatrie. Denn der Vorwurf, sie stehe in einem kompromittierend engen Bündnis mit den jeweils herrschenden Ordnungsmächten, begleitet sie, seit sie sich als medizinische Spezialbranche etabliert hat.

Orientiert an der «Leitidee eines gesunden ärztlichen Imperialismus», verlangte beispielsweise der österreichische Gerichtspsychiater Erwin Stransky nach verstärkter psychiatrischer «Machtausübung im Geiste des Gesellschaftsschutzes und der Rassenhygiene»; was damit gemeint war, verdeutlichten 1920 zwei deutsche Wissenschaftler: der Jurist Karl Binding und der Nervenarzt Alfred Hoche. In einem Buch mit dem Titel «Die Freigabe der Vernichtung lebensunwerten Lebens» fragten die Autoren nach der Daseinsberechtigung jener «Defektmenschen», «Ballastexistenzen» und «leeren Menschenhülsen» in den Nervenheilstätten – die Antwort gaben NS-Psychiater, die später eine «Endlösung» auch für das Problem der psychisch Kranken in die Wege leiteten. Aber «selbst diese letzte schreckliche Konsequenz der staatstragenden Verdinglichung leidender Menschen durch deren prophylaktische Vernichtung», klagt Professor Klaus Dörner, Leiter des Landeskrankenhauses Gütersloh, habe in der deutschen Psychiatrie bis heute «zu keiner Zäsur» geführt.

So sind es nur einige wenige Verbesserliche, wie die rund 3000 Mitglieder der «Deutschen Gesellschaft für Soziale Psychiatrie», die in einer «Denkschrift» – «vorgelegt zum 1. September 1979, dem 40. Jahrestag von Hitlers Ermächtigung zur Tötung psychisch Kranker» – betroffen feststellen, «wie nah wir noch der NS-Zeit sind». Die Mittel sind subtiler geworden, aber, so die Autoren, noch immer übt die Psychiatrie «schwer kontrollierbare Macht und Gewalt aus: mit geschlossenen Stationen, Psychopharmaka und Psychotherapie».

Als eine Art klinischen Archipel Gulag, bestehend aus mehr als 100 riesigen, abgelegenen und verkommenen Gründerzeit-Kasernen, in denen ständig rund 100000 Psycho-Patienten «unter elenden, zum Teil als menschenunwürdig zu bezeichnenden Umständen» interniert sind – so hatte, auf drei Kilo Druckpapier, 1975 auch die Psychiatrie-Enquete der Bundesregierung Westdeutschlands institutionalisierte Nervenheilkunde beschrieben. Doch die deprimierende Studie, gedacht als Fundament für ein umfassendes Reformwerk, hatte das psychiatrische Elend zugleich in ein tröstliches Licht gerückt: Sie entwarf eine Fülle von therapeutischen Zukunftsmodellen, mit dem Ziel, einen Großteil der jetzt noch isolierten Patienten demnächst auf freien Fuß zu setzen.

Nicht mehr in den tristen Krankenhaus-Gettos, fernab von Familie und Arbeitsplatz, sondern in Ambulanzen, «beschützenden Werkstätten» oder Wohngemeinschaften am Heimatort, so die Enquete, sollten künftig viele der Psycho-Patienten versorgt und so allmählich wieder ins Normalleben eingegliedert werden. Dazu fehlte es zwar an allen nötigen äußeren Voraussetzungen, etwa zusätzlichen Therapeuten, Beratungsstellen oder kommunalen Tagesstätten; doch einen wichtigen Schlüssel für die geplante Befreiungsaktion glaubten die Reformer damals schon zu besitzen – jene Pharmaka, die den einst besonders schwierigen Umgang mit Schizophrenie-Kranken wesentlich zu erleichtern schienen. Als pharmazeutische Wunderwaffe gegen den Wahnsinn waren die ersten Neuroleptika – Abkömmlinge des Wirkstoffs Chlorpromazin – Anfang der fünfziger Jahre geradezu euphorisch begrüßt worden. Ihre die Psyche verändernden Effekte, durch Zufall entdeckt von den beiden französischen Nervenärzten Jean Delay und Pierre Deniker, erwiesen sich als so dramatisch, daß sie bald einen revolutionären Wandel im psychiatrischen Alltagsbetrieb herbeiführten. Wie durch Zauberkraft, so schien es, tilgten die neuartigen Drogen bei den Wahnkranken alle typischen, grellen Symptome. In der psychiatrischen «Schlangengrube», zuvor Schauplatz exaltierten Leidens und kaum verhüllter Gewalt, herrschte unvermittelt eine sanfte, mitunter fast gespenstisch ruhige Atmosphäre. Auf ein ganzes Arsenal bis dahin gebräuchlicher Marterinstrumente – Zwangsjacken, Sessel und Betten mit Lederfesseln, Elektroschock-Apparate oder kahle, ringsum ausgepolsterte «Gummizellen» – konnten die Ärzte nun weitgehend verzichten. Mehr noch, innerhalb weniger Jahre gelang es, die Zahl der Patienten, die in den geschlossenen Stationen meist ohne jede Behandlung dahinvegetierten, stark zu verringern. Viele Schizophrene, zuvor unansprechbar, erwachten dank der wahndämpfenden Pharma-Behandlung aus ihrer Versunkenheit und waren nun fähig, etwa in Therapie-Werkstätten zu arbeiten oder an Gesprächsrunden teilzunehmen. Spürbar sank damit auch die durchschnittliche Verweildauer der Patienten in den Nervenkliniken. Während noch in den vierziger Jahren jeder zweite Schizophrene schon nach der ersten Einweisung lebenslang interniert blieb, wurden jetzt rund 80 Prozent der Wahnkranken nach dem Klinikaufenthalt wieder entlassen.

Trotz allem aber begann in der Folgezeit die anfängliche Begeisterung der Psychiater dahinzuschwinden. Obwohl die

Neuroleptika-Produktion – in der Bundesrepublik gegenwärtig rund 7,4 Millionen Packungen jährlich – unaufhaltsam wuchs, geriet das Pharma-Wunder nach und nach in den Verdacht, im Grunde eine Täuschung zu sein. Viele der freigelassenen Patienten nämlich kehrten, wie sich bald erwies, immer wieder für längere Zeit in die Kliniken zurück, ein Kreislauf, den die Experten als «Drehtür-Psychiatrie» beschrieben. Dabei nahm das Leiden der Wahn-Patienten, trotz neuroleptischer Therapie auch außerhalb der Klinik, in den meisten Fällen den seit jeher bekannten, ruinösen Verlauf: «Die Langzeitprognose», so notierten etwa die Schweizer Psychiater Jules Angst und Thilde Dinkelkamp, sei bei den Schizophrenie-Kranken «ungefähr gleich wie früher» geblieben.

Die Patienten selbst, eine hinter Mauern schweigende Minderheit, reagierten als erste mißtrauisch auf die neuen Psycho-Drogen. Von Beginn an schluckten sie Neuroleptika (Anstaltsjargon: «Chemische Zwangsjacke» oder «Pillenkeule») durchweg nur widerwillig: Sie fürchteten quälende Empfindungen insbesondere bei einer hohen Dosierung, wie sie meist am Anfang der Behandlung verordnet wird. Gegen «das völlige Unverständnis der Ärzte», schreibt die ehemalige Patientin Ursula Herold-Weiss, gibt es «nur die Selbsthilfe: das bittere Zeug unbemerkt ausspucken. Das kostet dreimal täglich großen Mut und Konzentration, denn bei Entdeckung gibt es sofort Verlegung auf eine schwere Station oder eine noch stärker wirkende Spritzenkur. Ich habe mir ausgerechnet, daß ich meinem Körper die verheerende Wirkung von 12000 Tabletten erspart habe. Ein Beweis, daß ich sie überhaupt nicht gebraucht habe.» Das wird freilich von den Psychiatern als «typisches Symptom», nämlich als «mangelnde Krankheitseinsicht» diagnostiziert und entsprechend behandelt. Denn, so die Patientin, «Arzt und Schwester siegen immer».

Wie berechtigt die Abneigung der Patienten tatsächlich ist, wurde aber erst allmählich erkannt. Im Laufe der Jahre publizierten die Fachleute immer längere Listen mit nicht nur unangenehmen, sondern auch gefährlichen Nebenwirkungen der Neuroleptika, von denen es mittlerweile – unter Markennamen wie «Megaphen», «Haldol», «Melleril», «Dapotum» oder «Neurocil» – mehr als 40 chemische Varianten gibt. In einer jüngst veröffentlichten Studie hat der Wunstorfer Psychiater Asmus Finzen das Verzeichnis der Nebeneffekte auf den neuesten Stand gebracht. Der Katalog präsentiert die Psychodrogen als wahre Grusel-Medikamente – mit Nebenwirkungen von einer Brutalität, wie sie so bedenkenlos allenfalls zur Tumor-Bekämpfung bei sonst todgeweihten Krebspatienten für zumutbar gehalten wird.

Zu den noch vergleichsweise harmlosen Begleiterscheinungen der Neuroleptika-Therapie gehören, im psychischen Bereich, Apathie, Konzentrationsschwäche, Angstzustände oder Depressionen, die sich bis zur Selbstmordneigung steigern können. Weit vielfältiger und gravierender aber sind die physischen Auswirkungen. So leiden die Patienten, vor allem in der ersten Behandlungsphase, häufig an Krämpfen der Zungen-, Schlund- und Kiefermuskulatur, ferner an Sehstörungen, Schwindelanfällen, Erbrechen und Durchfall. Manche grimassieren zwanghaft und zucken unkonzentriert mit Armen und Beinen, andere werden schmerzhaft lichtempfindlich oder auch nachtblind. Nahezu alle Neuroleptika senken den Blutdruck, verursachen jäh auftretendes Herzjagen und erhöhen das Risiko einer Thrombose. Bei männlichen Patienten stagniert die Spermienbildung, Libido und Potenz lassen nach. Bei Frauen bleibt unter der Drogenwirkung oft die Menstruation aus. Gelegentlich kann es auch zu gefährlichen Veränderungen im Blutbild kommen, ebenso zu Leberschäden oder Hirnkrämpfen, die epileptischen Anfällen gleichen. In den letzten Jahren schließlich wurde offenbar, daß die Neuroleptika-Therapie auf die Dauer nicht nur bleibende Herz- und Gefäßschäden, sondern überdies ein Krankheitsbild erzeugen kann, das mit dem «Parkinsonismus» identisch ist. Das unheilbare Leiden, benannt nach dem britischen Mediziner James Parkinson (1755–1824), tritt unter anderem nach schweren Vergiftungen, Kopfverletzungen sowie Infektionen auf und beruht auf organischen Veränderungen in bestimmten Bereichen des Stammhirns. Ausgeprägte Parkinson-Symptome – schleppender Gang, gebückte Körperhaltung, maskenhaft starrer Gesichtsausdruck, Energielosigkeit und Desinteresse an der Umwelt – wurden auch bei Patienten beobachtet, die schon vor längerer Zeit die Neuroleptika-Behandlung beendet hatten: Als leidlich kurierte Schizophrene entlassen, kehrten sie nun als sieche Pflegefälle in die Kliniken zurück.

Und dazu oft mit einer neuen, vom Ursprungsleiden unabhängigen Psychose, die gleichfalls durch den monate- oder jahrelangen Gebrauch von Neuroleptika ausgelöst wurde – zu dieser Erkenntnis kommen, in einer soeben erschienenen Untersuchung, die kanadischen Forscher Guy Chouinard und Barry D. Jones, Psychiater an der McGill-Universität in Montreal. Bei manchen Schizophrenen, so konstatieren die beiden Wissenschaftler, entstehe unter Neuroleptika-Wirkung eine künstlich erzeugte, organisch bedingte und letztlich unheilbare Wahnkrankheit, die – «ironischerweise» – nur durch eine fortgesetzte Behandlung mit den Psycho-Drogen kontrolliert werden könne. Das Ergebnis: «Die Patienten bleiben für den Rest ihres Lebens von Neuroleptika abhängig, gleichgültig, wie die Entwicklung ihrer eigentlichen Krankheit verläuft.»

Doch obwohl sich die stets farbenfroh kolorierten Psycho-Pillen damit als chemische Zeitbomben erwiesen hatten, mochten die Psychiater nicht auf sie verzichten. Statt dessen sind sie rastlos bemüht, mit einer Fülle zusätzlicher Medikamente die gefährlichsten Neuroleptika-Nebenwirkungen abzuschwächen, etwa durch Antiparkinson- oder Kreislaufmittel: Beim Mixen entsprechender Pharma-Cocktails, so die Psychiater Angst und Dinkelkamp, gebe es «für Experimentierfreudige» offenbar noch «viele Möglichkeiten».

Im Bund mit der Pharma-Industrie, die Neuroleptika inzwischen in allen Anwendungsformen herstellt, versuchen die Mediziner überdies, den hartnäckigen Widerstand vieler

Patienten gegen den täglichen Tabletten-Schub möglichst geschickt zu unterlaufen. Gelte es etwa, unauffällig die Dosis zu erhöhen, riet jüngst der Münsteraner Psychiatrie-Professor Rainer Tölle, so empfehle es sich, das Mittel in Tropfenform darzureichen. Tölle: «Die farb- und geschmacklosen Tropfen eignen sich besonders für die Behandlung krankheitsuneinsichtiger Patienten, die ihr ‹Schnäpschen› schlucken, ohne nach der Dosis zu fragen, während sie die Tabletten kritisch zählen würden.»

Depot-Neuroleptika mit Langzeitwirkung, die per Spritze verabfolgt werden, machen solche Tricks überflüssig. Für ambulant zu behandelnde Wahnkranke haben die Psychiater längst vielerorts «Depot-Sprechstunden» eingerichtet. Im Zwei-Wochen-Turnus holen sich dort die Patienten den ernüchternden Schuß – oft gruppenweise und in gemütlicher Umgebung: Nicht selten, so Psychiater Finzen, werde bei den Neuroleptiker-Treffen eine «informelle Club-Situation» hergestellt und die gesellige Atmosphäre «durch die Verabreichung von Kaffee und Gebäck sowie die Anwesenheit von Therapeuten bewußt gefördert». Die Idylle einer heiteren Club-Psychiatrie mit dem väterlichen Seelendoktor als allseits beliebtem Gastgeber – dieses trügerische Genrebild verdeckt allerdings nur dürftig das Dilemma der zeitgenössischen Seelenheilkunde, die mit den pharmazeutischen Krücken ebenso schlecht zurechtkommt wie die Patienten.

Einerseits wissen die Psychiater auch nach drei Jahrzehnten Pharmako-Therapie nur wenig über die biochemische Wirkungsweise der Neuroleptika. Was die Drogen im menschlichen Gehirn anrichten, läßt sich bislang eher an den fatalen Nebenwirkungen ablesen, weniger an dem erwünschten wahndämpfenden Effekt. Ins Blaue zielen die Mediziner bis heute, wenn es darum geht, die Psycho-Drogen optimal zu dosieren. Da gebe es, so Psychiater Tölle, «nur Faustregeln», da die Wirkung der Medikamente von Fall zu Fall unberechenbar variiere. Und zu schaffen macht den Ärzten auch das immer noch hohe Risiko tödlicher Zwischenfälle bei der Pharma-Behandlung, etwa durch Herzversagen, Atemstillstand, Leberkomplikationen oder Suizid – freilich werden die offenbar häufigen Todesfälle in der Fachliteratur regelmäßig als «noch unklar», «unerklärlich» oder «in der Genese nicht schlüssig» eingestuft.

So vielen Risiken steht, wie der Psychiatrie-Professor Hans-Werner Janz notiert, nur ein karges, zudem fragwürdiges Plus gegenüber: Nicht in allen Fällen vertreiben die Neuroleptika Wahnvorstellungen; ein Teil der Schizophrenen, so Janz, höre weiterhin die inneren Stimmen, empfinde sie aber nur als etwas «Fremdes, Unheimliches, ja Verrücktes». Und stets erschweren, laut Janz, die dämpfenden Drogen den Patienten «die geistige Bewältigung ihrer Lebensproblematik»; die Lösung jener Konflikte, die letztlich zur Krankheit führten, werde damit nur verzögert oder unmöglich gemacht. Denkbar ist aber auch, daß die Drogen mit ihren Nebenwirkungen gelegentlich die Heilung verdecken: Werden die Neuroleptika abgesetzt, ist der Patient jählings genesen. Psychiater Tölle allerdings wertet den «positiven Abbrecheffekt» als therapeutischen Erfolg – einen unerklärlichen freilich: «Der Wirkungsmechanismus ist unbekannt.» Doch ermuntert er die Kollegen, von der «Therapiemöglichkeit» des Neuroleptika-Entzugs öfter mal Gebrauch zu machen, auch wenn es schwerfalle, denn: «Der Arzt neigt mehr dazu, dem Patienten etwas zu geben als ihm etwas wegzunehmen.»

Aber andererseits: Ein völliger Verzicht auf die gefährlichen Psychopharmaka würde die Seelenärzte, wie sie fürchten, gewissermaßen zum hippokratischen Offenbarungseid zwingen. Trotz aller Bedenken, meint etwa Klinik-Chef Finzen, stehe fest, «daß eine Schizophrenie-Therapie ohne den Einsatz von Psychopharmaka heute unter normalen Bedingungen nicht möglich ist». Zumindest bei der «Kriseninterventiοn», in akuten Notfällen glauben die Psychiater nicht auf Neuroleptika verzichten zu können. Viele weisen sogar diese Beschränkung weit von sich. Auch wenn sie es selten offen zugeben, sieht doch die Mehrheit der Nervenärzte, so Heinar Kipphardt, im Wahnsinn nur so etwas wie ein «Haloperidol-Mangelsyndrom» – eine Körperkrankheit, vergleichbar dem Diabetes mellitus, der auf einem Mangel an Insulin beruht. Daß noch keine adäquaten Mittel gefunden wurden, um den vermuteten chemischen Mangel im Gehirn zu korrigieren, läßt die biologisch orientierte Fraktion der Seelendoktoren nicht an der offiziellen Glaubenslehre zweifeln. Auch die zweite Säule des psychiatrischen Lehrgebäudes, jedenfalls in der Bundesrepublik, wankt bislang nicht. Neben der Biochemie feiert die psychiatrische Genetik in den innerärztlichen Diskussionen traurige Urstände. Am Münchner Max-Planck-Institut für Psychiatrie sammelt Edith Zerbin-Rüdin unentwegt Belege für die Erblichkeit der Schizophrenie und anderer psychischer Erkrankungen – getreu dem Vermächtnis ihres Vaters, der «Geisteskranke» und Menschen mit nahe verwandten Schizophrenen aus wissenschaftlicher Überzeugung zur Sterilisation überredet hatte. Immerhin: Zwingen mochte er die «erbbiologisch Minderwertigen» nicht. Auch seine Tochter muß zugeben, daß die genetische Forschung immer noch keine «zwingenden» Beweise vorlegen kann, wie die «Anlage» für Psychosen von den Vorfahren an die Kinder weitergegeben wird. Psychologische oder soziale Komponenten, verkündete sie während eines Kolloquiums in der Nervenklinik der Universität München, seien jedoch nebensächlich. Die anwesenden Psychiater widersprachen nicht, im Gegenteil. «Wir sind ja doch alle überzeugt», so resümierte ein Diskussionsredner, «daß Erbfaktoren am wichtigsten sind.»

Solange diese Überzeugung nicht in Frage gestellt wird, hat das von der Enquete-Kommission entworfene Programm einer «Gemeindepsychiatrie» keine Chance, es bleibt, wie Professor Dörner befürchtet, «ein Alibi zur Aufrechterhaltung des Status quo». Warum sollten die medizinischen Seelenkundigen auch darauf dringen, daß Tageskliniken, ambulante Dienste, Clubs, Wohngemeinschaften und beschützende Werkstätten als Alternativen zum psychiatrischen Großkrankenhaus geschaffen werden, wenn sie doch im Innersten nach wie vor glauben, Verrücktheit sei ein ererbter «Defekt» im Gehirn, dessen Folgen allenfalls mit Pillen oder Spritzen «kontrolliert» werden könnten? Daß solche Kontrolle vonnöten sei, glaubt auch der Normalbürger. Schier unausrottbar, scheint es, tief verwurzelt ist die Furcht vor den so lange als «gemeingefährlich» eingestuften «Irren», die gleichwohl – laut Kriminalstatistik – im Durchschnitt keineswegs häufiger Gewaltakte verüben als die übrige Bevölkerung. Wer aber, inzwischen aufgeklärt, nicht die Aggression der Psycho-Kranken fürchtet, möchte sich zumindest den Anblick ihrer Leiden ersparen. Die Psychiatrie hat bereitwillig diese Aufgabe übernommen. Das Großkrankenhaus, so Dörner, ist «nicht psychiatrisch begründet, sondern gesellschaftspolitisch: zur Aufrechterhaltung von Ruhe, Ordnung und ungestörter Orientierung an maximaler Leistungssteigerung um jeden Preis».

Eine wachsende Minderheit unter den Psychiatern erkennt dieses Programm als Relikt des 19. Jahrhunderts – und sagt ihm nun öffentlich den Kampf an. Im Oktober 1980 hatte die «Deutsche Gesellschaft für Soziale Psychiatrie» eine Kundgebung in Bonn veranstaltet, bei der mit Losungen wie «Freiheit heilt» oder «Irren ist menschlich» die Auflösung der Großkrankenhäuser gefordert wurde. Dabei stellte Dörner klar: «Nur ein Wirrkopf könnte fordern, wir bräuchten ab morgen überhaupt keine psychiatrischen Krankenhausbetten mehr.» Was es abzuschaffen gelte, sei vielmehr «die innere Großkrankenhaus-Haltung der Zwangsbeglükkung, der Fremdkontrolle und des Besser-Wissens». Die Psychiater, appelliert Dörner an seine Kollegen, sollten endlich auch die «eigene Ohnmacht und Hilflosigkeit zulassen». Der Wahn sei «im Grund ein Versuch zur Selbstheilung, ein mißglückter allerdings». Der Psychiater könne den Patienten deshalb nicht viel mehr anbieten als «Hilfe zur Selbsthilfe». Solche Bescheidenheit hat freilich Konsequenzen, die auch den Reform-Psychiatern angst macht. Dörner: «Denn niemand sägt gern an dem Ast, auf dem er sitzt. Es kostet viel Kraft, jeden Tag in seiner Arbeit das Beste zu geben innerhalb einer Einrichtung, die es aufzulösen gilt.»

7
«Weites Feld fließender Übergänge»

Zur Anatomie des medizinisch-industriellen Komplexes

Anfang der siebziger Jahre schien das öffentliche Vertrauen in die Heilkunst noch weithin ungebrochen. In bestem Ansehen standen hochtechnisierte Labor- und Diagnosezentren, so etwa die «Deutsche Klinik für Diagnostik» in Wiesbaden. Dort, auf einem medizinischen Prüfstand nach dem Vorbild der amerikanischen Mayo-Klinik, ließen sich Westdeutschlands Manager scharenweise auf Herz und Nieren untersuchen. Eine Welle technischer Neuerungen erreichte die Krankenhäuser und Praxen. Privatunternehmer, aber auch Reformer in Parteien und Gewerkschaften planten, den Segen der fortgeschrittenen Apparate-Medizin einem immer größeren Publikum zugänglich zu machen; sie arbeiteten am Aufbau ganzer Ketten von medizinisch-technischen Zentren, die künftig jedermann, Gesunden wie Kranken, einen jährlichen Körper-Check-up ermöglichen sollten.

Inzwischen ist die Euphorie der Medizin-Ingenieure und ihrer Geldgeber abgeklungen, ist der Glaube an die Allmacht der perfektionierten Labormedizin sichtlich im Schwinden. Wie hilflos sich die Ärzte und ihre Patienten in der wild rotierenden Medizin-Tretmühle abstrampeln, läßt sich an den mit für Laien rätselhaften Kürzeln bedeckten Computer-Ausdrucken der Krankenkassen ablesen. Entschlüsselt man die Papierschlangen, so geben sie authentische Fallbeschreibungen preis, die auch von vielen Ärzten als absurd empfunden werden. Ein Beispiel: Da entdeckt ein Doktor bei einem 55jährigen Verwaltungsangestellten gleich bei der ersten Befragung, was dem Patienten fehlen mag. Noch eine kurze gezielte Untersuchung, ein paar Laborbefunde aus Blut und Harn, zur Prüfung diffuser Herzsymptome später noch ein Elektrokardiogramm – der Fall ist komplett.

Eine Angina pectoris hat der Krankenscheinüberbringer, notiert der Doktor in das Krankenblatt, dazu noch eine Prostatahyperthropie, einen Leberschaden, Gicht und Diabetes. Der Stoffwechsel ist total in Unordnung, das Hirn ist mangelhaft durchblutet. Außerdem sind da noch «verschiedene körperliche Störungen», die «vermutlich psychogenen Ursprungs» sind, wie der Doktor meint.

Therapiert werden die Durchblutungsstörungen des Gehirns mit Dusodril-Spritzen und -Pillen. Die Gicht soll Menthoneurin-Salbe heilen. Daneben verordnet der Doktor dem Patienten Valium für die Psyche und Aktivanad-Saft gegen die Kollapsneigung. Die kranke Leber geht der Heilkundige mit Vitamin-B 12-Spritzen an, und als er im Verlauf der monatelangen Pillen-Therapie noch Hämorrhoiden und erhöhte Blutfettwerte entdeckt, weiß er auch da das Angebot der Pharma-Industrie zu nutzen: Der Patient bekommt Alcos-Anal-Salbe für die Afterpflege und viel Clofibrat zum Schlucken.

Elf Monate lang geht das so mit den Pillen, Spritzen und Salben. Dann muß der Kranke, der bereits vier Krankenscheine seinem Doktor abgeliefert hat, ins Krankenhaus. Dort wird er von einem Magen- und einem Zwölffingerdarmgeschwür befreit. Nach 27 Tagen kehrt er zu seinem Doktor zurück, wird gründlich untersucht und erfährt: Von den bisherigen schweren Leiden ist nur die Gicht geblieben. Doch neue Gebrechen sind im Kommen: Eine unklare Bronchitis, eine noch näher auszulotende Harnerkrankung, ein allgemeiner Schwächezustand und eine Nervosität unbekannter Genese. Der Doktor hat einen neuen schweren Fall. Rund 6670 Mark hatte die Krankenkasse bis dahin für den monatelangen Leidensweg ihres Mitglieds zu zahlen. 4500 Mark kosteten die Klinikwochen, 1800 Mark die Pharmaka, die nichts vermochten. Der Doktor selbst war preiswert: 370 Mark, so geht aus den Computerbögen der Krankenkasse hervor, trug ihm die über ein Jahr dauernde Betreuung des Schwerkranken ein. Aber er hatte ja eigentlich auch nur Rezepte ausgestellt, und das bringt pro Blatt nur knapp 7,50 Mark.

Allerdings, auch das hat seinen Sinn. Pro Krankenschein einen «Fallwert» von 74 Mark für die «erbrachten ärztlichen Leistungen» abzurechnen, wie es im Kassenarztdeutsch heißt, ist durchaus ökonomisch: Bei 1100 Scheinen im Quartal, so der Bundesschnitt, kommt auf diese Weise für einen frei praktizierenden Doktor jener Jahresumsatz von 330000 Mark zusammen, den das Zentralinstitut der Kassenärztlichen Bundesvereinigung als statistischen Durchschnitt für die 52000 westdeutschen Kassenärzte errechnet hat.

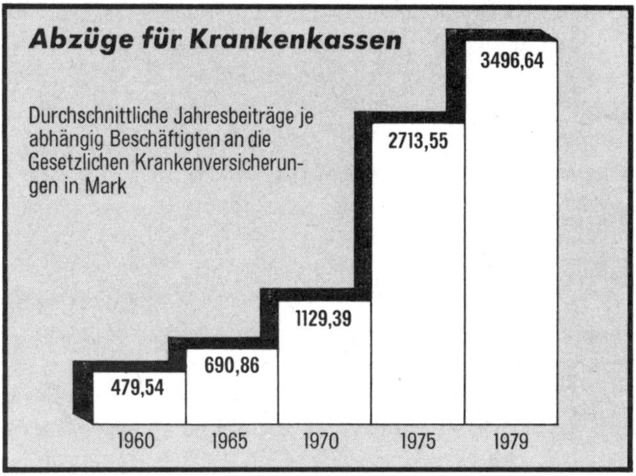

Mit ärztlicher Kleinarbeit zu Discountpreisen, die erst durch millionenfache Wiederholung so teuer wird, sichern die niedergelassenen Heilkundigen freilich nicht nur ihren eigenen Wohlstand. Sie halten damit gleichzeitig den gewaltigen medizinisch-industriellen Komplex in Schwung, der Westdeutschlands Gesundheitssystem zum teuersten der Welt macht.

Die frei praktizierenden Mediziner halten die Schlüsselstellung in diesem Komplex:

- Sie stellen im Jahr rund 500 Millionen Rezepte mit etwa zwei Milliarden Einzelverordnungen aus – ohne sie ginge die Pharma-Industrie (Produktionswert humanpharmazeutischer Präparate: 13,9 Milliarden Mark) bankrott, müßten die Apotheken (Bruttoumsatz: 17,6 Milliarden Mark) schließen.
- Sie erheben jährlich etwa 260 Millionen Laborbefunde und fertigen etwa 650000 Röntgenbilder sowie rund 54 Millionen sonstige Diagnose-Diagramme an – ohne sie gäbe es nicht die medizinisch-technische Industrie mit einem Jahresumsatz von 2,2 Milliarden Mark.
- Sie weisen im Jahr elf Millionen Bundesbürger in die Krankenhäuser ein – und füllen damit die 715000 Klinikbetten und halten Krankenhaus-Apparaturen im Schätzwert von 15 Milliarden Mark in Betrieb.
- Sie verordnen jährlich für 4,3 Milliarden Mark sogenannte Heil- und Hilfsmittel – ohne sie hätten die Gesundheitsberufe keine Existenzmöglichkeiten.
- Sie befürworten pro Jahr 1,1 Millionen Kurverschickungen – ohne sie verlören rund 1000 Kurbetriebe Einnahmen von etwa 3,5 Milliarden Mark.

Zusammen mit ihrem eigenen Umsatz halten die niedergelassenen Heilkundigen mithin eine Krankheitsindustrie in Gang, die längst zu einem ökonomischen Machtfaktor erster Ordnung geworden ist. Sie gibt mehr Menschen Arbeit und Brot, als etwa die gesamte Land- und Forstwirtschaft. Jeder vierzehnte erwerbstätige Bundesbürger, so hat das Wissenschaftliche Institut der Ortskrankenkassen errechnet, lebte heute vom Medizinbetrieb. Das sind 1,7 Millionen Menschen. Gut ein Drittel der gesamten Sozialausgaben der Bundesrepublik in Höhe von fast 450 Milliarden Mark, insgesamt 165 Milliarden Mark, werden in diesem Jahr auf das entfallen, was euphorisch «Leistungen für die Erhaltung oder Wiederherstellung der Gesundheit» heißt.

Über die Hälfte dieses «Gesundheitshaushalts», der ein

Achtel des Bruttosozialprodukts beansprucht, werden die Ärzte, Zahnärzte, Zahntechniker, Apotheker und Pharma-Fabrikanten sowie der Krankenhausbetrieb vereinnahmen. Der Rest geht für den Mutterschutz und die Folgekosten von Krankschreibungen, Arbeitsunfällen sowie Frühinvalidität und für das drauf, was «Gesundheitsvorsorge und Rehabilitation» sein soll. So waren die Verhältnisse 1978. Drei Jahre zuvor war alles noch ein Fünftel billiger. Nach weiteren drei Jahren, das steht für die Gesundheitspolitiker schon fest, wird alles nochmals um 20 Prozent teurer sein. Ein Naturgesetz gleichsam, dem sich die Steuerbürger und Beitragszahler beugen müssen?

Immerhin gilt «Gesundheit» einer großen Mehrheit des deutschen Volkes als das höchste Gut, weit vor Freiheit oder Geld. Deshalb wird viel dafür getan: Jeder dritte Bundesbürger, so ergab eine Umfrage, achtet «ständig» auf seine Gesundheit, und zwar «in hohem Maß». Noch einmal gut die Hälfte aller Bundesdeutschen lebt so, daß die Gesundheit nicht zu kurz kommt. Nur jedem zehnten Bundesbürger ist die Gesundheit völlig schnuppe. Sie fühlen sich gesund und damit basta. 24 Millionen Westdeutsche, das sind fast zwei Drittel aller 15- bis 65jährigen, treiben irgendeinen Sport. Nur ein Drittel der erwachsenen Bundesbürger raucht täglich (jeder siebte von ihnen allerdings 30 und mehr Zigaretten am Tag). Die Masse der Bundesdeutschen gibt sich dem Alkohol nur mäßig hin, trinkt höchstens zwei Flaschen Bier am Tag oder einen halben Liter Wein. 1,5 Millionen Bundesbürger saufen so viel (mehr als 80 Gramm Alkohol innerhalb von 24 Stunden), daß es gesundheitlich mit ihnen bergab gehen kann.

Wodurch und für wen entsteht dann überhaupt der Milliardenaufwand an «Leistungen für die Gesundheit»? Warum haben die Bundesbürger für ihre gesetzliche Krankenversicherung in den letzten zwei Jahrzehnten fast 700 Milliarden Mark ausgegeben? Bei so viel Geld und so viel Gesundheitsbewußtsein dürften die Bundesdeutschen eigentlich kein Volk der Siechen sein. Aber die ärztlichen Standesfunktionäre und die Sprecher der verschiedenen Fachgruppen sehen das anders. Glaubt man ihren Versicherungen, so ergibt sich ein trostloses Bild. Danach sind «20 Millionen Bundesbürger rheumakrank», potentielle Krüppel. Jeder «fünfte bis sechste» Westdeutsche, zwölf Millionen wären das, sollen unter «Bluthochdruck» leiden und dem sicheren Ende entgegengehen, wobei nur offen bliebe, ob «im Endstadium» Arterienverkalkung, Schlaganfall, Herzinfarkt oder Nierenversagen in den Totenschein geschrieben werde.

Weitere vier Millionen Bundesbürger siechen nach dem Elendskatalog der Standesfunktionäre an einer kaputten Leber dahin. Herzkrank soll nahezu jeder sein, der über 45 Jahre alt ist. Nochmals 23 Millionen Bundesbürger wären das. Als Zuckerkranke stehen nach den Behauptungen der für die Pharma-Industrie tätigen Ärzte drei bis vier Millionen Westdeutsche dem Grabe nahe, an chronischer Bronchitis leiden weitere drei Millionen. Als «Venenkranke», denen, unbehandelt, eine lebensgefährliche Thrombose drohe, stufen die Spezialisten dieses Leidens weitere vier Millionen Bundesbürger ein und «chronisch verstopft» sind nach offizieller Meinung nochmals zehn Millionen.

Gallensteine sollen nach den Erkenntnissen des ehemaligen Präsidenten der Deutschen Gesellschaft für Chirurgie, Professor Edgar Ungeheuer, «etwa fünf bis sechs Millionen erwachsene Bundesbürger» mit sich herumtragen – wobei freilich unklar bleibt, warum pro Jahr sich nur «rund 60000 bis 70000 dieser Patienten einer Operation unterziehen müssen» (Ungeheuer). Zu fett und damit indirekt todgeweiht (Professor Friedrich-Egbert Nüssel von der Sozialmedizinischen Abteilung des Heidelberger Uni-Klinikums: «Ein Mensch mit 20 Pfund Übergewicht muß mit einer Lebensverkürzung rechnen») sind nach den Behauptungen der Ernährungs- und Stoffwechselexperten weitere 14 Millionen Bundesbürger. Und wer seinen 65. Geburtstag überlebt hat, der ist dann übel dran. Er gehört zum «geriatrischen Krankengut» und ist außerdem «multimorbid». Vom Arzt-

Stempel «Alt gleich krank» werden 9,4 Millionen Bundesbürger getroffen, darunter 3,4 Millionen über 75jährige.

Doch damit ist das bundesdeutsche Siechenhaus nach Meinung mancher Heilkundiger noch immer nicht gefüllt. Denn nicht nur organisch sind die Bundesbürger schwer gezeichnet. Sie sind obendrein «psychisch krank». Jeder dritte, sagen die Psychologen, sei es bestimmt, wahrscheinlich sogar jeder zweite. Ganze Heerscharen der Seelenkundler sind in den letzten zwei Jahrzehnten an Deutschlands Hohen Schulen ausgebildet worden. Die vitaleren unter ihnen, rund 15000, drängt es mit Macht zur freiberuflichen Existenz eines Kassen-Psychologen (anvisiertes Monatseinkommen: 10000 Mark netto aus den Zwangsbeiträgen der Versicherten). Noch stehen dieser Sanierung eines neuen Helfer-Standes Gesetze im Wege. Aber wäre sie nicht, auch im Interesse der Patienten, wünschenswert?

Unzweifelhaft sind doch die Prozentzahlen über den Ursprung körperlicher («somatischer») Beschwerden aus seelischen Ursachen zutreffend. Nur: Die in gutem Glauben gehegte Hoffnung, Psychologen könnten die psychosomatischen Leiden heilen, ist Illusion. Welche der weit über 100 psychotherapeutischen Methoden auch angewendet wird – am Ende, nach Monaten oder Jahren, sind rund 30 Prozent der Patienten beschwerdefrei. Das aber entspricht nur der sogenannten «Spontanheilungsquote», der Heilung ohne Zutun eines Arztes oder Psychologen.

Von solchen Fakten lassen sich vor allem die gewählten Sprecher der jeweiligen Ärzte-Fraktion nicht irritieren. Sie addieren munter drauflos. Unterm Strich der Rechnung ergibt sich dann eine kuriose Zahl: Rund 120 Millionen behandlungsbedürftige Krankheiten bei einer Wohnbevölkerung (einschließlich Gastarbeiter) von 61,5 Millionen Menschen.

Wie kommt es, daß die Mehrheit der Bundesbürger, wo sie doch derart krankgesagt wird, in Wahrheit dennoch arbeitsfähig und damit imstande ist, den Medizinbetrieb zu bezahlen? Konstant seit sieben Jahren liegt der statistisch ermittelte Krankenstand nicht höher als bei zehn Millionen. Mit solch schlichten Fragen darf man Medizin-Funktionären nicht kommen. Sie wissen eben, daß – wie der Vorsitzende der Kassenärztlichen Bundesvereinigung, Hans Wolf Muschallik formuliert – «nahezu jeder erwachsene Mensch einen oder mehrere Zustände aufweist, die medizinisch als Krankheit benennbar sind». Sind die Millionen Krankheiten, die angeblich Leib und Leben der Bundesbürger bedrohen, in Wahrheit womöglich nur das Alibi, das der Medizinbetrieb sich schuf, um zu rotieren? So manch ein Patient jedenfalls, betont die Zeitschrift *Der Kassenarzt*, «weiß nicht einmal, ob er überhaupt krank ist, wenn er zum Arzt kommt».

So ganz sicher sind sich die anderen auch nicht. «Wir Ärzte», sagte der seit 35 Jahren in eigener Praxis tätige Bundesvorsitzende des Deutschen Kassenarztverbandes, Helmut Walther, «sind überfordert festzustellen, ob eine kleine Schürfung eine Bagatelle ist oder zu einem Wundstarrkrampf führt, oder ob die ‹Herzstiche› vom Wunsch des Krankschreibens geprägt sind oder ein organisches Leiden darstellen.» Ist demnach nicht unbedingt ernst zu nehmen, was die Doktoren in die Krankenblätter schreiben und was,

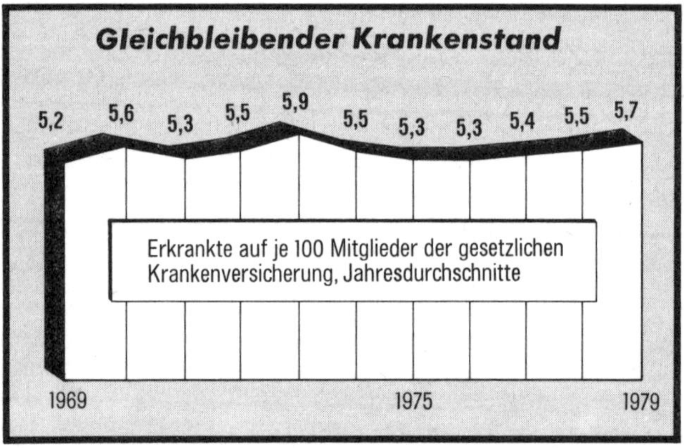

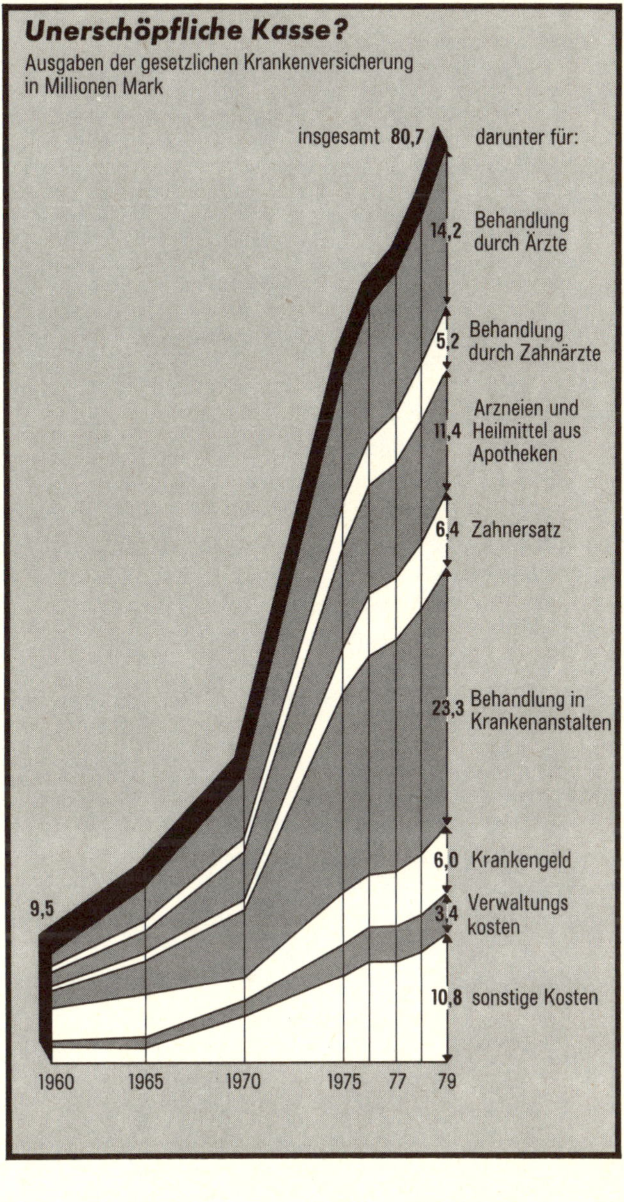
Unerschöpfliche Kasse?
Ausgaben der gesetzlichen Krankenversicherung
in Millionen Mark
insgesamt 80,7
darunter für:
14,2 Behandlung durch Ärzte
5,2 Behandlung durch Zahnärzte
11,4 Arzneien und Heilmittel aus Apotheken
6,4 Zahnersatz
23,3 Behandlung in Krankenanstalten
6,0 Krankengeld
3,4 Verwaltungs kosten
10,8 sonstige Kosten
9,5
1960
1965
1970
1975
77
79

addiert und komprimiert, schließlich zu Rechtfertigungsschriften der Expansion gerinnt?

Das Zentralinstitut der Kassenärztlichen Bundesvereinigung mag es nicht ausschließen: «Diagnoseeintragungen auf Krankenscheinen», gesteht das Institut ein, seien gewissermaßen «quasi-diagnostische Rechtfertigungen erbrachter Leistungen» und «bisweilen» komme es vor, daß bei dem, was der Arzt «aufgrund des Zusammenhangs zwischen Diagnoseeintrag und Leistungsrechtfertigung» niederschreibe, erheblich übertrieben werden. Wenn die Heilkunde im konkreten Einzelfall nicht einmal mit dem Begriff «Krankheit» zurechtkommt – was versteht sie dann unter «Gesundheit»? Nichts Genaues jedenfalls. «Gesundheit», philosophiert etwa die Bundesärztekammer, «ist eine nicht exakt beschreibbare Qualität.» «Der Mensch», sagt sie, «kann eben mehr oder weniger belastbar sein, sich mehr oder weniger wohl fühlen.» Es gebe da «ein weites Feld fließender Übergänge, eine ‹graue Zone› zwischen Gesundheit und Krankheit». Für den Kölner Universitätsprofessor Rudolf Gross, Leiter der «Wissenschaftlichen Redaktion» des *Deutschen Ärzteblattes,* jedenfalls steht fest, daß das Bemerken eines Organs, etwa des Herzens oder der Lungen, schon die leichteste Form einer Störung darstellt.

Zwar dürfen die Mediziner nach der Reichsversicherungsordnung einen Ratsuchenden erst zum «Krankheitsfall» erheben, wenn die ihnen gemeldete oder von ihnen vermutete «Störung» auch tatsächlich «behandlungsbedürftig» ist. Doch die Entscheidung liegt beim Arzt. Und sie beweisen den Teufel mit dem Beelzebub: Daß in der Bundesrepublik ein Millionenvolk mehr oder minder Schwerkranker wohnt, wird nach Ansicht der Ärzte allein aus der gigantischen Zahl der von ihnen abgerechneten «Fälle» deutlich: 247 Millionen pro Jahr. Die wundersamen 247 Millionen «Fälle» existieren freilich nicht real, sondern entstehen nur abrechnungstechnisch, gleichsam auf dem Wege der Zellteilung: Jedesmal, wenn der treue Patient eines Arztes seinem

Doktor den Krankenschein fürs nächste Quartal bringt, verwandelt er sich in einen neuen «Fall».

Dieses Zerhacken von Patienten in jeweils nur quartalslange «Fälle» führt mitunter zu einem diagnostisch-therapeutischen Slalom – in dem vor allem Renter starten. Denn die Kassen akzeptieren die Faustregel, die Hans Wolf Muschallik, Vorsitzender der Kassenärztlichen Bundesvereinigung, zum Gesetz erhob: «Der Leistungsbedarf eines Rentners ist um 48 Prozent höher als bei den Allgemeinversicherten.» Hinter nahezu jedem zweiten Krankenschein, den Kassenärzte abrechnen, verbirgt sich in Wirklichkeit ein Praxis-Stammkunde, wie der Vorsitzende der Kassenärztlichen Vereinigung Nordwürttemberg, Professor Siegfried Häussler, erforscht hat. Diese Klientel der «chronisch Kranken», zumeist natürlich ältere Menschen, unterziehen die Heilkundigen, so Häussler, «über Jahre hinweg» ihrer «ärztlichen Betreuung», und zwar bis zum «Ende». Denn daß die von ihnen entdeckten «chronischen Krankheiten» trotz aller ärztlichen Kunst einem «unaufhaltsamen Fortschreiten» unterliegen, das ist den Therapeuten durchaus klar. Gestritten wird nur darüber, ob und bei welchen chronischen Krankheiten medizinische Maßnahmen überhaupt einen positiven Effekt haben, indem sie das Leid mindern und das Leben verlängern.

Noch ein anderer Motor hält dieses Schwungrad der «ärztlichen Leistungen» in Gang: Besonders in den mit niedergelassenen Medizinern überbesetzten Großstädten läuft das Überweisungskarussell auf vollen Touren, vor allem bei Allgemeinmedizinern und Internisten. Ein Facharzt für Innere Medizin, der in einer Großstadt praktiziert, selbst röntgt und ein großes Labor betreibt, läßt gleichwohl pro Quartal an der Hälfte seines «Krankenguts» auch noch Kollegen teilhaben, wobei automatisch sich seine eigenen «Fälle» in jeweils mehrere neue «Fälle» spalten. Gynäkologen bekommen etwas ab, Augen- und Hals-Nasen-Ohren-Ärzte, Orthopäden ebenso wie Chirurgen, Dermatologen und Nervenärzte, Radiologen und Laborfachärzte.

Einst galt für alle Heilkundigen das Gebot, das der berühmte Kliniker Ferdinand Hoff so formulierte: «Die Aufgabe des guten Arztes besteht darin, daß er das Notwendige tut und das Überflüssige unterläßt.» Neuerdings preisen die ärztlichen Standesführer jedoch nur noch den großen Segen, den die Masse ihrer Leistungen den Bundesbürgern bringe. Nicht müde werden sie, das «immer dichter gewordene Netz ärztlicher Versorgung in der Bundesrepublik» zu rühmen, das keinem anderen Land der westlichen Welt zuteil geworden sei. Fortschritt der Medizin – allein durch die Zunahme der Zahl der Ärzte und ihrer Helfer und durch den damit ausgelösten Ausgabenboom? Viele Ärztesprecher glauben es tatsächlich. «Wachstumsdynamik», so die *Medical Tribune*, sei nun einmal das Grundgesetz des Medizinbetriebs, die «wissenschaftliche Weiterentwicklung von Diagnostik und Therapie» bedingen sie.

Die Standesführer formulieren den Sachverhalt schlichter. Sie verstehen sich als «Angebotsmarkt», wie der Vorsitzende der Kassenärztlichen Vereinigung Hessen, Gerhard Löwenstein, es nennt: «Steigende Arztzahlen müssen zu steigender Inanspruchnahme und zur Leistungsausweitung führen.» Durch mehr Mediziner werde die ärztliche Versorgung für die Bundesbürger eben «komfortabler», und Komfort koste nun einmal Geld, «ob bei der Wohnungseinrichtung, beim Auto oder eben im Gesundheitswesen».

Fortschritt wird behauptet, wo vor allem der Aufwand stieg:

- ▷ 1960 waren in der Bundesrepublik 79350 Mediziner tätig, 1979 waren es bereits 135586.
- ▷ 1960 wurden in den westdeutschen Kassenpraxen 127 Millionen Krankenscheine abgerechnet, 1979 waren es 247 Millionen.
- ▷ 1960 stellten die Kassenärzte 100 Millionen Rezepte aus, 1979 waren es 500 Millionen.
- ▷ 1960 gab es in der Bundesrepublik 583000 Klinikbetten, jeder Klinikarzt hatte 19 zu betreuen; 1978 gab es 714900 Betten – jeweils ein Arzt für nur mehr elf Betten.

Zwar wuchs die Zahl der Mitglieder in den gesetzlichen Krankenkassen, einschließlich Rentner, in den letzten zwei Jahrzehnten nur um 28 Prozent. Doch die Kassenausgaben stiegen im gleichen Zeitraum um 800 Prozent, von 9,5 Milliarden (1960) auf 80,7 Milliarden (1979).

Wie aber steht es mit der gesundheitlichen Dividende für diesen gewaltigen, ständig steigenden Kapitaleinsatz? Viele Kassenärzte sind skeptisch. Sie fühlen sich als die Gefangenen eines perfektionierten Systems, daß ihnen zwar reichlich Geld auf das Konto spült, zugleich jedoch zu Fließbandarbeit verleitet. Erfolge und berufliche Zufriedenheit werden rar. Das Gefühl der Entfremdung nimmt zu. Eher trist beurteilen auch die Klinikärzte die gegenwärtige Situation. Für die Kassen zieht Alfred Schmidt folgende Bilanz: «Trotz eines steigenden finanziellen Aufwandes für die Gesundheit», so der Vorstandsvorsitzende des Bundesverbands der Ortskrankenkassen, «trotz verstärkten Personaleinsatzes im Gesundheitswesen, trotz eines dauernd umfangreicher werdenden Arzneimittelangebotes und eines verstärkten Einsatzes moderner Medizintechnik müssen wir eine Verschlechterung des Gesundheitszustandes der Bevölkerung beobachten.»

Die Krankenkassen freilich sind nicht frei von Schuld. Die Lawine der «Leistungsvermehrung je Patient» wurde indirekt auch von ihnen losgetreten. Über 70 Jahre kämpften die Kassenarztfunktionäre gegen die sogenannte Fallpauschale je Krankenschein. Erst Mitte der sechziger Jahre erreichten sie, daß die sogenannte «Einzelleistungsvergütung» zur Norm wurde. Seitdem gilt: Jeder Handgriff, auch wenn ihn nur eine Hilfskraft aufgrund «ärztlicher Veranlassung» ausführt, ist von den Kassen als «ärztliche Einzelleistung» zu bezahlen. Die Folge: Die Anzahl der einzelnen «Verrichtungen pro Patient» nahm immer mehr zu – allein in den ersten zehn Jahren nach Einführung der «Einzelleistungsvergütung» um 22 Prozent.

Erst jetzt wurden auch die Gerätschaften der medizintechnischen Industrie für die Ärzte richtig interessant, denn die «durch die Anwendung von ärztlichen Instrumenten und Apparaturen entstehenden Kosten» flossen in die mit den Kassen ausgehandelten «Leistungspreise» mit ein. «Labordiagnostik», «Apparate-Diagnostik» und «Physikalische Therapie» begannen viele niedergelassenen Ärzte nun anzubieten. Was sie darüber nicht wußten, lehrte sie auf ärztlichen Fortbildungskongressen die Geräte-Industrie, die auch die Schulung der Arzthelferinnen übernahm. Vor allem der «Diagnostik der Körperflüssigkeiten und ihrer Eigenschaften» (Muschallik) nahmen sich die Heilkundigen an. Zwar kostet ein «Labor komplett» mit Photo- und Flammenphotometer sowie Urometer, einem Mini-Apparat zum Ablesen der Blutsenkungsgeschwindigkeit und einem Mikroskop rund 10000 Mark. Doch es lohnt sich: Rund 20 Prozent seines Jahresumsatzes kann ein niedergelassener Arzt aus seinem Labor gewinnen. Regelrechte «Leberflöten» und «Enzympaletten», «Komplexuntersuchungen» wie der «vollständige Blutstatus» laufen da ab, und jeder einzelne Meßwert, den die Helferin erhebt, bringt als «ärztliche Leistung» Geld – mal nur 3,20 Mark oder nur fünf Mark, mal aber auch zehn, zwölf oder 20 Mark.

Alle niedergelassenen Internisten und fast alle Allgemeinmediziner erbringen heute «klinisch-chemische Laborleistungen»; nahezu jeder zweite von ihnen läßt sein Labor sogar «überdurchschnittlich» laufen, wie die Kassenärztliche Vereinigung Schleswig-Holstein errechnet hat. Sinn hat das offenbar nur selten. Nur erheblich teurer wird alles. Denn es zeigte sich: Wer viel laboriert, verursacht die höchsten Fallkosten, hat den größten Arzneimittelaufwand, die meisten Krankenhauseinweisungen, überweist am häufigsten seine Klientel an andere Mediziner, veranlaßt die meisten zusätzlichen Spezialuntersuchungen. Vorteile haben die Patienten nicht davon. «Die Vermutung», so das Fazit der Kassenärztlichen Vereinigung Schleswig-Holstein, «daß umfangreichere Labordiagnostik eine gezielte Therapie zur Folge haben müßte, bestätigt sich offenbar nicht.» Auch sei die Annahme falsch, «daß die Ärzte mit höherem Leistungsbedarf und höheren Gesamtkosten ‹krankere› Patienten zu betreuen hätten».

Rund vier Milliarden Mark jährlich gehen in der gesetzlichen Krankenversicherung auch noch für die sogenannte apparative Diagnostik drauf – von EKG und EEG über Röntgendiagnostik bis hin zum «Ergometriemeßplatz» oder dem «Ultraschalldiagnostikgerät» (Anschaffungskosten 35000 bis 50000 Mark), mit denen mittlerweile auch Allgemeinmediziner und Geburtshelfer ihre Praxis ausrüsten. Die Kassen beklagen es – und bezahlen es. Noch nie haben sich die Spitzenverbände der Patienten-Organisationen, etwa der Bundesverband der Ortskrankenkassen (BdO, Hausjargon: «Bede-Null»), mit dem Medizinbetrieb ernstlich anlegen wollen.

Sie mochten sich auch nicht stark machen, als es darum gegangen wäre, die sogenannten Arzneimittelrichtlinien durchzusetzen, die schon seit Jahren existieren und an die sich die Kassenärzte eigentlich zu halten hätten. Danach sind die Ärzte gehalten, ja verpflichtet, nicht nur sparsam, rational und preisbewußt zu rezeptieren. Sie dürfen eigentlich auch nur Arzneimittel verschreiben, «deren Wirksamkeit für die Behandlung hinreichend gesichert ist». Zwar rang sich der Vorstand des Ortskrankenkassenverbandes, gestützt durch ein Urteil des Bundesverwaltungsgerichts, zur Ausarbeitung von zwei «Listenentwürfen» durch, die den niedergelassenen Arzt über den therapeutischen Nutzen einzelner Medikamente hätten unterrichten sollen.

Doch sogleich fuhr der Bundesverband der Pharmazeutischen Industrie dazwischen, drohte mit der «unverzüglichen Einleitung prozessualer Schritte» und sagte auch, warum: Ein «Gesamtumsatz von rund 1,25 Milliarden Mark zu Herstellerabgabepreisen» sei bedroht. Keine Sorge: Die «medikamentöse Therapie» steht nach wie vor an der Spitze der «therapeutischen Leistungen» bei Allgemeinmedizinern und Internisten, die annähernd 90 Prozent aller von den Krankenkassen zu zahlenden Arzneimittel verschreiben. Der Griff zum Rezeptblock ist manchem Arzt von heute so vertraut wie dem Huhn das Picken. Nur selten handeln sie dabei nicht im guten Glauben. Zumindest wissen sie, wie der Heidelberger Lehrbeauftragte für Allgemeinmedizin, Georg Härter, erläuterte, daß «die Bevölkerung nach Arzneimitteln verlangt.»

Ob es, wie die Kostendämpfer vorschreiben, unbedingt welche sein müssen, «deren Wirksamkeit ... hinreichend gesichert ist» – dies freilich ist mittlerweile zweifelhaft. Jedem dritten seiner «Kranken mit Befindungsstörungen», bekennt der Lehrbeauftragte Härter, könnte er überhaupt nichts mehr verschreiben, wenn er sich auf Medikamente beschränken müßte, die diesem Anspruch tatsächlich genügen.

Doch zum Verzicht aus puren Vernunftsgründen können sich die Doktoren nicht so leicht entschließen. Schließlich haben sie nie aufgehört, ihre Profession auch als Kunst zu betrachten, nicht nur als strenge Wissenschaft.

Wie eh und je enthält der Dialog zwischen Ärzten und Kranken Elemente eines Mysterienspiels, in dessen Mittelpunkt Glaube und Hoffnung, Heilserwartungen und Verheißungen stehen. Und daran hat sich wenig geändert, seit die Requisiten für das Medizin-Ritual von Chemikern, Physikern und Ingenieuren geliefert werden. Der ganze chromblitzende und vernickelte Lunapark des modernen Medizinbetriebs mit seinen flackernden Oszillographen, phosphoreszierenden Monitoren und den Myriaden bunter Pillen gleicht in den Augen der leidenden Laien einer magischen Multi-Media-Show, in der sich ihr Erlösungsglaube eindrucksvoll bestätigt findet.

Dem Zauber der wissenschaftlich-technischen Perfektion, die in den Kliniken, Labors und Praxen vorgeführt wird, erlagen lange Zeit fast alle. Kaum jemand fragte nach dem wirklichen Nutzen der summenden und verkabelten Apparaturen. Und auch nach den Kosten erkundigte sich kaum jemand, jedenfalls solange die Grenzen der vermeintlich immerwährenden Überflußgesellschaft noch nicht in Sicht waren. Je prächtiger die Ärzte die Szenerie ihrer Praxen und OP-Säle ausstaffierten, desto stärker wurde die Suggestion, der die Patienten willig erlagen – und für die sie ohne Murren einen immer höheren Preis zahlten. Weder Krankenkassen noch Krankenhausträger, noch Gesundheitspolitiker wagten es, das irrationale, doch offenbar innige Einverständnis zwischen den Ärzten und ihren Klienten zu stören: So wurde der riesenwüchsige Medizinbetrieb zum Selbstgänger.

Erst allmählich beginnt nun, in aller Stille noch, ein neuer Akt im Medizin-Drama. Nicht nur aufgeklärte Kassen-

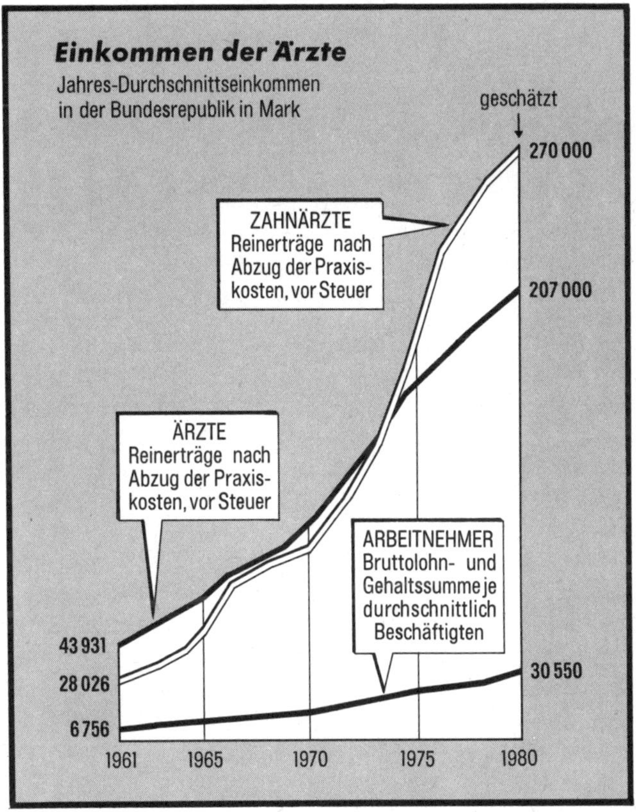

Funktionäre, denen die Milliarden-Forderungen des medizinisch-industriellen Komplex über den Kopf wachsen, äußern den Verdacht, daß die weißbekittelten Gesundheitshelfer jeglicher Observanz mit ihren Heilsversprechen zu hoch gegriffen haben. Auch bei den Patienten regen sich Glaubenszweifel. Zumindest einige Krankenkassen halten deshalb ihre Kundschaft für reif, selber zu prüfen, was an der modernen Medizin womöglich nur Illusion oder Gaukelei, und was reelle Leistung sei. Einen «Informations-Service» für ihre Mitglieder haben die Betriebskrankenkassen der Chemischen Werke Hüls und die AOK Minden Lübbekke eingerichtet; der gibt schriftliche Auskunft darüber, was der Arzt einem Patienten an Leistungen auf dem Krankenschein vermerkt und welches Honorar er dafür verlangt hat. Damit soll der Patient endlich imstande sein zu beurteilen, «ob die ärztliche Behandlung den gewünschten Erfolg herbeigeführt hat, wenig Erfolg hatte oder erfolglos blieb».

Auf diese Zumutung reagierten die Ärztefunktionäre wie gekränkte Varieté-Zauberer auf das Ansinnen, am Ende der Vorstellung dem Publikum ihre Tricks zu offenbaren. Derlei «hintergründige Aktionen», wehrte sich das *Deutsche Ärzteblatt*, müßten «entschieden abgelehnt werden».

8
Der Arzt als Droge

Über die Magie der Heilkunst

Das werden Zeiten sein, wenn selbst die Pharma-Industrie ihren Verheißungen nicht mehr glaubt. Die ersten Zeichen sind bereits zu lesen – in einer Studie, die von der Firma Hoechst veranlaßt wurde. Das Frankfurter Unternehmen, mit seinen (mindestens) 16 Tochtergesellschaften unter den bundesdeutschen Arzneimittel-Konzernen der größte, hat kürzlich 40 Experten aus Wissenschaft und Technik, Politik, Handel und Finanzen um Prognosen für das Jahr 2000 gebeten. Was bei der pluralistischen Zukunftsschau herauskam, zeigt die Pillen-Branche in gedämpftem Licht. Auch um die Jahrtausendwende, so das Resümee, sei gegen Herz- und Kreislaufleiden beispielsweise kein Rezept zu erwarten. Die Fachleute, erläuterte die *Münchner Medizinische Wochenschrift* ihren Lesern, «versprechen sich hier größere Erfolge von einer vernünftigen Lebens- und Ernährungsweise als von einer medikamentösen Therapie». Neu ist die Erkenntnis freilich nicht, und ob sich auf den außermedizinischen Kampfplätzen die versprochenen Erfolge gegen die «Killer» einstellen, bleibt abzuwarten. Vorerst sind sich die Fachleute jedenfalls keineswegs einig, was als «vernünftig» gelten kann, auf welche Weise das Leben am längsten währt und wieviel Essen Leib und Seele zusammenhält. Dennoch kündigen die Prognosen, fünf Jahre nach Illich, eine neue Ära an. Denn das Medikament, so gibt das Münchner Fachblatt die Experten-Meinung weiter, werde künftig «nur noch ein Teil eines Behandlungsprogramms sein». Bisher, so darf man daraus schließen, war es fast die ganze Therapie, die aber, wie der Blick voraus enthüllt, hielt nicht, was sich die Medizin von ihr versprach.

Die Pharma-Produzenten nährten diese Hoffnung mit immer neuen Präparaten, scheinbar neuen Wirkstoffen und «therapeutischen Konzepten», die ihr Bundesverband in Hochglanz-Broschüren als Ergebnis unermüdlicher «Aktivität auf den Sektoren Forschung und Entwicklung» pries. Sie sei «zum Fortschritt gezwungen», bescheinigte sich die Pharma-Industrie in einer Selbstdarstellung «zwischen heute und morgen».

Kaum ein Jahrzehnt ist es her, daß die bundesdeutschen Arzneimittel-Hersteller sogar die Weltgesundheitsorganisation (WHO) vor ihren Karren spannen konnten. Die WHO hatte vor langer Zeit erklärt, das anzustrebende körperliche, geistige und soziale Wohlbefinden sei «nicht nur durch das Fehlen einer Krankheit oder eines Gebrechens charakterisiert», sondern bestehe «in der Erlangung des besten für den Menschen möglichen Gesundheitszustandes». Die Pharma-Industrie, so jubelte im Auftrag ihres Bundesverbandes eine Public-Relations-Agentur noch 1972, «leistet einen wesentlichen Beitrag dazu, daß dieser so beschriebene Idealzustand wenigstens annähernd Realität wird». Das nimmt ihr heute kein Mensch mehr ab. Einer der «Leitsätze», den die «deutsche Ärzteschaft» anläßlich ihrer standespolitischen Heerschau in Berlin 1980 beschloß, lautet schlicht: «Dieser Gesundheitsbegriff ist irreal.» Dahinter verbirgt sich wohl auch die Enttäuschung der Heilkundigen, die einsehen mußten, daß sie trotz tatkräftiger Unterstützung durch die Pharma-Industrie kaum zur Verwirklichung des WHO-Ideals beitragen können.

Die Absage wäre aber vielleicht weniger schroff ausgefallen, hätte sich «die Ärzteschaft» vom Generaldirektor der Weltgesundheitsorganisation, Dr. Halfdan Mahler, nicht sagen lassen müssen, sie verlange «exorbitante Preise» und kümmere sich «nicht um die Förderung der Gesundheit». Mahler: «Man repariert, anstatt zu schützen.» Das «medizinische Imperium» und «sein naher Verwandter», nämlich «die dynamische Industrie der diagnostischen und therapeutischen Rüstung» mache eher «den Eindruck der Bedrohung der Gesundheit als den ihrer Unterstützung». Daß Arzneimittel gefährliche Waffen sein können, blieb auch den fleißigen Verordnern nicht verborgen. So kündigten die ärztlichen Programmatiker in ihrem «Blauen Papier» 1980 der Pharma-Industrie die jahrelange treue Gefolgschaft auf. Der Gesetzgeber wird aufgefordert, nur noch «in ihrer Qualität, Wirksamkeit und Unbedenklichkeit gesicherte Arzneimittel» zuzulassen. Auch «objektive Information» wünschen sich die Ärzte und eine «Begrenzung des Arzneimittelmarktes».

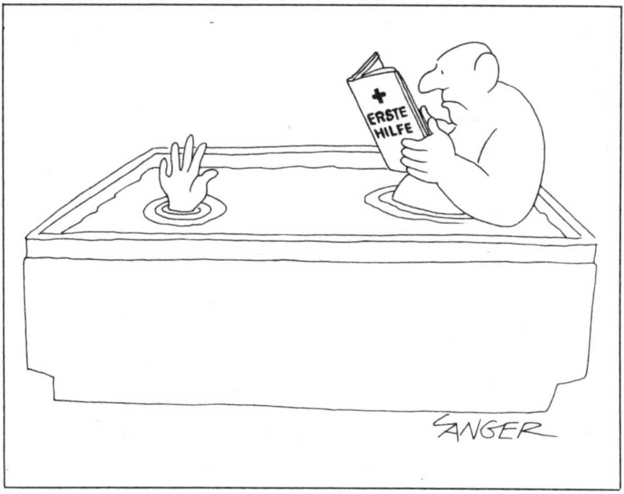

Mit der zaghaften Schelte in ihrem Grundsatz-Programm möchte die Bundesärztekammer demnach den Herstellern nicht das Geschäft verderben, sondern nur die Spreu vom Weizen trennen. Wenn die Produkte «dem gesicherten Stand der medizinischen Wissenschaft» entsprechen, darf die Industrie nach wie vor mit ihren Partnern in Klinik und Praxis rechnen. Um in der Öffentlichkeit das Image selbstloser Wohltaten zu wahren, war die Branche jedoch zunehmend zu kritischen Abstrichen gezwungen. «Leichte Beschwerden verschwinden ohne Arzneimittel» – so plakatierte der Pharma-Bundesverband zum Beispiel. Oder der Verbraucher wurde ermahnt: «Arzneimittel sind kein Ersatz für gesundes Leben.» Solche banalen Appelle gelten dem einfachen Patienten-Volk; die Ärzte, als Experten auf weit höherem Niveau, brauchen sich daran selbstverständlich nicht zu halten. Offensichtlich tun sie es auch nicht. Sonst hätte die *Münchner Medizinische Wochenschrift* auf die Prognosen der 40 «Weisen» kaum derart erschrocken reagiert, daß sie den Bericht über die Hoechst-Studie mit der bangen Frage ankündigte: «Verliert das Medikament an Bedeutung?» Um das zu bejahen, braucht es wahrlich keiner außergewöhnlichen Sehergabe. Ein klarer Blick in die jüngste Vergangenheit genügt. Daß gegen Herzinfarkt, Schlaganfall und sonstige Durchblutungsnöte wie gegen die zahlreichen anderen Folgen der heutigen Art zu leben und zu arbeiten, daß gegen solche gesellschaftlich produzierten Erkrankungen auch im Jahr 2000 kein pharmazeutisches Kraut gewachsen sein wird, das ist wohl die einzige verläßliche Erkenntnis, die sich aus dem Wust widersprüchlicher Forschungsergebnisse der letzten 30 Jahre gewinnen läßt.

Der Bürger, der sich beim Doktor auszieht, um das Fürchten zu lernen – vor verkalkten Koronargefäßen, rasselnden Bronchien, verfetteter Leber und derlei zeitgemäßen Wegelagerern –, weiß das im Grunde längst. Höchstens die Hälfte der vom Arzt verschriebenen Arzneimittel-Dosis verleibt sich der Durchschnittspatient tatsächlich ein. Und diese Faustregel, aus verschiedenen Erhebungen abgeleitet, gilt auch nur statistisch. Die einen schlucken nämlich nach dem Motto «Viel hilft viel» noch mehr, als ihnen der Doktor zumuten wollte, andere aber trauen dem rasch erteilten Rat so wenig, daß sie die verordneten Medikamente lieber gleich wegwerfen. Warum sie das Rezept überhaupt in der Apotheke einlösen und sogar immer wieder einen Arzt aufsuchen, steht auf einem anderen Blatt. Das müßte freilich mit Namen beschrieben werden, die es im industriell vorgefertigten Hilfsangebot nicht gibt.

Wie kurz der Weg vom Pillen- zum Müllschlucker sein kann, bleibt den Ärzten zumeist verborgen. Seit einigen Jahren wird zwar auch diese Grauzone wissenschaftlich durchleuchtet. Das Ausmaß, in dem das Verhalten eines Patienten übereinstimmt mit den ärztlichen Empfehlungen, heißt im Medizin-Jargon, der diesmal ausnahmsweise aus dem Englischen übernommen wurde, «Compliance» – frei übersetzt: Folgsamkeit. Die einschlägigen Untersuchungen deckten einen erstaunlichen Widerstand der Patienten auf – oder ist es gesundes Mißtrauen, wenn selbst in der Klinik, wo der Gehorsam noch kontrolliert werden kann, nur ein Drittel der Patienten die verordneten Medikamente vorschriftsmäßig einnimmt? Doch der einzelne Doktor verdrängt solche Mitteilungen ähnlich wie seine Patienten, wenn das Bild der Heilkundigen öffentlich beschädigt wird. Patienten scheiden die Ärzte in zwei Fraktionen, in schwarze Schafe und weiße Lämmer: Die unfähigen, verständnislosen, die Beutelschneider, die nicht zuhören, bloß die Ziffern der Gebührenordnung abhaken – das sind immer die anderen. Der eigene Doktor dagegen gilt denen, die seiner Hilfe bedürfen oder wenigstens glauben, auf solchen Beistand nicht verzichten zu können, wie eh und je als vertrauenswürdig, freundlich und erfahren.

Nicht anders verhalten sich die Ärzte, wenn ihnen eröffnet wird, daß beispielsweise in einer hessischen Landpraxis lediglich 31 Prozent der Patienten nach eigenen Angaben die verschriebenen Arzneien regelmäßig nahmen – und selbst das war nicht die ganze Wahrheit. Als man nämlich im Blut von Patienten, deren Herzmuskel nach Meinung des Doktors regelmäßig die medikamentöse Stütze in Form von Digitalis brauchte, nach dem Wirkstoff suchte, fand sich in der Hälfte der Fälle nicht die Spur davon. Allen Patienten war das Mittel schon seit über einem Jahr dringend ans Herz gelegt worden. Das war aber offenbar doch nicht so schwach, wie der Arzt befürchtet hatte. Jedenfalls blieb die Unfolgsamkeit ohne lebensbedrohliche Konsequenz. Das muß nicht immer so sein. Es gibt zweifellos Situationen, in denen sich der Patient durch die Einnahme-Verweigerung um eine Hilfe bringt, die ihm das Leben erleichtern oder sogar retten kann. Indes wird im medizinischen Routinebetrieb so oft blinder Alarm geschlagen, daß viele Patienten auch im – ohnehin seltenen – Ernstfall von der Notwendigkeit der rezeptierten Rettungsmaßnahmen nicht überzeugt sind.

Das können sie allerdings kaum offen eingestehen, weil niemand ungestraft aus der Rolle fallen darf, die er mit der Konsultation eines Arztes übernommen hat. Der Patient macht gute Miene zum bösen Spiel, das er freilich nicht durchschaut, sonst würde er es dem Doktor und seinen zahlreichen Partnern ganz verderben. So weit kommt es, wenn jemand erst einmal vom medizinisch-industriellen Komplex erfaßt ist, fast nie. Eine Diskussion über die Richtigkeit der Diagnose oder Therapie, so beschreibt der jetzt in Regensburg lehrende Medizinsoziologe Professor Dieter Schmädel die Situation, «findet faktisch nicht statt; sie wird vom Arzt auch nicht toleriert». Das Vertrauensverhältnis zum Arzt, das die Standesvertreter durch nichts so sehr gefährdet sehen wie durch öffentliche Einblicke in die Geheimnisse ihres Berufes, läßt sich, so Schmädel, «wohl präziser als Gehorsam des Patienten gegenüber dem Herrschaftsanspruch des Arztes interpretieren». Therapeutischer Ungehorsam, den die Compliance-Forschung nun allenthalben entdeckt, bedroht demnach das Selbstvertrauen der Ärzte. In seiner Gesamtheit hat es der «Stand» mit solchem Wissen schwerer, zumal sein Ansehen sowieso seit Jahren schwindet.

Der einzelne Doktor freilich kann auch aus dieser Not noch eine Tugend machen: Mag schon sein, daß anderswo die Kranken ihre Ärzte hintergehen, doch seine eigenen Patienten tun in jedem Fall, was er für richtig hält. Nur sie selbst könnten ihm das Gegenteil beweisen. Das läßt aber die ihnen zugewiesene Rolle nicht zu. Sie verlangt, daß der Kranke möglichst schnell wieder gesund wird oder zumindest einen Zustand anstrebt, den der Arzt und die Umwelt für wünschenswert halten. Wird vom Fachmann – und als solcher gilt ausschließlich der Arzt – eine bestimmte Maßnahme für notwendig erachtet, dann muß der Laie, was auch der aufgeklärteste Medizin-Kunde stets bleibt, die Anordnung befolgen, und sei es nur zum Schein. Erfüllt er nämlich seine Verpflichtung nicht, verwirkt er auch die Rechte, die ihm der Patientenstatus verleiht. Ihm könnte zum Beispiel die Lizenz, nicht arbeiten zu müssen, wieder entzogen werden, oder Familie und Freunde würden ihm nicht länger Schonung zubilligen.

Solche Drohungen, auch wenn sie selten wahrgemacht werden, zwingen den Patienten, wenigstens durch den Gang zum Arzt und in die Apotheke, seinen guten Willen zu beweisen. Wenn er danach, heimlich, abtrünnig wird, kann er neuerdings sogar auf wissenschaftliches Verständnis hoffen. Das Nicht-Befolgen medizinischer Anweisungen, «Non-Compliance» genannt, sei gar nicht selten eine durchaus sinnvolle Schutzmaßnahme des Patienten. Auf diesen Nenner brachte unlängst Dr. Hans-Heinrich Raspe von der Medizinischen Hochschule Hannover seine Erfahrungen mit Therapie-Dissidenten.

Der Kritik aus den eigenen Reihen kann jeder Arzt zustimmen, ohne sich selbst betroffen zu fühlen. Er wird sogar seine Hände um so eher in Unschuld waschen, je fleißiger er Rezepte ausstellt. «Nicht zuletzt das Medikament hat es ermöglicht», schreibt der Medizinsoziologe Professor Christian von Ferber, «in die Arbeitsstunde eines Arztes eine früher unvorstellbare Anzahl von Patienten einzubringen.» Je schneller jedoch die Praxis-Kundschaft «abgefertigt» wird, desto weniger Zeit bleibt für ein Gespräch über Nutzen und Schaden einer Therapie. Mit der Stoppuhr hat der Hamburger Dr. Stephan Ahrens in drei Praxen von Kollegen analysiert, daß die «vom chronisch kranken Patienten dominierte Gesprächsphase durchschnittlich 0,11 Minuten» betrug – sieben Sekunden. In dieser Zeit kann der chronisch Kranke kaum seine Beschwerden vorbringen, geschweige denn die prompte Antwort, die der Arzt mit dem Rezept erteilt, in Frage stellen. Er hätte ohnehin kaum eine Chance, so Schmädel, «gegenüber dem mit einem überlegenen Fachwissen und sozial anerkannter Autorität ausgestatteten Arzt» zu begründen, warum er ein verordnetes Mittel nicht nehmen will. Er möchte sich auch nicht damit lächerlich machen, daß er beispielsweise die Befürchtung äußert, durch die Einnahme impotent zu werden, da im Waschzettel vor «Abnahme der Libido» gewarnt wurde.

Der Doktor will es seinerseits auch gar nicht so genau wissen. Käme er dahinter, daß 30 bis 60 Prozent seiner Ratschläge nicht befolgt werden, wie Professor Klaus Dieter Haehn in Hannover errechnete, müßte er sich peinliche Fragen stellen. Wie sollte er es rechtfertigen, daß er einen großen Teil seiner Zeit damit verbracht hat, Geld zu verdienen, ohne wenigstens das zu leisten, was er von sich selbst erwartet? Denn er geht ja davon aus, daß die verordnete Therapie dem Patienten nützen soll – nicht bloß dem Apotheker und der Pharma-Industrie. Würde er jedoch akzeptieren, daß es oft mehr hilft als schadet, wenn seine Anordnungen nicht befolgt werden, müßte er seinen Kompetenz-Anspruch aufgeben, jene «Monopolstellung in Fragen menschlichen Leidens», den die «wissenschaftliche Medizin», wie der Soziologe von Ferber urteilt, «mit der sozial- und arbeitsrechtlichen Privilegierung ihres Sachverstandes als Urteilsnorm» erlangt hat.

Solange der Arzt freilich allein entscheidet, was gut und richtig ist, muß er den Glauben an die Macht der aufgeschriebenen Zauberworte erhalten. Andernfalls würde der Trick durchschaubar, mit dem es den professionellen Helfern gelang, ihren Einfluß auch dann noch geltend zu machen, wenn sie selbst gar nicht anwesend sind. Die jeder Arzneimittelpackung beigegebene Anweisung «wenn vom Arzt nicht anders verordnet ...» bekräftigt den Experten-Status, der eine enorme Rationalisierung der Beziehung zu den Patienten erlaubt. «Dem Arzneimittel» erkannte Professor Ludwig Delius, Baden-Baden, wird «begrenzte Stellvertretung übertragen». Es ersetzt die Gegenwart des Arztes und erspart ihm, sich mit den Menschen, die durch das Aufsuchen einer Praxis oder die Einweisung ins Krankenhaus zu Patienten wurden, länger zu beschäftigen, als zum Erkennen der ein bestimmtes Rezept rechtfertigenden Symptome notwendig ist. So aber, kritisiert von Ferber, «bleibt das Medikament Amulett und magisches Ritual». Da der Laie in der Beziehung zum Fachmann nichts zu sagen hat – zumindest nichts, was für dessen Entscheidung von Belang wäre –, wagt er auch nicht, seine stumme Verweigerung zu gestehen. Und der Doktor wird sich hüten, die Unfolgsamkeit offen anzusprechen oder gar nach den Gründen zu fragen. Denn damit würde er den Bankrott seiner Autorität zugeben. Auf diese Weise, folgert Professor Schmädel, «kann jenes vordergründige Vertrauensverhältnis zwischen Arzt und Patient aufrechterhalten werden, das sich in Repräsentativbefragungen der Bevölkerung als Zufriedenheit mit dem Arzt und seinen fachlichen Kenntnissen niederschlägt.»

Doch das von den Heilkundigen geforderte «blinde» Vertrauen läßt sich immer seltener herstellen. Obwohl sich der Bürger, wenn er erst einmal zum Patienten «degradiert» ist, «dem Arzt in einer Weise körperlich und seelisch ausliefern muß, wie es sonst nur gegenüber einem Intimpartner geschieht» (Schmädel), hat er keine Möglichkeit der Kontrolle. Andererseits kann er die Zweifel an der modernen Medizin und ihren Machern nicht einfach ausblenden. Zu oft und zu grell wurde hinter die Kulissen geleuchtet. Je hilfsbedürftiger jemand ist, desto eher wird er das Mißtrauen unterdrücken. Aber der Widerspruch bleibt. Nur wenige wagen, offen zu widersprechen.

Eine wachsende Minderheit unter den Patienten, vorerst noch schweigend, rächt sich jedoch durch Nicht-Befolgen ärztlicher Ratschläge dafür, daß sie sich nicht verstanden oder schlecht behandelt fühlt. Bisher wehrt sich jeder einzelne gegen die Entmündigung – und fast immer heimlich. Denn wer sich auflehnt gegen den Anspruch der weißen Experten, alles besser zu wissen, kann dem in der Regel nichts entgegensetzen, was von der Gesellschaft als gleichrangig anerkannt würde. Er ist zwar enttäuscht von den Mitteln, mit denen ihm die Medizin zu helfen vorgibt, doch er weiß keine anderen, zumal seine Enttäuschung vor allem daher rührt, daß er sich immer noch täuschen läßt vom schönen Schein, den die Heilkünstler ein Jahrhundert lang verbreitet haben. Die Kehrseite der professionellen Selbstherrlichkeit, so Professor von Ferber, ist «die naive Überschätzung dessen, was die Medizin tatsächlich therapeutisch zu leisten vermag».

Dieser Kinderglaube kommt freilich in dem Maße abhanden, in dem chronische Krankheiten zunehmen. Leidvolle Erfahrungen haben solche Patienten die Grenzen der ärztlichen «Kunst» gelehrt. Sie erwarten vom Doktor nur noch wenig, wollen in erster Linie wissen, wie es um sie steht, welche Möglichkeiten ihnen noch bleiben, um das Leiden erträglich zu machen. Während sie also vor allem die Prognose interessiert, glaubt der Doktor, das Wichtigste seien Diagnose und Therapie. Er zieht alle Register seiner naturwissenschaftlich-technischen Möglichkeiten, um auch bei diesen Leiden die Rolle des Heilers aufrechterhalten zu können, obwohl er doch, wie der Hannoveraner Klinik-Chef Professor Fritz Hartmann selbstkritisch bemerkt, höchstens als Helfer fungiert. Hartmann: «Das ist eine erschreckende Diskrepanz. Und ich folgere daraus, daß wir im Augenblick viel zu stark unter dem Diktat des diagnostischen Imperativs stehen.»

So verwundert es nicht, daß 30 bis 40 Prozent der Patienten eines freipraktizierenden Kassenarztes hinter seinem Rücken einen Heilpraktiker aufsuchen. Wer diesen Weg einschlägt, so Professor Haehn von der «Abteilung IV Allgemeinmedizin» der Medizinischen Hochschule Hannover, «protestiert damit gegen die Ärzte». Die Anweisungen des Heilpraktikers, so muß der Professor feststellen, «werden angeblich exakter befolgt als die des niedergelassenen Arztes». Daß sich chronisch Kranke «beim Heilpraktiker besser verstanden und besser aufgehoben fühlen», weil er «ihren Erwartungen deutlich entgegen» kommt, wertet Haehn als «Herausforderung an die Schulmedizin». Was für den gelehrten Allgemeinarzt der Weisheit letzter Schluß, ist freilich uralt. Im «Corpus hippocraticum», der Bibel, auf die jeder akademisch gebildete Doktor schwört, steht schon seit zweieinhalbtausend Jahren geschrieben: «Es ist wichtiger, den Patienten zu studieren als seine Krankheit.»

Die gigantischen Bollwerke, die von der klinischen Medizin gegen einige seltene Krankheiten errichtet wurden, der Todesmut, mit dem auf Intensivstationen um jede Lebensstunde gerungen wird, diese gespenstische Szenerie, in der ein permanenter Ausnahmezustand herrscht, um die medizinische Hochrüstung zu rechtfertigen – all das verstellte den Blick auf die schlichte Tatsache, daß die Patienten zwei Drittel ihrer Krankheiten, wie eh und je, zuerst einmal selbst behandeln. Sie vertrauen darauf, daß die meisten Gesundheitsstörungen ohnehin von allein vergehen.

Attraktiv ist die Arztpraxis vor allem für jene, die eine omnipotente Schutzfigur suchen, einen Übervater, der jedwedes Übel «durch sein Wissen und seine Kunst zu bannen vermag», wie der Psychoanalytiker Tobias Brocher meint. Wer im Arzt die magische Figur gegen Krankheit und Lebensangst erblickt, der ist, wie die Demoskopen herausfanden, meist gleichzeitig nervös, wetterfühlig, sensibel und abergläubisch. Solche vom Doktor als «dankbare Patienten» eingestufte Zeitgenossen sind unterwürfig und geduldig, sie schlucken, was ihnen verordnet wird. Wie einst an Mutters Rockzipfel, so klammern sie sich in bedrohlichen Situationen an die weißen Kittel. Wenn es erst einmal so weit ist, spielen die objektiven Möglichkeiten der Heilkunst kaum noch eine Rolle: der Arzt als Droge, die süchtig macht.

Der Einstieg wird dadurch erleichtert, daß der medizinischen Profession Aufgaben übertragen wurden, die mit ihrem Fachwissen wenig zu tun haben. So können soziale Probleme aller Art dem medizinisch-industriellen Komplex zur scheinbaren Lösung überlassen werden. Dadurch, notiert der Psychosomatiker Thure von Uexküll, «werden sie politisch neutralisiert. Dafür ist die Gesellschaft offenbar bereit, jeden Preis zu zahlen; und der einzelne läßt sich durch die Erwartungen verführen, die in ihm geweckt werden.»

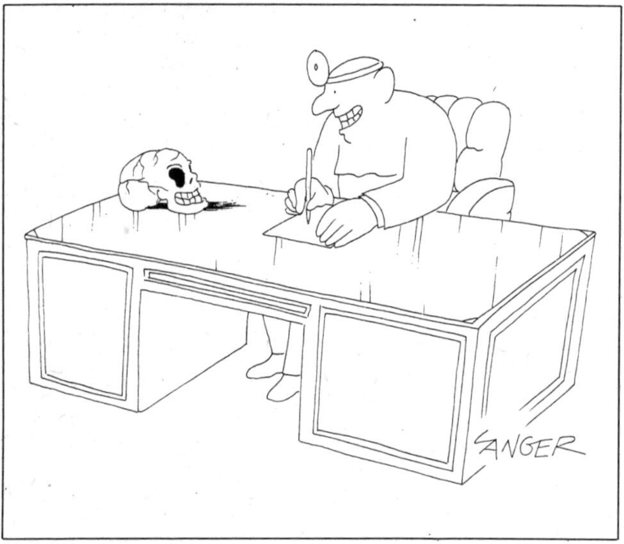